生活必备！糖尿病患者每天都要用的生活手册！

糖尿病的自我管理笔记

刘 煜◎主编

吉林出版集团

吉林科学技术出版社

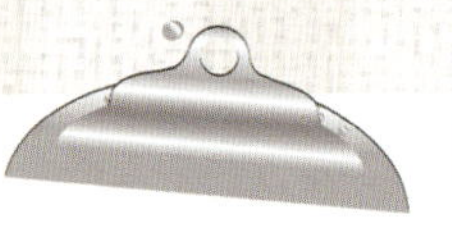

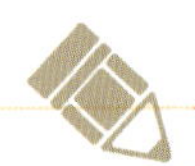

健康，从正确认识糖尿病开始

战胜糖尿病，从每天的一点一滴做起

科学驾驭“五驾马车”，糖尿病患者也能拥有健康而长寿的生活。

糖尿病是一种严重危害人类生命和健康的常见慢性疾病。据世界卫生组织公布的权威数据显示：全球糖尿病患者的人数已超过1.77亿，预计到2025年将达到3.7亿。糖尿病已成为危害人类健康的最大凶手之一，是威胁人类健康的“定时炸弹”。

糖尿病虽然尚不能根治，但也并非不可治疗的绝症。得了糖尿病也不要害怕，只要控制得好，依然不会太多影响患者的生活和工作，活到百岁的患者大有人在。

本书从居家保健、资料角度出发，以糖尿病治疗的“五驾马车”为核心，让您充分认识糖尿病，从食疗、药物治疗、中医疗法、运动疗法、生活保健等方面入手，指导血糖监测、延缓并发症出现，摆脱糖尿病不再是梦想。

第一章 听临床医生怎么说：糖尿病的基本知识

目录

第二章 听营养专家怎么说：糖尿病的饮食管理 ………… 37

目录

目录

第三章 听中医专家怎么说：糖尿病的中医保健 …… 153

第六章 听护理专家怎么说：糖尿病的生活保健 …… 219

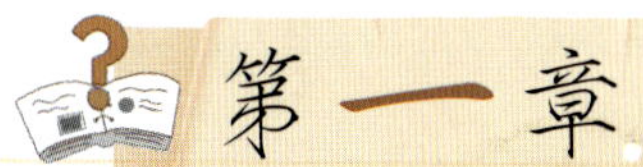

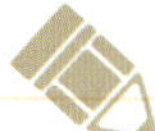

健康，从正确认识糖尿病开始

听临床医生怎么说：糖尿病的基本知识

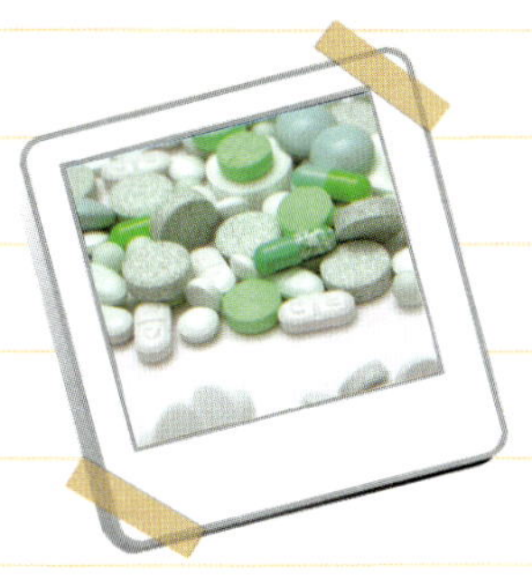

相信您对“糖尿病”一定并不陌生。这是一种现在越来越常见的内分泌系统疾病，全球糖尿病患者的人数已超过1.77亿，预计2025年时这个数字将达到3.7亿，而中国居民的糖尿病患病率已位于世界前三名，是名副其实的糖尿病大国。

糖尿病自古有之，在我国古代被称为“消渴”。虽然糖尿病不能根治，但也不是无药可医的绝症。只要控制得法，不会太多影响患者的生活和工作，长寿的患者依然大有人在。

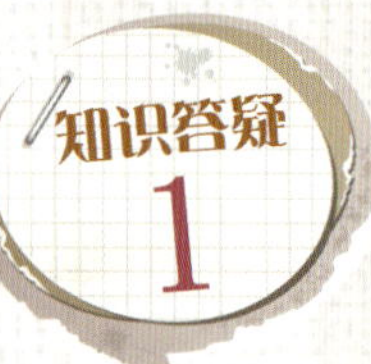

谈“糖”色变的糖尿病究竟是怎么回事

知识答疑

现在患上糖尿病的人越来越多，大家对于“糖尿病”这三个字已经不再陌生。但是，有多少人确切知道这种疾病的发病机理？它又是如何损害人体健康的呢？

健康笔记

每个人的血液中都含有糖，也就是血糖。大多数情况下，血糖都是指葡萄糖。葡萄糖是提供能量的营养素，我们体内的细胞活动所需的能量，大部分来自葡萄糖，所以血糖必须保持一定的水平，才能维持各组织、器官的需要。调节血糖水平最重要的激素是胰岛素，由胰岛的 β 细胞分泌。简单地说，胰岛素的主要作用是降低血糖。

但是，如果由于胰岛素分泌缺陷及(或)其生物学作用出现障碍，引起血液中的葡萄糖含量太高，就出现了糖尿病。所以，糖尿病是一种以慢性血糖水平增高为特征的代谢性疾病。

【胰岛各部位名称示意图】

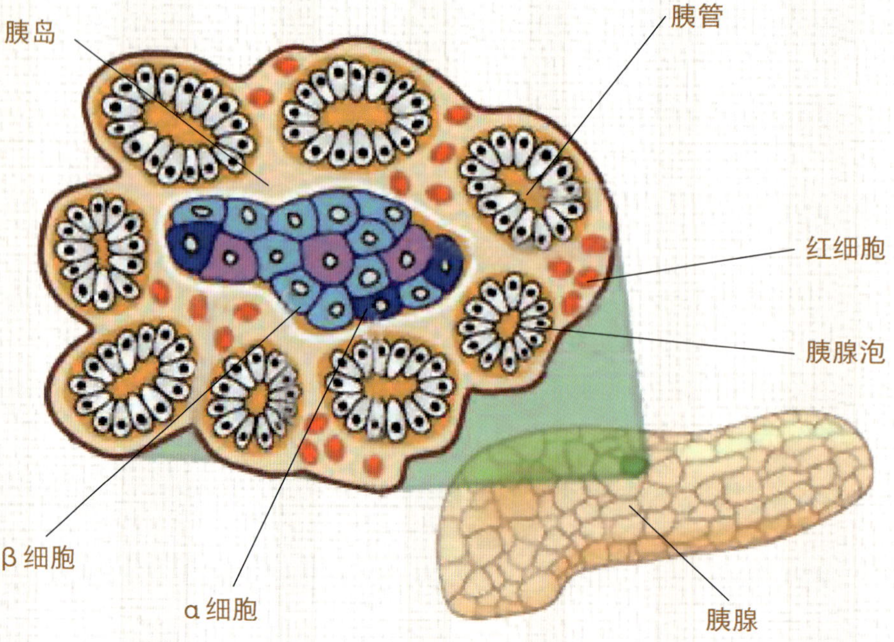

胰岛
胰管
红细胞
胰腺泡
β 细胞
α 细胞
胰腺

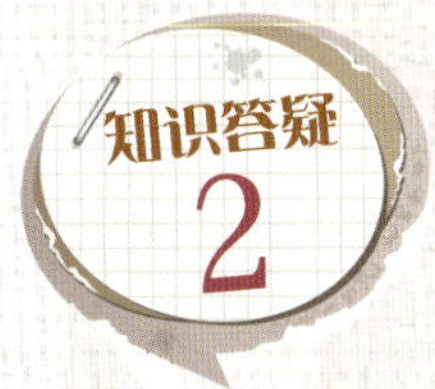

你是否正确地了解糖尿病

你以为自己对糖尿病很了解吗？这可不一定。不妨来回答一下下面的几个问题，看看你究竟对它知道多少。

【关于糖尿病的常见问题】

1. 糖尿病是指尿中含糖的疾病。…… □是 □否
2. 糖尿病是一种富贵病，吃得好的人容易患。…… □是 □否
3. 只有胖人才会患上糖尿病，瘦人不会。…… □是 □否
4. 患上糖尿病的原因不单是遗传因素。…… □是 □否
5. 同癌症和心脏病相比，糖尿病只是小病。…… □是 □否
6. 患上糖尿病后，通过药物治疗能恢复健康。…… □是 □否
7. 糖尿病是一种生活方式疾病，会危及人的生命。…… □是 □否
8. 儿童或年轻人不会患上糖尿病。…… □是 □否

【问题解析】

1. **否**。糖尿是糖尿病的症状之一，但糖尿并非糖尿病的“专利”，某些肾脏疾病也会出现糖尿症状。
2. **否**。糖尿病并不是单纯由饮食决定的，而是综合因素导致的。
3. **否**。胖人确实容易患糖尿病，但是瘦人也不能幸免。
4. **是**。糖尿病和遗传有一定关系，但2型糖尿病的发病与不良生活习惯也密不可分。
5. **否**。糖尿病最可怕的就是层出不穷的并发症，很多甚至是危及生命的。
6. **否**。口服药或注射胰岛素是糖尿病的基本治疗方法之一，但饮食疗法和运动疗法也同样重要。
7. **是**。严重的糖尿病并发症会导致失明、截肢，更严重的会导致死亡。
8. **否**。儿童和年轻人是1型糖尿病的高发人群，而且现在2型糖尿病的发病也逐渐呈现低龄化趋势，不可掉以轻心。

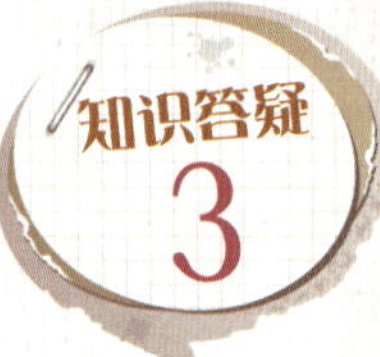

导致血糖升高的因素有哪些

知识答疑

影响血糖水平的因素很多，比如进餐时间、食用了何种食物，以及体内胰岛素、胰岛血糖素的水平。糖尿病患者常是体内胰岛素的分泌或功能出现了异常。

健康笔记

【一、胰岛素的功能有缺陷】

胰岛素是一种由人体胰岛中的β细胞分泌的激素，是一种分子量较小的蛋白质。胰岛素的作用非常广泛，其中最重要的作用是降低血糖，它也是人体内唯一降低血糖的激素。此外，胰岛素还可以促进脂肪和蛋白质的合成。胰岛素一旦分泌缺乏，就会引起糖尿病。

胰岛素的缺乏分为两种，一种是绝对缺乏，另一种是相对缺乏。胰岛素的绝对缺乏可导致1型糖尿病，主要是使葡萄糖无法利用，从而使血糖升高；而胰岛素相对缺乏可引发2型糖尿病。更详细的内容在后面的章节还会介绍，这里就不再赘述。

健康笔记

【二、胰岛素的分泌正常，但发生胰岛素抵抗】

阻碍胰岛素发挥正常作用的因素，还有胰岛素抵抗。胰岛素的作用是通过与靶细胞膜上的特异受体结合而启动的。简单地说，就是胰岛素与受体结合，才能发挥应有的作用，所以细胞中的胰岛素受体是很重要的。由于偏食、暴食、运动不足、长期精神压力大等因素影响，使胰岛素受体不能够正常与胰岛素结合，即使胰岛素分泌量正常，胰岛素也不能正常工作，使胰岛素作用降低，这就是胰岛素抵抗。胰岛素抵抗也是产生高血糖和糖尿病的原因之一。

【糖尿病的形成示意图】

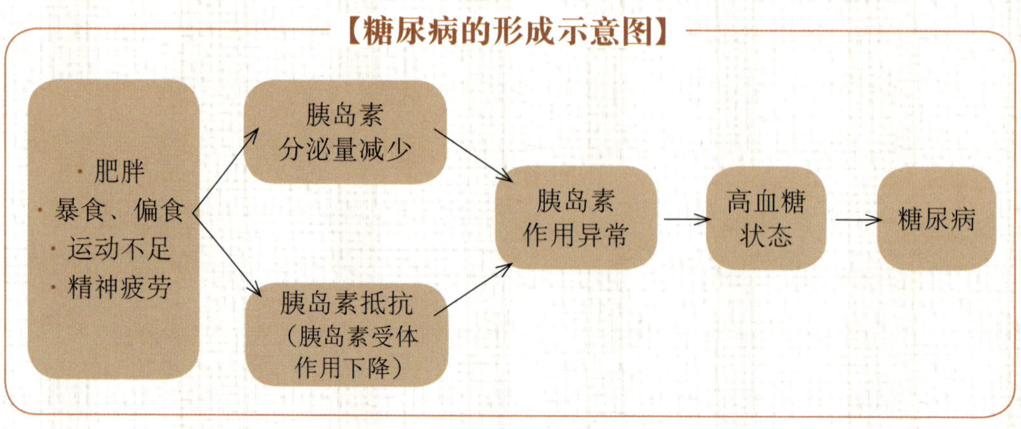

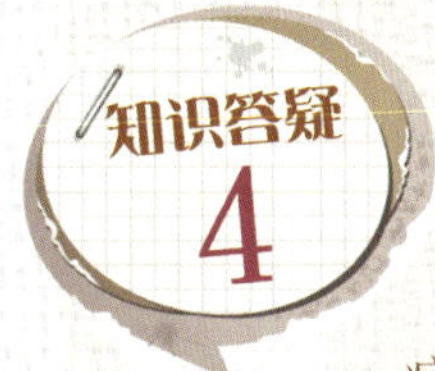

如何及早发现糖尿病

预防糖尿病要做到“三早”，即早期发现、早期诊断、早期治疗。要想早期发现糖尿病是否存在，应从以下方面加以注意。

健康笔记

【高危人群要定期检查血糖】

糖尿病的高危人群包括以下7种：年龄45岁以上者；一级亲属有糖尿病；肥胖者；高血压者；血脂异常者；有分娩巨大婴儿（体重大于4.5千克）史者；曾经是糖耐量降低或空腹血糖受损者。上述人群应定期检查空腹及餐后血糖。

【警惕常见的糖尿病早期信号】

【早期信号】	【表　现】
口　干	是最快且最易发现的自觉症状。
乏　力	身体容易疲倦，做事无法像往日那样精力旺盛。
饥饿感	常感饥饿，往往刚进食完不久就饿了，尤其是午餐前饥饿感明显。
体重改变	体重无原因地迅速减轻，特别是原来肥胖而近来体重减轻者。
视力障碍	视力迅速下降，甚至眼前出现细丝飘移或突然失明。在出现这种眼疾时应想到查血糖，以排除糖尿病。
反应性低血糖	午饭前和晚饭前，有乏力、多汗、颤抖及饥饿感，进食后可缓解。
四肢感觉异常	下肢剧烈疼痛；或脚底麻木，虽经刺激，也没有痛觉；或脚犹如穿草鞋般难过；或夜间小腿抽筋。
阳痿、便秘	服用助阳药无效。有顽固性便秘或腹泻。
易感染	如生疖肿，冬季也常发生；反复尿路、胆道及肺部等感染，且不易治愈；下肢肢端紫暗、肿痛、溃烂；妇女外阴瘙痒而非滴虫感染。
牙齿疾病	牙齿可见动摇、稀疏、脱落。
月经异常	女性患者有时月经不规则或闭经。
不良产科史	反复流产、小产、早产、巨大儿（4.5千克以上）、难产、妊娠中毒症、羊水过多、胎死宫内。

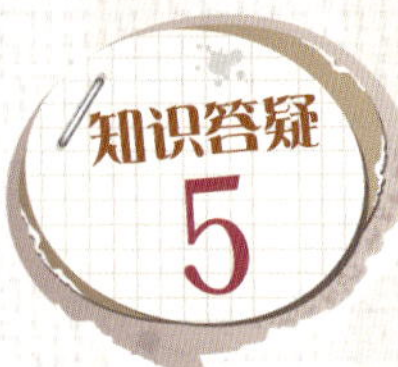

到底是什么原因让糖尿病找上我

知识答疑

糖尿病的病因和发病机制较复杂，不同类型糖尿病的发病原因也不一样。糖尿病是一种复合病因的综合病症，遗传因素和环境因素共同参与其发病过程。

健康笔记

【一、糖尿病的遗传因素】

糖尿病具有家族遗传易感性。糖尿病患者的亲属中，糖尿病的发生率显著高于普通人群。但应明确的是，通过基因遗传的并不是糖尿病本身，而是对糖尿病的易感性。

健康笔记

【二、糖尿病的环境因素】

对具有糖尿病易感性遗传基础的人来说，环境因素对其糖尿病的发生和发展起着重要作用。常见的危险因素有肥胖、老龄、吸烟、饮酒、高血压、高胰岛素血症、胰岛素抵抗、体力活动减少，以及出生时体重过低等。

【糖尿病偏爱的七大高危人群】

【高危人群】	【人群分析】
高危人群一	年龄≥45岁；体重指数（BMI）≥24者；以往有糖耐量减低（IGT）或空腹血糖调节受损（IFG）者；或糖化血红蛋白（HbA1c）位于5.7%～6.5%。
高危人群二	有糖尿病家族史者。
高危人群三	高密度脂蛋白胆固醇(HDL)低（<0.9毫摩尔/升）和/或甘油三酯高（>2.8毫摩尔/升）者。
高危人群四	有高血压[成人血压≥140/90毫米汞柱（18.7/12千帕）]或心脑血管病变者。
高危人群五	年龄≥30岁妊娠，有妊娠糖尿病史者；曾分娩大婴儿(≥4.5千克)；有不能解释的滞产者；有多囊卵巢综合征的妇女。
高危人群六	常年不参加体力活动者。
高危人群七	使用如糖皮质激素、利尿剂等。

【说明】：☑ 如果您属于上面的一种，甚至几种，那么至少每年应查2次胰岛功能，即C肽分泌试验，做到早发现、早诊断、早治疗。

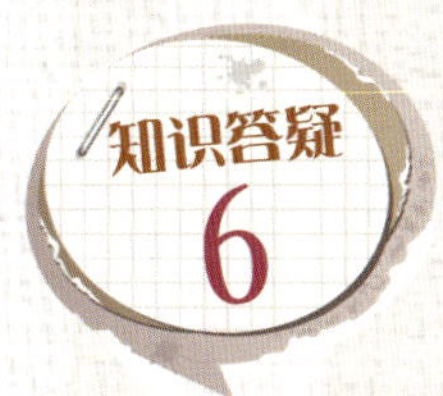

我是哪种类型的糖尿病

各型糖尿病虽然都以“高血糖”为共同表现，但是因为发病机制、临床表现和诊断、治疗的方法各有不同，所以又分为4种不同的类型。

健康笔记

【一、1型糖尿病】

由于β细胞受到破坏，通常导致胰岛素的绝对缺乏，在一发病时就需要用胰岛素注射治疗，所以又被称为“胰岛素依赖型糖尿病”。1型糖尿病发病较早（大多于20岁前）、患者的体形较瘦、病情发生快且急，而且易发生酮症酸中毒等急性并发症。

健康笔记

【二、2型糖尿病】

患者体内产生胰岛素的能力并非完全丧失，有的患者体内胰岛素甚至产生过多，但胰岛素的作用效果却很差，因此患者体内的胰岛素是一种相对缺乏。2型糖尿病多在35～40岁之后发病，占糖尿病患者90%以上。2型糖尿病患者在发病初期，β细胞仍有分泌胰岛素的能力，许多患者可以靠饮食控制及运动（非药物治疗），或配合口服药物治疗得到良好控制，因此2型糖尿病过去又被称为“非胰岛素依赖型糖尿病”。但由于后期仍有部分病人需要像1型糖尿病那样进行胰岛素治疗，所以旧称已经不再使用。

健康笔记

【三、其他明确病因所导致的糖尿病】

这类糖尿病患者一般都可以找到确定的其他疾病或先天异常，而糖尿病是继发于这个已有病因的情形。这种糖尿病很少见，占所有糖尿病案例3%以下。

健康笔记

【四、妊娠糖尿病】

妊娠糖尿病是指在怀孕前没有糖尿病，而在怀孕时才出现高血糖的现象。其发生率占正常妊娠的1%～3%。症状在怀孕前较为隐秘。

知识答疑 7

糖尿病如何伤害身体

糖尿病的基本临床表现常被描述为“三多一少”，也就是多尿、多饮、多食和体重减轻。但是不少患者没有任何症状，而是因慢性并发症、伴发病或在体检中发现。

知识答疑

【糖尿病并发症主要包括3种类型】

【并发症类型】	【病理分析】
急性严重代谢障碍	是指糖尿病酮症酸中毒和高血糖高渗状态，可危及生命。
感染性并发症	糖尿病患者常发生疖、痈等皮肤化脓性感染，可反复发生，严重时会导致败血症或脓毒血症。
慢性并发症	慢性并发症可累及全身各重要器官，并发症的发生对患者来说非常重要，慢性并发症又可分为几种，见下表。

【慢性并发症主要分4种】

【名　称】	【病理分析】
大血管病变	患者中动脉粥样硬化的患病率高、发病年龄轻、病情发展快。主要累及主动脉、冠状动脉、脑动脉、肾动脉和肢体外周动脉，引起冠心病、脑血管病、肾动脉硬化和肢体动脉硬化。
微血管病变	微血管是指微小动脉和微小静脉之间的毛细血管和毛细血管网，典型改变是微循环障碍和微血管基底膜增厚。 ① **糖尿病肾病：**常见于10年以上病史的患者，是导致患者死亡的主要原因之一。 ② **糖尿病性视网膜病变：**是导致患者失明原因之一。 ③ **其他：**如糖尿病心脏病，可以诱发心力衰竭、心律失常、心源性休克和猝死。
神经系统并发症	① **中枢神经系统并发症：**如神智改变、缺血性脑卒中、老年性痴呆危险增高等。 ② **周围神经病变：**通常是对称的，而且下肢比较严重。初期是感觉异常，后期表现为功能障碍，甚至瘫痪。 ③ **自主神经病变：**较为常见，主要表现为瞳孔改变、排汗异常、胃排空延迟、腹泻、便秘、膀胱功能失常、阳痿等。
糖尿病足	是导致患者截肢、致残的主要原因。轻者足部畸形、皮肤干燥和发凉，重者出现足部溃疡、坏疽。

如何判断病情的轻重

糖尿病患者最关心的问题之一就是病情轻重。如何判断？片面地将血糖指数的高低作为评判病情轻重的唯一标准是不对的。那么，究竟该如何正确地判断糖尿病患者的病情轻重呢？

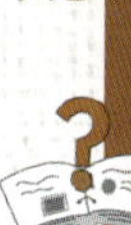

健康笔记

【一、1型糖尿病的病情重】

1型糖尿病多发于儿童，大约占患者人数的90%。1型糖尿病患者由于胰岛β细胞受损严重，自身几乎完全不能分泌胰岛素，必须终生使用胰岛素治疗，才能防止酮症酸中毒等急性并发症的发生。

健康笔记

【二、多发急性并发症】

酮症酸中毒是糖尿病最常见的急性并发症之一，抢救不及时、不得当，可导致患者死亡。感染也是糖尿病并发症之一，因为患者自身防御能力低下，易因发生感染而增加控制病情的难度。

健康笔记

【三、有慢性并发症的糖尿病患者病情较重】

糖尿病的危害主要来自各种并发症，这些并发症是导致糖尿病患者残疾和死亡的主要原因。

健康笔记

【四、血糖反复波动或居高不下患者的病情较重】

糖类的代谢与脂肪、蛋白质的代谢是有联系的，高血糖的患者也易出现高血脂等代谢问题。长期高血糖、高血脂对血管内皮的毒性作用和继发的血液黏稠度增高，可加重动脉粥样硬化，使患者出现大、小血管的慢性并发症。一旦遇到应激情况，如感染、外伤、情绪波动等，该类患者容易发生酮症酸中毒等急性并发症。

血糖长期保持稳定、无低血糖发生、无任何急慢性并发症、体重正常、能正常生活和工作的患者，一般病情都较轻。糖尿病患者病情的轻重是相对而言的，两者之间也是可以互相转化的。轻症糖尿病患者若不能长期坚持正规的治疗，就有可能使病情由轻变重；同样，即便是原本病情偏重的患者，进行正规、系统的治疗，也可以使病情得到一定程度的减轻，延缓病情的发展。简单来说，在判断糖尿病病情轻重的众多指标中，最为重要的指标是血糖水平的高低，以及是否患有并发症。

知识答疑 9

糖尿病的具体诊断标准是什么

知识答疑

大部分糖尿病患者，尤其是早期的2型糖尿病患者，并没有典型症状发生，很容易导致治疗不及时。所以，应定期体检，早发现、早治疗。修改后的血糖标准使空腹和餐后2小时得到了统一，有利于及时发现糖尿病。其中，空腹血糖受损（IFG）与耐量损伤(IGT)是介于糖尿病和正常之间的一种状况。

健康提示

【糖尿病偏爱的人群】

如果有以下的表现，就有患糖尿病的可能，需格外注意。

1. 有三多一少的症状。
2. 有糖尿病的并发症或伴发病。
3. 本身属于高危人群。

【糖尿病的诊断标准】

2010年美国糖尿病协会（ADA）颁布了糖尿病的诊断标准，这个诊断标准增加糖化血红蛋白指标，弱化了症状指标，更科学。中国也采用下述标准。

【一、糖尿病的诊断标准】

1. 糖化血红蛋白（A1C）≥6.5%。
2. 空腹血糖（FPG）≥7.0毫摩尔/升。（空腹的定义为至少8小时之内无热量摄入）
3. 口服糖耐量试验（OGTT）中2小时血糖≥11.1毫摩尔/升。
4. 有典型的高血糖或高血糖危象症状，随机血糖≥11.1毫摩尔/升。

【二、糖耐量异常的诊断标准】

1. 餐后2小时血糖(2hPG)>7.77毫摩尔/升,但<11.1毫摩尔/升时，为糖耐量损伤(IGT)。
2. 空腹血糖(FPG)≥6.11毫摩尔/升,但<7.0毫摩尔/升时，为空腹血糖损伤(IFG)。

【说明】

☑ 在无明确高血糖时，应通过重复检测来证实标准1～3。

☑ 如果有症状，只要有一次空腹或餐后血糖达到上述糖尿病诊断标准，就可以判定为糖尿病。如果完全没有糖尿病症状，就需要空腹和餐后血糖同时达到上述标准，才可以判为糖尿病。

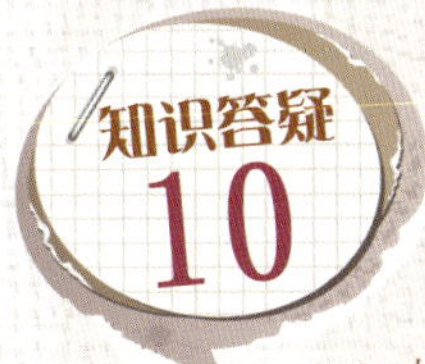

如何与糖尿病做抗争

很多患者认为糖尿病非常可怕，是出于对这种疾病的不了解，以及过大的心理压力。其实只要做到早期诊断，早期治疗，积极防治并发症，许多患者是完全可以达到或接近正常人的寿命和生活质量的。如何战胜糖尿病？首先要在思想和心理上有所准备：

健康笔记

【一、确诊后应积极采取正确的治疗】

确诊糖尿病后，首先应保持平静的心态，到正规医院的内分泌科积极寻求正规、系统的治疗。糖尿病的治疗包括饮食疗法、运动疗法、药物治疗、糖尿病教育、定期检测血糖，也就是常说的“五驾马车”。作为综合治疗，以上各项措施缺一不可。饮食治疗是各型糖尿病治疗的基础；运动治疗辅助饮食治疗，可以提高患者整体健康水平；药物治疗在饮食和运动治疗基础上，协助和参与胰岛素在体内的代谢过程，力争达到正常人糖代谢水平；糖尿病教育和血糖检测是以上治疗正确实施的保障。

健康笔记

【二、合理饮食，适当运动，控制体重】

保持适当的体重和匀称的体形是治疗糖尿病的关键，因为肥胖本身是诱发2型糖尿病的重要因素。对于肥胖的2型糖尿病患者而言，有效控制体重是治疗的第一步。通过调整并制定合理的饮食结构、控制总能量摄入量、合理分配各种营养素比例，以及增加运动量、改变以往的不良生活方式、强化体力活动在治疗中的积极作用、确定合适的运动量并长期坚持，通常可以降低糖尿病患者出现并发症的危险。

健康笔记

【三、坚定决心，积极防治各种并发症】

糖尿病是一种“顽强”的疾病，目前的医疗只能做到有效控制病情，并不能达到完全治愈。所以，患者自己应该树立与糖尿病做长期斗争的决心，稳定情绪，增强自信心，不要把糖尿病视为“不能战胜的敌人”。只要采取科学的手段，使病情得到有效控制，就可以防止或延缓糖尿病并发症的发生和发展，患者也可以和正常人一样地生活和工作。

自我监测尿糖的常用方法

知识答疑

自我进行尿糖监测优点在于简便易行、花费少，但尿糖监测决不能代替血糖监测。尿糖只能粗略地反映血糖水平，准确度远低于血糖检测。

健康笔记

【尿糖的意义及分析】

尿糖是指尿中的糖类，主要指葡萄糖。健康人血中的葡萄糖浓度保持在相对稳定的水平，当血液通过肾脏时，肾脏能阻止葡萄糖从中滤过而排到尿中，因此尿糖一般为阴性。而糖尿病患者血糖明显升高，当血糖升高到一定水平时，肾脏再也无法阻挡葡萄糖从中滤过，尿液中的葡萄糖就会变成阳性。这一血糖水平就是医学上所说的"肾糖阈"。肾糖阈指肾脏所能承受的最大血糖浓度。如果所有人的肾糖阈都为恒定，那么尿糖值就能很好地反映血糖水平。但实际上肾糖阈有较大的个体差异，比如老年糖尿病患者肾糖阈较高，许多患者血糖水平已超过11～12毫摩尔/升，而尿糖仍为阴性；而一些妊娠妇女有时血糖低于9毫摩尔/升，甚至血糖水平正常，尿糖也可阳性。因此尿糖不能完全反映血糖水平。

【尿糖监测的常用方法】

尿糖的自我监测一般采用试纸法与留尿法，具体操作步骤为：

【一、试纸法】

1. 将尿糖试纸的试剂部分与被检尿液接触1～2秒。
2. 试纸取出后，稍待30秒（具体时间根据试纸说明确定），待试纸变色完全。
3. 将变色的试纸与试纸盒上的颜色板进行比较，确定尿糖含量。

【说明】 比较时间不能超过1分钟。因为比较时间越长、颜色变化越深，结果也就越不准确。

【二、留尿法】

留尿方法分为"四次尿"和"四段尿"。"四次尿"指早餐前、午餐前、晚餐前及睡前留取的尿液。留尿的关键是在留尿前半小时排空膀胱，在三餐前及睡前再排尿，这就保证了检测结果是反映三餐前及睡前的状况。"四段尿"指早餐后到午餐前、午餐后到晚餐前、晚餐后到睡前、睡觉后到第二天早餐前这4个时段的尿液，反映四时段尿糖排出总量及全天血糖控制水平。

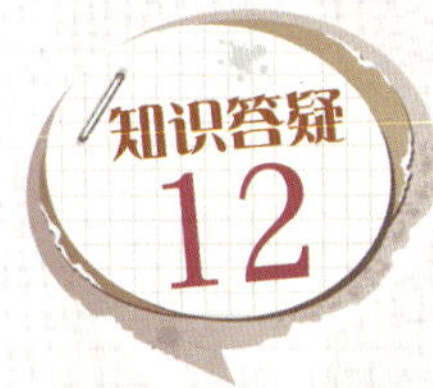

糖尿病患者为什么要自我监测血糖

监测血糖对于控制糖尿病、防止并发症的发生，提高糖尿病患者的生活质量是十分重要的。监测血糖的方法一般有两种：一种是到医院抽血监测，但是这种方法比较麻烦，而且当时不能获得结果；另一种是利用家用血糖仪查血糖，这种方法可以很快获得结果，使患者及时接受治疗。

健康笔记

【一、血糖检测的重要性】

近年来，我国居民的糖尿病发病率逐年上升，但是糖尿病控制情况却不理想。原因是多方面的，一方面与糖尿病患者的自我管理能力有关，如不重视控制体重、不注重饮食治疗、难以坚持锻炼或有不良生活习惯；另一方面，糖尿病患者缺乏自我检测血糖的意识，据调查，仅有不到半数的患者在家中自我检测血糖。在没有得到准确血糖监测数据的情况下，盲目服药或自觉无症状停药，直接导致病情恶化。

健康笔记

【二、血糖检测分两部分】

“血糖指数”是诊断糖尿病的唯一标准。监测血糖的主要检测分为两个不同项目，一是空腹血糖（至少8小时内无热量摄入），二是服糖后2小时的血糖（也称为餐后血糖）。见下表。

无论空腹血糖增高，还是餐后血糖增高，都是很危险的信号。这样的人很容易患糖尿病，若不加注意，很快就会戴上糖尿病的“帽子”。

【血糖检测的主要项目】

【项　目】	【基本检测方法】
空腹血糖	正常人一般为3.9～6.1毫摩尔/升（70～110毫克/分升），而糖尿病的空腹血糖诊断标准是7.0毫摩尔/升或126毫克/分升以上。可以看出，正常值和糖尿病的空腹诊断数值之间有差距，如果有的人既不是正常的，也没得糖尿病，这种症状则称为空腹血糖增高。
服糖后2小时的血糖	服糖后2小时血糖的正常值是7.8～8.9毫摩尔/升（140～160毫克/分升）。糖尿病的诊断标准是11.1毫摩尔/升或200毫克/分升以上。服糖后2小时的血糖介于140毫克/分升和200毫克/分升之间，称为餐后血糖增高。

知识答疑 13

自我监测血糖的常见方法与正确技巧

自我检测血糖的方法主要有三种，包括抽静脉血来检测血糖、用快速血糖测定仪检测血糖、用血糖试纸比色测定血糖等。合理选用不同的检测血糖方法，正确操作，可以确保血糖的检测更准确有效。

健康笔记

【一、在家测血糖与在医院测血糖的区别】

快速血糖测定仪检测的是指尖毛细血管中的全血，而医院化验检查则是抽静脉血，需要将血液离心，分离掉红细胞等细胞成分，再检测血浆的血糖值。由于毛细血管全血与静脉血糖存在差异，因此对于初次诊断糖尿病的患者，应该到医院抽静脉血，血糖水平达到糖尿病的诊断标准才能诊断糖尿病。一般不用血糖仪的检测值来诊断糖尿病。

健康笔记

【二、血糖仪的选购与使用要点】

不少血糖仪检测出的血糖值与静脉抽血检测的血糖值会存在一定的差异，可能与患者的进食时间、活动量、检测时间及血糖仪操作不当有关。一般认为，血糖仪的误差在15%以内不会影响治疗措施的调整。

对于刚购买的血糖仪，最好到医院与静脉血糖做一个同时血糖检测值的对比。如果差别不大，则可放心使用；存在较大差异，则要及时更换。血糖仪使用一段时间后，最好不定期到医院做一个血糖检测值对比，以免检测值不准确造成不良后果。

健康笔记

【三、尿液测血糖的不准确性】

通过尿液监测血糖并不准确，因为通常只有在血糖很高的时候（大于10）才能通过查尿糖查出来，在血糖低的时候是查不出来的。

【监测血糖的常见方法】

【方　法】	【分　析】
抽取静脉血	这种血糖监测方法只能在医院进行，不适合经常血糖监测和自我血糖监测的人。但由于这种检测较为准确，因此进行自我血糖监测的糖尿病患者也需要定期去医院抽血查血糖，目的在于了解自我监测是否准确。
快速血糖测定仪	血糖测定仪操作简单，患者可随时随地检测自己的血糖，是糖尿病患者在家庭中进行自我监测的必备仪器。但是应注意，血糖仪测定的血糖数值一般比静脉抽血测定的值低约10%。
血糖试纸	操作方法类似于尿糖测定，患者将血样滴在试纸上，通过与比色板对比监测血糖值。这种目测确定血糖值的方法一般只能粗略估算。

【家用血糖仪的使用方法】

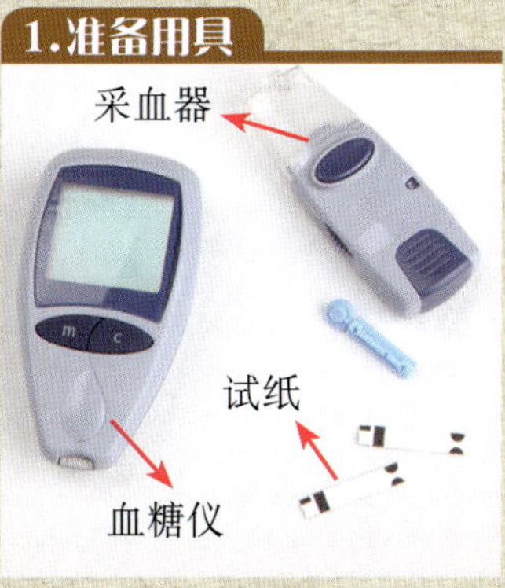

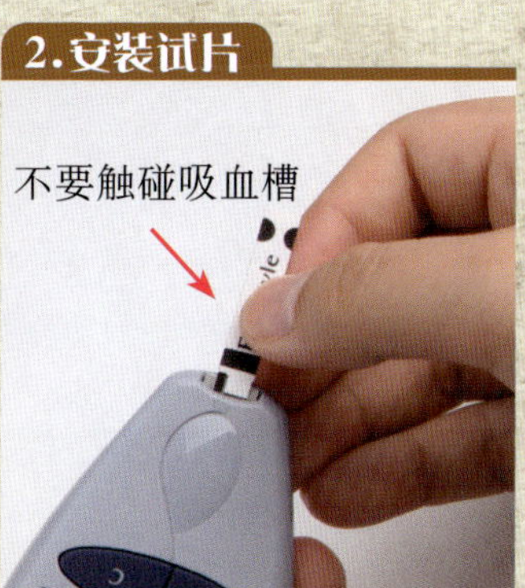

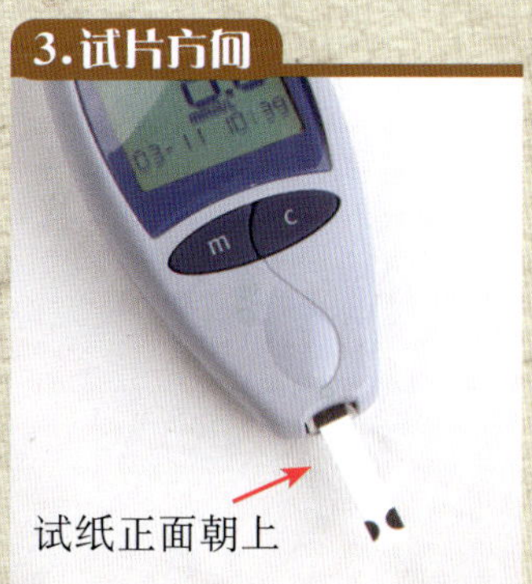

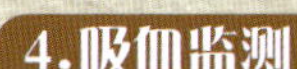

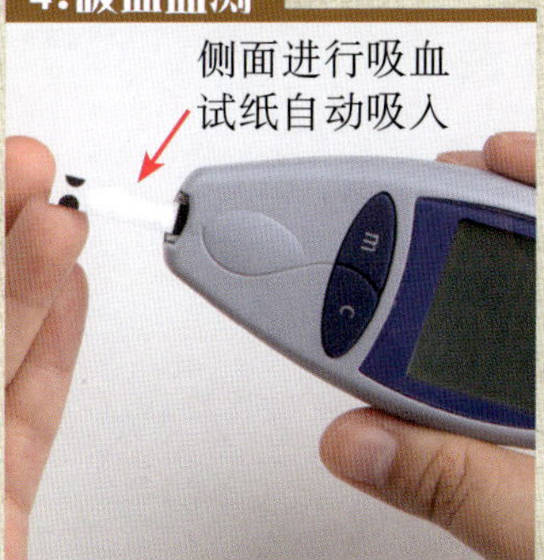

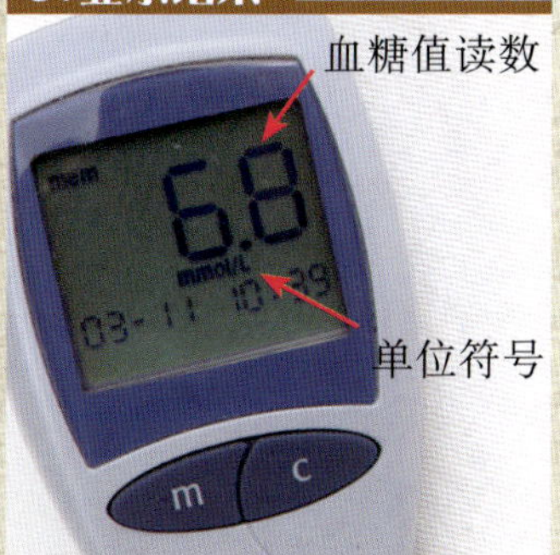

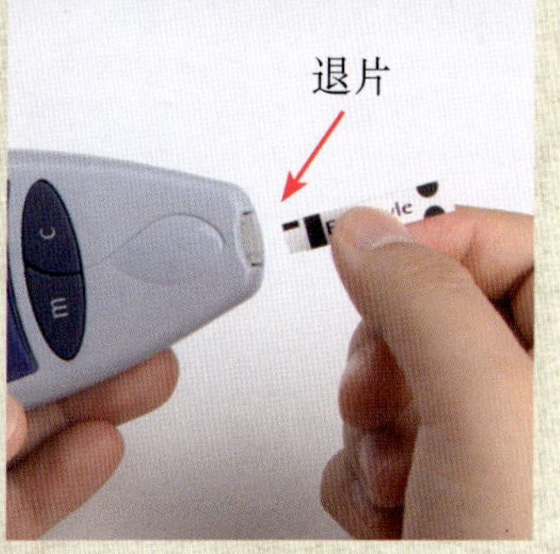

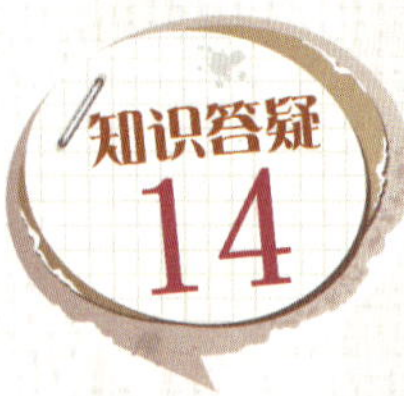

自我监测血糖的时间与频率

知识答疑

自我监测血糖一般需要分别检测空腹血糖、餐前血糖、餐后2小时血糖、随机血糖等不同时段的血糖数值，不同时间的血糖具有不同的临床意义。

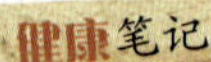

【一、不同时间血糖的意义】

不同时间的血糖，具有不同的临床意义。一般说来，近期血糖较高时，应检测空腹血糖及餐后2小时血糖，因空腹血糖及餐后2小时血糖能较准确地反映出患者血糖升高的程度。而当近期经常出现低血糖时，最好检测餐前血糖和夜间血糖，因为低血糖更常发生于餐前和夜间。对于近期血糖波动较大的糖尿病患者，需根据病情增加检测频率。对于使用胰岛素治疗的患者、新确诊的患者、经常发生低血糖的患者、需要更换药物或调整药物剂量的患者、孕妇，均应加强血糖监测，增加检测频率。如遇生病、手术、外出时，平时规律的生活被打乱，易引起血糖波动，也应加强血糖监测。

健康笔记

【二、血糖监测的时间】

监测血糖的时间最好分散开，经常在不同的时间检测血糖，比在每天的同一时间检测血糖要好。在不同时间检测血糖更容易反映出一天24小时中血糖的变化规律。

【血糖监测的主要类型】

【类　型】	【内　容】
空腹血糖	是指早餐前采血测定的血糖值，患者需隔夜空腹8小时以上。午餐前、晚餐前测定的血糖不能叫空腹血糖。
餐前血糖	是指早餐前、午餐前、晚餐前测定的血糖值。
餐后2小时血糖	是指早餐后、午餐后、晚餐后2小时测定的血糖值。
随机血糖	是指一天中其他任意时间测定的血糖值：如睡前血糖、午夜血糖等。

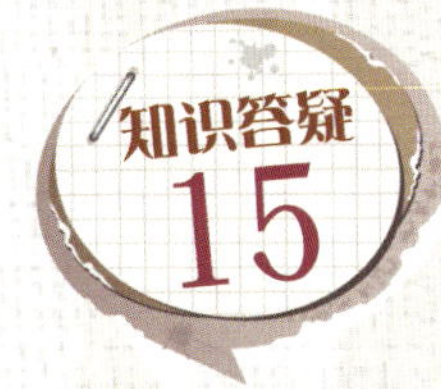

糖化血红蛋白的重要意义

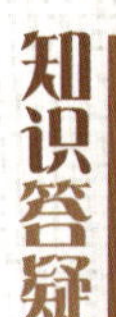

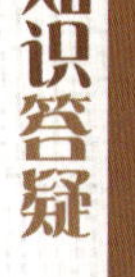

糖化血红蛋白（HbA1c）是人体血液中红细胞内的血红蛋白与血糖结合的产物。糖化血红蛋白越高，血糖与血红蛋白结合越多，糖尿病病情也越重。血糖测试结果反映的是即时的血糖水平，而糖化血红蛋白测试通常可以反映患者近8～12周的血糖控制情况，可以反映长期血糖数值。因此，糖尿病患者糖化血红蛋白监测也越来越受到重视。

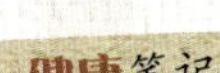

健康笔记

【一、糖化血红蛋白的意义】

血红蛋白（Hb）是多种色蛋白的总称，通过电泳法显示，分为HbA、HbA2及HbF。其中HbA含量最多，是能被糖化的主要血红蛋白。血红蛋白上的球蛋白存在游离氨基，葡萄糖与游离氨基的非酶促的共价附着反应产生糖化血红蛋白，糖化后产生的多种糖基化血红蛋白（GHb）统称为HbA1c。因此，测定HbA1c最能反映血红蛋白与葡萄糖结合的程度。糖化血红蛋白在总血红蛋白中所占的比例可反映阶段性血糖水平，可代表采血前120天内任何一个时期包括采血当天的血糖值，其中以前1～2个月为最佳反映时期。

健康笔记

【二、糖化血红蛋白的特点】

糖化血红蛋白的特点决定了它在糖尿病监测中的重要意义。首先，糖化血红蛋白与血糖值相平行，血糖越高，糖化血红蛋白越高，所以能反映血糖控制水平。其次，糖化血红蛋白是逐渐生成的，血糖虽受饮食、生活、情绪变化影响而不断波动，但是短暂的血糖升高不会引起糖化血红蛋白的升高；反过来，短暂的血糖降低也不会造成糖化血红蛋白的下降。最后，糖化血红蛋白相当稳定，一旦生成就不易分解，所以它虽然不能反映短期内的血糖波动，却能很好地反映较长时间的血糖控制程度，可反映采血前2个月之内的平均血糖水平。

健康笔记

【三、糖化血红蛋白的检测方法】

检测糖化血红蛋白的方法很多，常用的有微柱法离子交换层析、亲和层析、高压液相、免疫凝集、离子捕获法、电泳法等。糖化血红蛋白的6种不同检测方法，主要是测定糖化血红蛋白（GHb）占血红蛋白（Hb）的比例来确诊糖尿病。

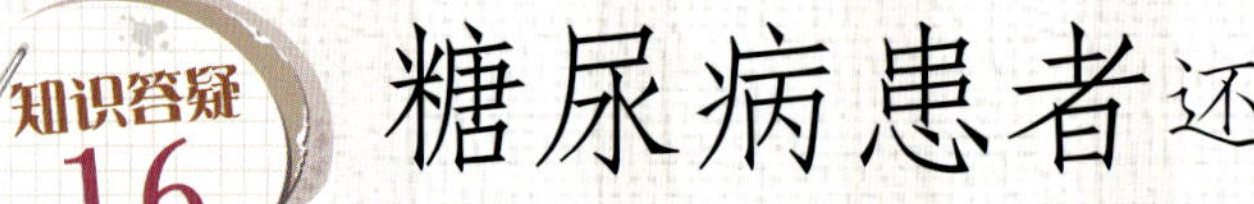

知识答疑 16

糖尿病患者还需要检测哪些项目

糖尿病属于代谢综合征，除了血糖升高之外，由于体内代谢过程的相互关联，血脂、蛋白质的代谢也会受到影响，并且影响到体重和血压等生理指标。为了预防糖尿病的并发症，糖尿病患者还需要监测以下的项目。

健康笔记

【一、血压监测的意义】

糖尿病合并高血压十分常见。糖尿病加上高血压对心血管的危害严重，患者动脉粥样硬化的概率比普通人高50%，死于心血管疾病的风险也会显著升高。因此，对糖尿病患者伴发高血压须给予足够重视。一般而言，凡多次检测患者的血压、血糖，血压达到高血压诊断标准[血压大于等于140/90毫米汞柱（18.7/12千帕）]，血糖达到糖尿病诊断标准者，即为糖尿病合并高血压。糖尿病患者至少每3个月应检测1次血压，而正在接受降压治疗的高血压患者，则应增加检测频率，至少每周检测1次血压。

健康笔记

【二、血压监测的常用工具】

血压计最常见的是汞柱式血压计和电子血压计。汞柱式血压计是医院、家庭测量血压的常用设备之一，精确度比较高。电子血压计虽然准确度不如汞柱式血压计，但因为其轻巧方便、操作简单，已经进入广大家庭。

健康笔记

【三、血脂监测的意义】

糖尿病不仅自身是威胁人类健康的元凶之一，也是冠心病的独立致病因素。大量实验与临床研究表明，糖尿病导致的血脂代谢异常是导致患者罹患心血管疾病的直接因素，是动脉粥样硬化性心血管病的重要致病因素，而动脉粥样硬化性心血管并发症也是导致糖尿病患者死亡的直接因素。因此，糖尿病患者的血脂代谢异常应该引起足够的重视。无并发症的糖尿病患者及已经合并有心血管病的患者都应该定期进行血脂检测，这对预防心血管疾病意义重大。

健康笔记

【四、血脂监测的时间及项目】

血脂是指血浆中的脂类物质，是机体细胞进行基础代谢的必需物质。血脂中包括：

【类　型】	【组　成】
中性脂肪	甘油三酯、胆固醇
脂　类	磷脂、糖脂、固醇、类固醇

血脂的含量能反映体内脂类代谢的情况。食用高脂肪膳食后，血脂数值大幅度上升，但这是暂时的，通常在3～6小时后可逐渐趋于正常。

因此，检测血脂常在饭后12～14小时采血，这样才能较为可靠地反映血脂水平的真实情况。

血脂检测项目除总胆固醇（TC）、甘油三酯（TG）外，还有脂蛋白，如高密度脂蛋白（HDL）、低密度脂蛋白（LDL）、极低密度脂蛋白（VLDL）、α脂蛋白等，载脂蛋白，如载脂蛋白A（apo A）、载脂蛋白B（apo B）、载脂蛋白C（apo C）、载脂蛋白E（apo E）及它们的一些亚类等。这些项目的检测可从不同的侧面了解体内血脂的合成、代谢情况。

【汞柱式血压计的使用方法】

【步　骤】	【操　作】
放　松	安静休息5分钟，以消除紧张、体力活动对血压的影响。
姿　势	取坐位，暴露左上臂，手掌向上放平，使肘关节和心脏大致在同一水平面。
设置血压计	量前应先将血压计的袖带内气体排空，再将血压计袖带紧贴在上臂，袖带下缘在肘窝上大约2厘米，将听诊器的听诊部件放在肘窝动脉搏动的地方，与皮肤贴紧。
进行测量	右手握住血压计的气球，向袖带快速充气，当听诊器下动脉（即肱动脉）搏动消失后，再加压30毫米汞柱（4千帕）左右，随后缓慢放气，速度为0.27～0.8千帕/秒。
确认读数	在放气过程中仔细听脉搏声音的变化，并观察水银柱的读数。当听到第一声有规律的搏动声音时记录血压计的读数，即为收缩压；继续缓慢放气，当搏动声音消失时记录的读数，即为舒张压。
注意事项	如需重复测量时，血压计读数应保持在0位，相隔2分钟再重新充气测量，取2次读数的平均值作为血压值。

健康笔记

【五、血脂的正常值范围】

低密度脂蛋白胆固醇控制标准，它的理想值应为＜130毫克/分升；临界值为130～159毫克/分升；过高值则是指低密度脂蛋白胆固醇＞160毫克/分升。

知识答疑

【血脂监测中的控制标准】

【血脂类型】	【内　容】
血浆总胆固醇	理想值应＜200毫克/分升；临界值为200～239毫克/分升；过高值则是指血浆总胆固醇＞240毫克/分升。
低密度脂蛋白胆固醇	理想值应＜130毫克/分升；临界值为130～159毫克/分升；过高值则是指低密度脂蛋白胆固醇＞160毫克/分升。
血浆甘油三酯	理想值应＜200毫克/分升；临界值为200～239毫克/分升；过高值则是指血浆甘油三酯水平＞240毫克/分升。
高密度脂蛋白胆固醇	理想值应＞50毫克/分升；临界值为35～50毫克/分升；危险值为＜35毫克/分升。

健康笔记

【六、体重监测的意义】

糖尿病患者的典型症状是“三多一少”，其中的“一少”即是指体重下降。从某种程度上来说，糖尿病患者的体重变化可以看作病情变化的晴雨表。

体重下降在1型糖尿病患者身上表现比较明显，因为1型糖尿病患者的胰岛素分泌绝对不足，胰岛素缺乏时机体不容易储存能量，于是就会消瘦。1型糖尿病患者起病前体重多属正常或偏低，而发病后体重继续下降，且较为明显。这一类型的糖尿病患者终身需要胰岛素替代治疗。经过合理治疗后，患者可逐渐恢复正常体重。

2型糖尿病患者占糖尿病患者总数的90%以上，其中80%的患者伴有肥胖或超重。但2型糖尿病患者由于长期血糖控制差、病程长，体内胰岛细胞功能缺陷，胰岛素分泌相对不足，也会导致体重有所下降。对于肥胖的2型糖尿病患者来说，把体重减下来，胰岛素抵抗也会减轻。减肥本身就是治疗肥胖型2型糖尿病的手段之一。

在治疗过程中，降糖药物也会对患者的体重产生不同的影响。例如，二甲双胍能改善糖代谢、降低体重，但不影响血清胰岛素水平，单独应用时不会引起低血糖，故能减轻患者体重；若患者使用胰岛素、磺脲类、格列奈类、格列酮类药物治疗后，使高血糖得到有效控制，葡萄糖不会从尿中丢失，加之患者食欲旺盛，可能导致体重增加。无论使用何种药物，糖尿病患者都要密切关注自己的体重，至少每月应测量1次。

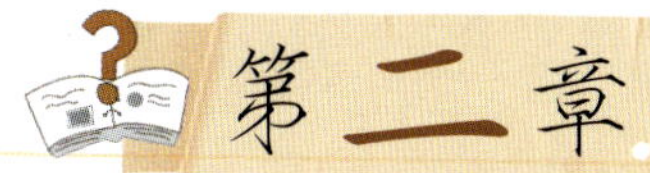

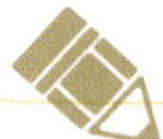

合理饮食预防并改善糖尿病

听营养专家怎么说：糖尿病的饮食管理

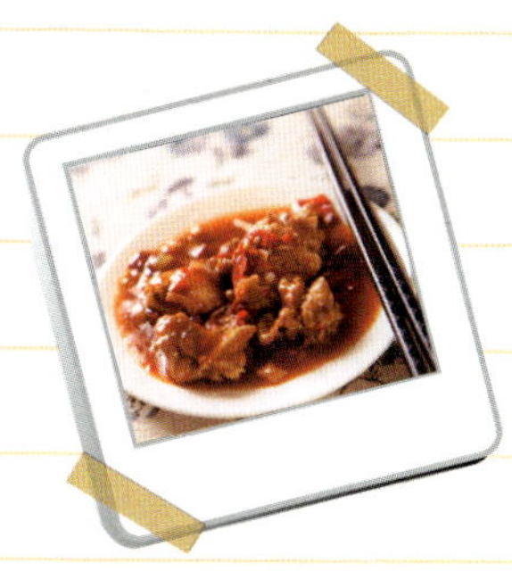

糖尿病患者最苦恼的，恐怕就是吃什么的问题了。怕血糖高，这个不能吃，那个不敢吃，真是难受至极。

其实，这样的烦恼实在大可不必。虽然糖尿病患者不能像普通人那样随心所欲地选择喜欢的食物，但是只要合理选材并掌握饮食的要点，满足味蕾的欲望还是可以的。许多食材与烹饪方法都能适合糖尿病患者，最关键的是：是否掌握了健康饮食方法。

如何合理制订糖尿病的饮食方案

营养答疑

合理控制能量是糖尿病饮食治疗的首要原则。能量过多会带给身体负担，过少则无法满足代谢和活动需要。因此，计算出适合自身的能量需要是第一步。

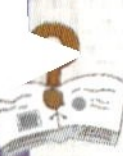

健康笔记

【一、看看身体需要多少能量】

身体需要的能量与患者的体重和活动强度有关。计算自己的理想体重，并将实际体重与理想体重做比较，确定自己的体重水平，这是计算能量需要量的第一步。用标准体重公式来计算即：

● 标准体重(千克)＝身高(厘米)－105

如果实际体重在标准体重的±10%范围内，那么体重就属于正常。实际体重超过标准体重10%是超重，超过20%是肥胖，低于10%则为消瘦水平。结合活动强度，就可以在下表中找到每日所需的能量供给量。各水平的每日能量需求量见下表。

【糖尿病患者每日能量需求量】

（千焦/千克体重）

【体　形】	【卧　床】	【轻体力】	【中等体力】	【重体力】
消　瘦	84～105	145	167	188～209
正　常	63～84	125	146	167
超重或肥胖	63	84～105	125	146

【能量需求量的计算案例】

如果有这样一位没有并发症的糖尿病患者，他身高170厘米，体重80千克，今年65岁，平时退休在家看书练字。那么，他每天需要的能量是多少？

1. **计算标准体重：** 170－105=65（千克）
2. **判断体重水平：** 他的实际体重为80千克，超过标准体重的23%，所以属肥胖。
3. **判断活动强度：** 是轻体力活动。
4. **查找每日需要的能量水平：** 肥胖和轻体力活动。根据上表得知，他每日每千克理想体重需要的能量是84～105千焦。
5. **计算总能量：** 总能量=84～105千焦/千克体重×65千克(理想体重)=5460～6825千焦。

健康笔记

【二、将能量合理分配到一天的饮食当中】

糖尿病患者的饮食习惯对调控血糖十分重要，要做到定时、定量。每天可以安排3～6餐，做到少食多餐，这样才有利于血糖的控制，而且两餐时间应间隔短一些，也不容易出现低血糖。

对于没有用任何药物来控制血糖，只进行单纯饮食控制的人，按照自己的饮食习惯，可以将早餐、午餐、晚餐按照1/5、2/5、2/5的比例，或1/3、1/3、1/3的比例分配。

如果全天食用的主食重量超过300克（6两），应该采用少食多餐的办法，使每次食用的主食量不超过100克（2两）。多余的部分可以作为加餐。

对于采用口服降压药或注射胰岛素控制血糖的人，除早、午、晚的正餐之外，应该有2～3次的加餐。加餐的时间可以安排在上午9～10点、下午3～4点和晚上睡觉前的1个小时。加餐的食物可以选用糖分含量低、能量低的蔬菜，比如黄瓜或番茄，每日一个作为加餐。也可以从正餐中匀出25克主食，作为加餐的食物。睡前的加餐除主食外，还可以配上半袋鲜牛奶或者1个鸡蛋、1块豆腐干。睡前食用高蛋白的食物，能延缓葡萄糖的吸收，防止夜间出现低血糖。

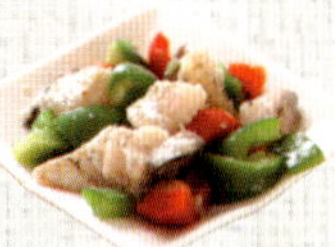

健康笔记

【三、学会使用“食物交换份”】

“食物交换份”是目前国际上通用的糖尿病饮食控制方法，既能保持营养代谢平衡，又能使食物多样化的营养治疗原则。“食品交换份”将食物按照来源、性质分成几大类，同类食物在一定重量内所含的蛋白质、脂肪、碳水化合物和能量相似，不同类的食物所提供的能量也大致相等。

“食物交换份”是将食物分成不同类型，每类食物均确定1个交换单位，每1个交换单位所含热量大致相仿，约377千焦（90千卡），同类的食物可以任意互换。

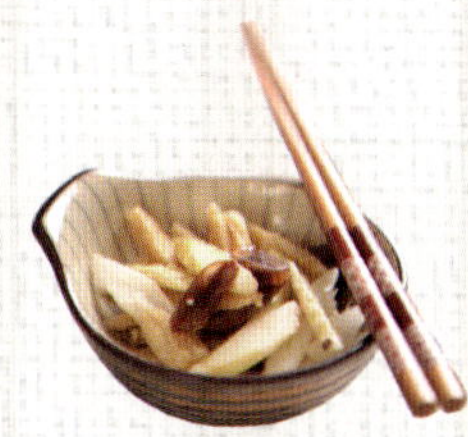

具体每份食物的量如下（重量均指生重，且提供的只是大致参考值，各具体食品每份的重量可能会有所不同）：

【食　材】	【重　量】
谷薯类	每份重量25克
蔬菜类	每份重量500克
水果类	每份重量200克
大豆类	每份重量25克
奶　类	每份重量160克
肉　类	每份重量50克
蛋　类	每份重量60克
油脂类	每份重量10克

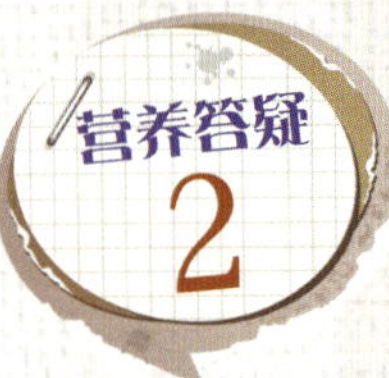

如何通过烹饪降低食物的热量

控制每餐的热量，对糖尿病患者而言是十分重要的。一般而言，降低食物热量的办法有两种：一是选择本身即低热量的食物，如各种蔬菜，食用后可以饱腹，所含的热量又很低；二是通过改变烹调方法来降低食物热量，比如用蒸、炖等方法来代替油炸。下面就介绍一些适合糖尿病患者使用的烹调方法。

健康笔记

【一、蒸】

蒸是一种利用水蒸气来加热食物，使其变熟的方法，蒸锅内食物和水是分开的。

【蒸的特性】

1. 优点： 蒸保持了食材的形状，使食物的味道鲜美，保持原汁原味，同时又保留了食物本身的营养。由于用油少，适合糖尿病患者食用。

2. 操作类型： 根据蒸的时间和火候，可以分为猛火（武火）蒸、中火蒸和慢火（文火）蒸。适用于蔬菜、肉类、鱼类等食材。

健康笔记

【二、煮】

煮需将食材放入清水或调味汤中，一般先用大火烧开，再用小火加热至食物熟烂。煮的时间不宜太长，适用于烹制块小、质软、易熟的食物。煮制后的食物软烂、好消化，适合老年人和儿童食用。煮的方法用途广、技法多样，根据汤汁的不同，可分为水煮、白煮、汤煮、奶油煮、红油煮、油煮、糖煮等。其中水煮和白煮比较适合糖尿病患者，而油煮、糖煮由于需要使用大量油和糖，因此不适合糖尿病患者食用。

健康笔记

【三、汆】

汆也是利用水来加工食物的方法，需要汆制的食物通常需要加工成片、丝、条，或制成丸子，然后置于沸水中，快速致熟。汆和煮的方法类似，但汆的烹制时间更短，用于蔬菜则菜肴脆嫩，用于肉类则肉质鲜嫩。而且汆不需要加过多的调料和油，不仅保持食物的原味，而且降低了食物热量，适合糖尿病患者食用。

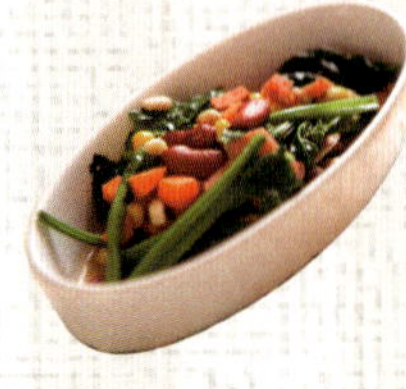

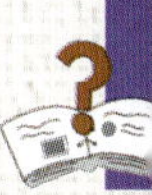

健康笔记

【四、炖】

炖需要将食物直接放入汤水中，加调味料进行烹制。炖的时间一般比较长，适用烹制大块的原料，尤其是肉类。炖出来的食物口感酥烂、醇厚，既有饱腹感，又有营养，适合糖尿病患者食用。

【根据操作技法分成的炖法】

1. 不隔水炖：与煮操作相同。

2. 隔水炖：需要将各种食物和汤汁、调味料一同装入瓷制、陶制的容器内，然后以沸水加热容器，直至容器内食物熟烂。

【说明】用炖法烹制的食物一般要先去腥，比如肉类要汆水去掉油脂和血污等。汆烫中降低了肉类的脂肪含量，适合糖尿病患者食用。

健康笔记

【五、炒】

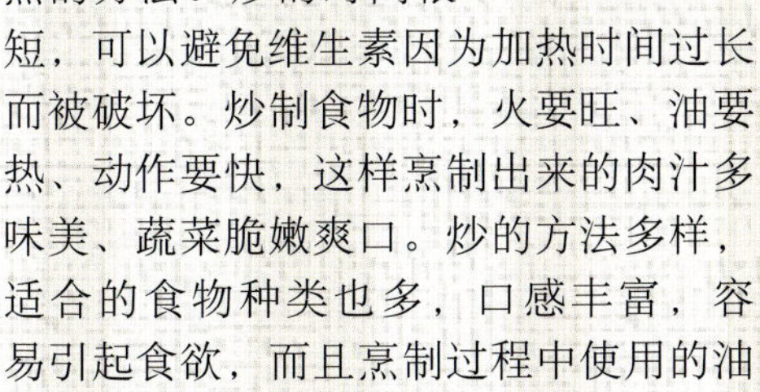

炒是适用范围最广的烹饪方法，是用很少的油大火翻炒使食物变熟的方法。炒的时间很短，可以避免维生素因为加热时间过长而被破坏。炒制食物时，火要旺、油要热、动作要快，这样烹制出来的肉汁多味美、蔬菜脆嫩爽口。炒的方法多样，适合的食物种类也多，口感丰富，容易引起食欲，而且烹制过程中使用的油少、能量低，适合糖尿病患者食用。

健康笔记

【六、拌】

拌是一种天然的食物料理办法，将调料直接与改刀的食物搅拌在一起即可食用。根据食物的生熟不同，拌又可以分为生拌、熟拌、生熟混拌三种。选择原料的时候应该选择新鲜、无污染的原料，注意食物的卫生。加工生熟食物时，要尽量分开。调味时可以选择醋、蒜等杀菌的调味料。

拌制的食物不需复杂的前期加工，营养流失很少，且用油少，口味清淡，有开胃的作用。

健康笔记

【七、熬】

熬的方法和炖相似，但比炖时间更久，一般要2小时以上，直到锅中汁稠味浓方可。肉类、骨头、豆腐等食物适合用于熬这种方法，经过长时间的烹制，食物中的营养融入汤中，利于消化，适合糖尿病患者食用。

如何选择低热量的食材

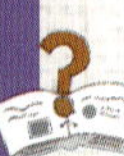

不同的食物所含的热量也各不相同。要降低三餐的热量总值，首先就应该选择那些热量较低的食物。那么，如何选择低热量食材呢？

健康笔记

【一、肉　类】

肉类是蛋白质的重要来源，在每日饮食中应占有适当的比重。糖尿病患者在选择肉类时，首先，应该选择脂肪含量较低的肉类，避免食用五花肉、腩肉，可以用鱼类来代替部分畜肉、禽肉；其次，选购时要选择未加工的肉类，避免选购肉馅、绞肉，因为其中都加入了一定比例的肥肉；再次，避免购买肉类制品，如香肠、火腿等，新鲜的肉类是食用的最佳选择；最后，避免购买带皮的肉类和动物内脏，因为动物的皮和内脏中的脂肪含量都很高。

【降低肉类热量的小窍门】

1．食用禽肉时，应该去皮食用。虽然禽肉本身是高蛋白、低热量的肉类，但如果连皮一起食用的话，虽然吃起来更香，但也会大大增加脂肪和热量的摄入。所以在烹制前，应该用刀将禽肉去皮。

2．鱼背部的肉比鱼肚上的肉更健康，因为鱼肚肉的脂肪含量比较高。

3．适当增加海鲜的食用量，各种虾、蟹、贝类的热量都较低，而且含有丰富的矿物质，应该经常食用。

健康笔记

【二、主　食】

主食是每餐不可或缺的重要组成部分，五谷杂粮是中国人主食的主要内容。一般的大米、小米、白面、玉米、高粱、豆类等都可以作为主食的原料而选购。

主食最好是自己制作，这样不仅可以根据自己的口味来随意搭配，而且可以避免各种食品安全问题。如果需要购买市售的主食，要注意避免购买蛋糕、饼干等西点。这些西点中往往添加了大量的糖和油，所含热量很高，不适合糖尿病患者食用。即使是馒头、饼等中式主食，为了增加口感，也往往添加了油和糖等，所以也要注意。

健康笔记

【三、奶 类】

现在奶类的品种很多，不仅有最常见的全脂奶，还有低脂、脱脂奶，以及加锌、加钙、加糖的调味奶。对于糖尿病患者而言，低脂、脱脂奶更适合糖尿病患者饮用。

【自制脱脂奶的小窍门】

将全脂鲜奶小火煮沸，去掉浮在表面的奶皮。反复3次，可将脂肪含量减到最少。

健康笔记

【四、蔬 菜】

大部分蔬菜都是低热量食物，而且含有丰富的维生素和膳食纤维，是糖尿病患者的重要营养来源。平时常见的番茄、茄子、黄瓜、豆芽、白菜等，都非常适合糖尿病患者食用，但同时也要注意烹饪方法，应该以少油低盐的烹制手段为主。此外，一些含淀粉丰富的蔬菜，如土豆、地瓜、南瓜等，糖尿病患者要少食用。对于病情较重的患者，要替代一部分主食。

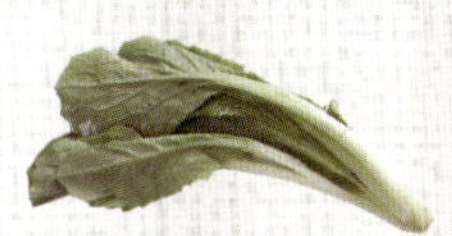

健康笔记

【五、水 果】

曾经有观点认为糖尿病患者不能吃水果，这种观点已经随着对疾病的了解和医学的发展而逐渐淘汰。糖尿病患者是可以食用水果的，但是要注意食用的时间、数量和方法。

水果要食用新鲜的、低糖含量的品种，经过加工的水果罐头、蜜饯等，含非常高的糖分，不应食用。

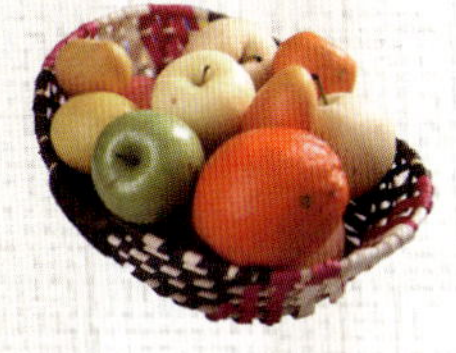

【多选择饱腹感强、热量低的食物】

深色的蔬菜、食叶的蔬菜和食果实的蔬菜，都是非常适合糖尿病患者食用的。这些食物饱腹感强，在餐前食用可以快速产生饱的感觉，自然地控制了肉类和主食的食用量。

【不适宜糖尿病患者的食材】

1. 各种坚果，如花生、芝麻、核桃、松子、杏仁等。坚果的脂肪含量较高，糖尿病患者应该少量或避免食用。
2. 罐头的含盐、糖、油量均比较高，应尽量避免食用。
3. 油炸食品的油脂含量高，应尽量避免食用。

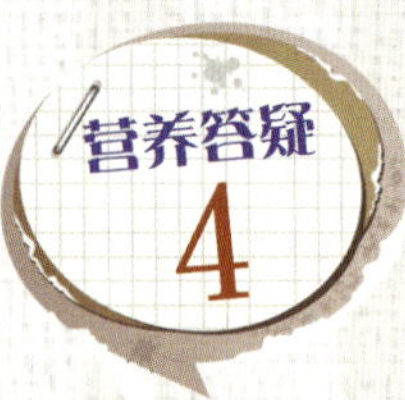

如何烹制低热量的食物

选择了低热量的食物之后，还需要用适合的方法来烹制，才能达到降低热量的目的。下面，就介绍一些烹制低热量食物的小窍门。

健康笔记

【一、多用无油或少油的烹调方法】

汆烫、炖煮、凉拌等方法，要比炒、炸、烤更健康。比如青菜用热水汆一下，然后用少许的调料拌食，既可口又健康。健康烹饪的原则就是尽量少用油，虽然用食用油做出的食物口感好，但也增加了热量的摄入。

烹制食物时，可用水代替食用油。用水炒菜时，要热锅加少量水，当水翻滚后倒入食材，然后加水慢慢翻炒。也可用高汤来代替油，这样炒出来的菜肴更有味道。

【避免挂糊油炸的烹饪方法】

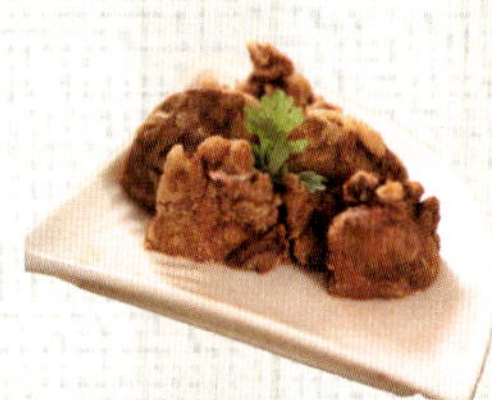

为了保护食材，在油炸食物时，通常要给食物裹上一层糊，就像给食物穿上了一层外衣。但是这种做法会让外层的糊吸收过多的油脂，因此在油炸食物时，最好直接炸，能够有效减少食物吸收的油量。但是请注意，油炸食物之前，要擦掉食物表面的水，防止放入油锅时炸锅，导致烫伤。

健康笔记

【二、使用不用油的烹调工具】

除了传统的铁锅，不粘锅、微波炉也是烹制食物不错的选择。食用这些工具可以减少烹制时的用油量，减少糖尿病患者的脂肪摄入量。

【煎食物如何减少用油】

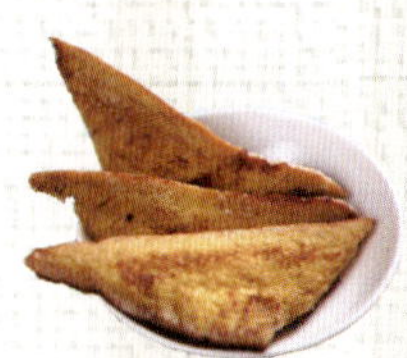

对于煎、烙等烹调方法，用油是不能避免的，但仍然可以采取一些措施来减少用油。首先，可以选用锅底宽厚的煎锅来煎食物。这种锅底面面积大，食物受热快而均匀，可以节省用油量。其次，锅烧热后，可以用浸满油的油纸来擦抹煎锅，这样可以大大减少用油量，又不会让食物粘锅。

健康笔记

【三、烹制肉类前进行适当的处理】

油脂丰富的肉类非常容易勾起食用者的食欲，但为了控制食量，最好在烹制肉类之前先将肉类用水焯一下。这样做可以去掉肉类的过多油脂和血污浮沫，而且经过焯水也节省了接下来烹制时的时间和用油量。

【肉类要选择脂肪少的部位】

不同部位的肉类，脂肪含量也各不相同。比如猪的里脊肉脂肪含量少于五花肉，鸡的胸脯肉脂肪含量少于鸡腿或鸡翅。所以在选择肉类的时候，要尽量选择红色的瘦肉，少选白色的肥肉。

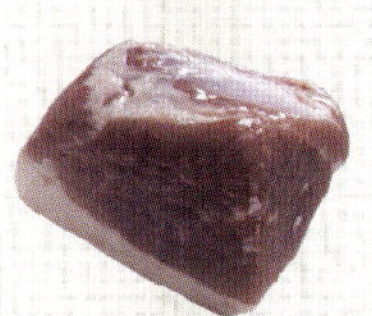

健康笔记

【四、不同的烹制手法选择不同的食材大小】

食物在烹制之前通常需要改刀，这里面也有讲究。

【手法】	【分析】
蒸·煮·汆	对于蒸、煮、汆的食物，可以将食物切成小块，这样不仅可以缩短烹调时间，同时还能保留更多的营养。
油炸·勾芡·爆炒	对于油炸、勾芡、爆炒的食物，可以将食物切成大块，这样可以减少食物表面附着的油脂，自然也就降低了额外的热量。

营养答疑

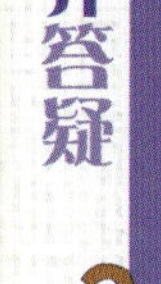

健康笔记

【五、菜肴调味有讲究】

食物的烹饪离不开调料，芥末、辣椒、生姜、大葱、大蒜等调料可以为菜肴增色，刺激味觉，令人食指大动。但是为糖尿病患者烹制食物时，要避免使用那些促进食欲的调料，令患者胃口大开不利于食量的控制。

除了天然调味料之外，现在也有很多用于炖煮、腌制、拌馅的现成调料包。这种调料包也尽量避免食用。虽然加入了调料包的食物大大提升了味道，但对于营养几乎没有任何增值，并非健康的选择。

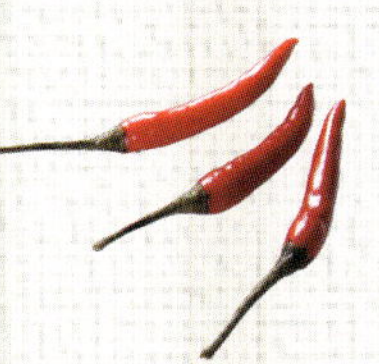

【用醋代替香辛调味料】

糖尿病患者需要保持低盐无糖少辛辣的饮食，时间长了难免厌倦。为了调节口味，可以选择用醋来代替味道重的调味料。

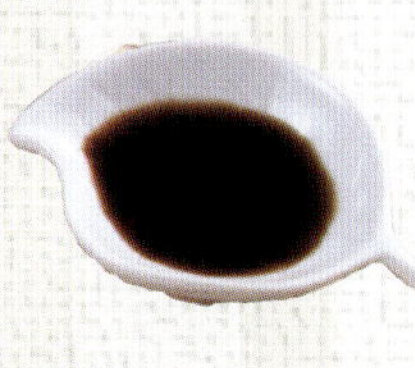

醋的味道酸，在增味的同时还不会增加额外的热量，是健康的调味品。无论是热炒，还是凉拌，都可以加一些食醋来调味。

主食应该怎么吃才健康又不影响血糖

米、面等我们经常食用的主食中，都含有大量的淀粉，对血糖的影响比较大。有的糖尿病患者为了控制血糖而不吃或尽量少吃主食，这是不对的。正确的做法是要“定时、定量”，而不是刻意少吃或不吃。只要合理选择主食并掌握主食的摄入量，就可以在维持身体健康的同时，并有效控制血糖。

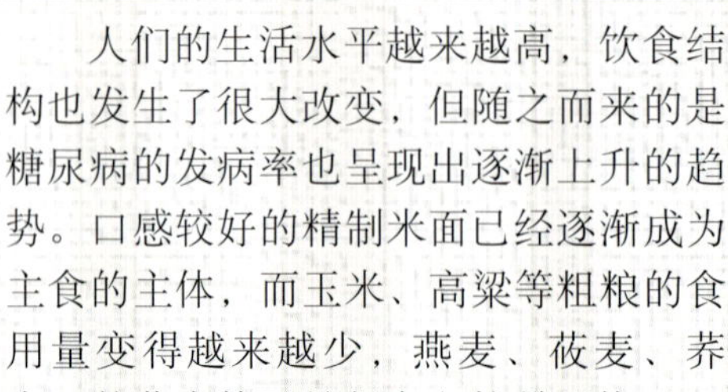

健康笔记

【一、粗粮要多吃】

人们的生活水平越来越高，饮食结构也发生了很大改变，但随之而来的是糖尿病的发病率也呈现出逐渐上升的趋势。口感较好的精制米面已经逐渐成为主食的主体，而玉米、高粱等粗粮的食用量变得越来越少，燕麦、莜麦、荞麦、苦荞麦等更是餐桌上的稀罕物。

其实这些粗粮都是好东西，对糖尿病的控制十分有利，应该多吃。但是由于粗粮的口感不如精制米面的佳，顿顿吃粗粮的话，对很多人来说的确难以接受和坚持。因此，将细粮与粗粮两种主食按1：1的比例混合食用，既改善了口感，又降低了主食对糖尿病的影响。

健康笔记

【二、主食的摄入量要足够】

有人觉得主食中碳水化合物含量高，应少吃，其实恰恰相反。研究表明，在总热量一定的情况下，适当提高碳水化合物在饮食中的比例，可以改善机体糖耐量，降低胆固醇及甘油三酯水平，还可提高组织对胰岛素的敏感性。

如果碳水化合物长期供应不足，机体就要分解脂肪和蛋白质来提供能量，容易产生酮体，导致酮尿。这对血糖的控制是非常不利的。所以，每天的能量中55%～65%都应该是由碳水化合物来提供的。认为饮食控制就是“饿肚子”或者“少吃主食多吃菜”是错误的，应该通过计算来确定每天主食的食用量。

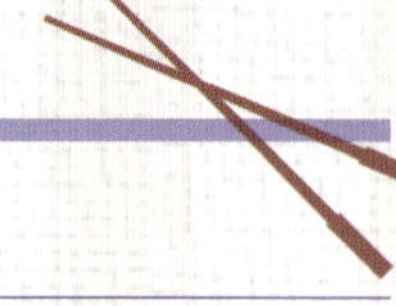

健康笔记

【三、主食要吃多少比较合适】

量的多少需要因人而异，应多动多吃，少动少吃。在一般情况下200～300克/天，特殊情况150～400克/天。糖尿病患者一餐在进食土豆、藕、南瓜、水果等含碳水化合物多的食物时，主食量应该相应减少，以控制总量的平衡。如果吃饺子、包子、馄饨、馅儿饼等带馅的食物时，也要适当地增加其他含碳水化合物食物的摄入。

健康笔记

【四、粗粮和细粮都要吃】

粗粮里面虽然含有一些膳食纤维和维生素、无机盐等营养素，可以有利于降糖降脂，但是粗粮相对含嘌呤量比较高，如果长期过多摄入，不仅会影响胃肠道消化和吸收功能，还会引起体内嘌呤代谢异常，导致高尿酸血症或痛风的发生，甚至有可能会导致微量营养素吸收障碍，引发各种疾病，所以，粗粮和细粮都要吃。

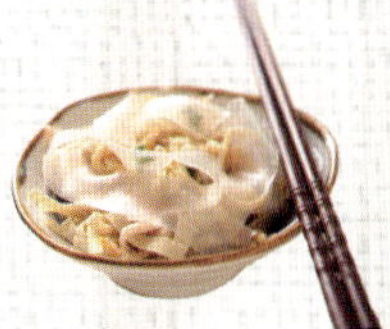

健康笔记

【五、不吃主食易患糖尿病】

不吃或少吃主食容易导致碳水化合物的摄入量不足，而蛋白质、脂肪摄入过量，导致体内物质代谢紊乱，结果不仅会引起糖尿病，而且还会导致冠心病等诸多疾病。脂肪代谢紊乱是糖代谢紊乱的重要诱因，而人体的代谢系统相互制约，主食吃得少，会引起脂肪代谢紊乱的危险性大，脂肪积累过多则会导致肥胖，诱发糖尿病。

【适合糖尿病患者食用的主食】

【种　类】	【介　绍】
玉　米	玉米中的粗纤维含量很高，具有刺激胃肠蠕动、加速排泄的作用。玉米中的不饱和脂肪酸，尤其是亚油酸含量也很高，可以预防心脑血管疾病和“三高”的发生。
薏　米	薏米是一种药食两用食物，蛋白质、维生素、矿物质等营养成分比较均衡。薏米因其热量较高，有促进新陈代谢和减少胃肠负担的作用，可作为补益佳品。现在薏米还常用于制成降糖保健品，适合糖尿病患者食用。
小　米	小米健脾和胃、滋补身体，营养非常丰富，而小米粥更是有“代参汤”的美称。由于小米不需精制，因而保存了许多的维生素和无机盐，营养成分十分完备。
燕　麦	燕麦中的水溶性纤维具有平缓饭后血糖上升的作用，有助于糖尿病患者控制血糖。燕麦含有不饱和脂肪酸、可溶性膳食纤维、多种微量元素，都可以降低血液中的胆固醇、甘油三酯等的含量，减少心血管疾病发生的风险。
荞　麦	经常食用荞麦有降低血脂和胆固醇浓度、软化血管的保健作用。荞麦含有丰富的镁，能够有效保护心脏，具有抗血栓的作用。另外，荞麦中的某些成分还具有降低血糖的功效。

五彩杂粮粥...

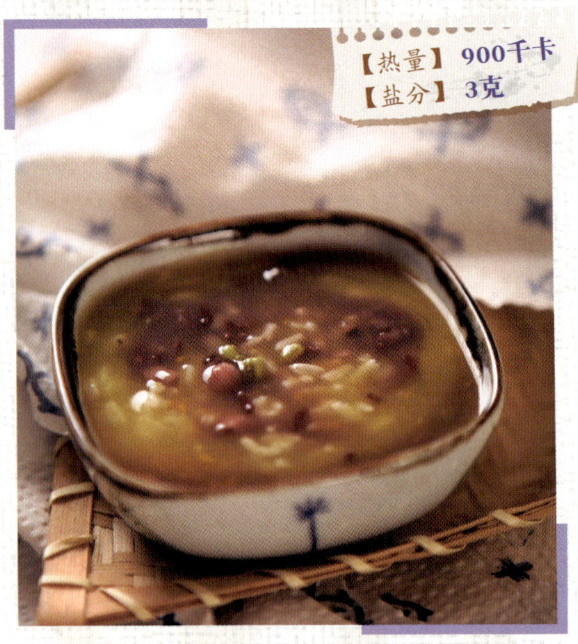

【热量】900千卡
【盐分】3克

【原料】

大米 ……………………………… 100克
玉米 ………………………………… 50克
黑米、小米、
绿豆、红小豆 ……………… 各25克

【做法】

1. 将大米、玉米、黑米、小米、绿豆、红小豆均淘洗净，然后放入清水中浸泡一晚。

2. 将泡好的米、豆放入大碗加清水没过原料一指节高，然后放入蒸锅中，蒸约1小时，然后断火焖15分钟，即可食用。

奶香燕麦米粥...

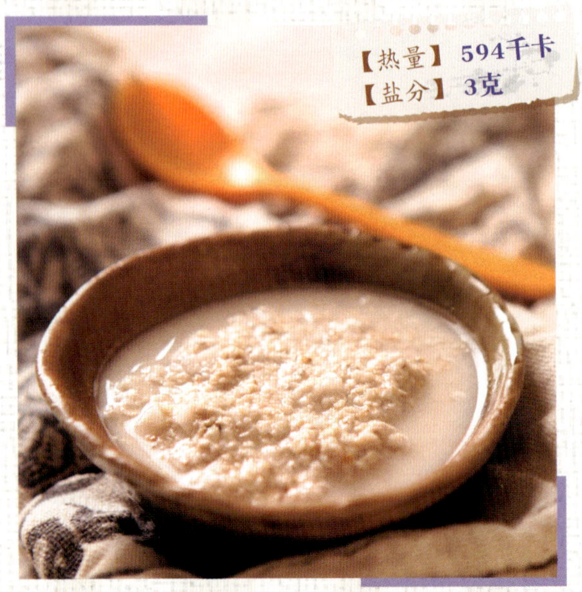

【热量】594千卡
【盐分】3克

【原料】

燕麦片 ………………………… 25克
鲜牛奶 …………………………… 1杯
大米 ……………………………… 100克

【做法】

1. 大米淘洗干净，用清水泡3小时。

2. 将泡好的大米放入粥锅中，加入燕麦片和牛奶，大火烧沸，撇净浮沫，然后加盖小火焖30分钟，熄火后再焖15分钟，即可食用。

1千卡=4.184千焦

荞麦冷面…

【热量】 700千卡
【盐分】 3克

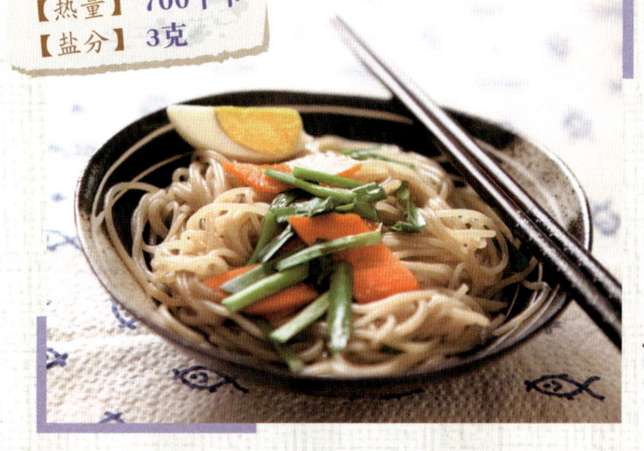

【原料】

荞麦面条……………………150克
鸡蛋……………………1个
胡萝卜……………………半根
韭菜……………………1小把

【调料】

精盐、酱油、料酒……各1小匙
植物油……………………1大匙
高汤……………………适量

【做法】

1. 将高汤倒入汤锅烧开，然后加入精盐、酱油、料酒，烧沸后盛出凉凉。

2. 鸡蛋煮熟，剥皮后切成两瓣。胡萝卜洗净，切薄片。韭菜择净，切成长段。胡萝卜片和韭菜段一起用沸水焯一下，捞出控水。

3. 汤锅中加适量清水烧开，将荞麦面条下入锅中煮熟，捞出用凉水投凉，控净水分后盛入大碗中。在面条上铺上胡萝卜片、荷包蛋和韭菜段，浇汁即可。

三米粥…

【热量】 700千卡
【盐分】 3克

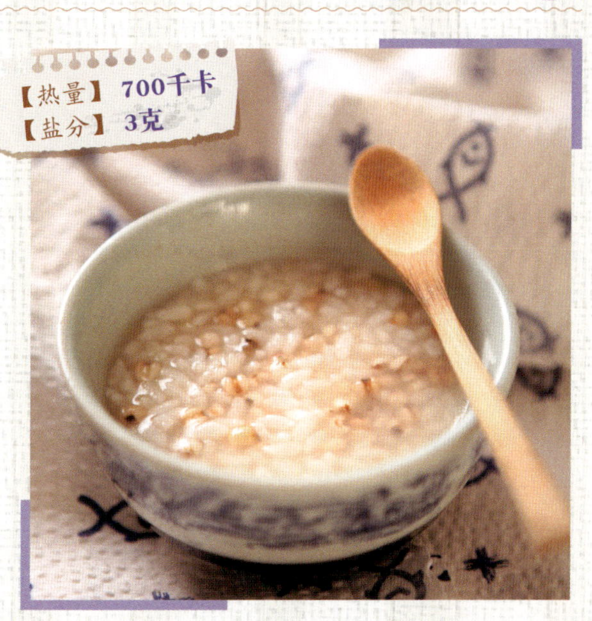

【原料】

薏米……………………100克
高粱米……………………50克
糯米……………………50克

【做法】

1. 将薏米、高粱米、糯米分别淘洗净，放入清水浸泡约1小时。

2. 将泡好的薏米、高粱米、糯米一起放入粥锅内，加足量清水，大火烧沸后小火煮30分钟，即可食用。

菜叶包饭…

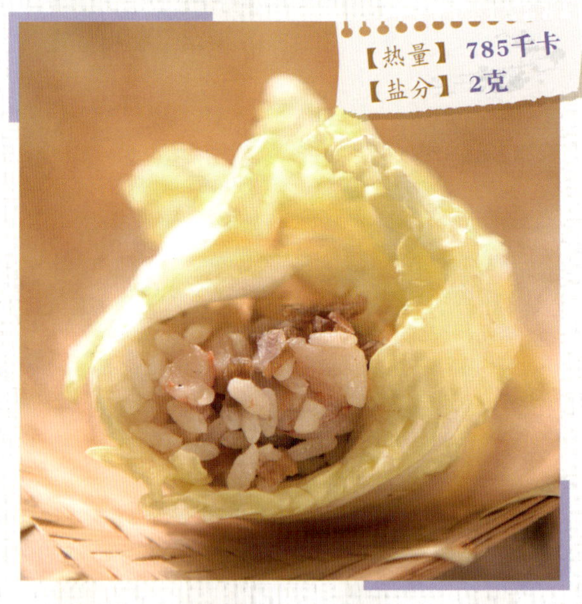

【热量】785千卡
【盐分】2克

【原料】

大米 ……………………150克
大白菜叶 ……………………1张
瘦猪肉、香菇、虾仁 …… 各适量

【调料】

植物油 …………………… 1大匙
酱油、精盐 ……………… 各适量

【做法】

1. 将大米用清水淘洗干净，焖成米饭。大白菜叶洗净。

2. 将材料切成细末，加酱油、精盐炒熟。倒入米饭翻炒均匀后，用大白菜叶包好即可。

雪里蕻燕麦粥…

【原料】

大米 ……………………100克
燕麦、雪里蕻 ……………… 各50克
猪肉末 …………………… 适量

【调料】

料酒、酱酒 …………… 各1/2大匙
植物油 …………………… 1大匙
精盐 …………………… 少许
葱花、姜末 ……………… 各少许

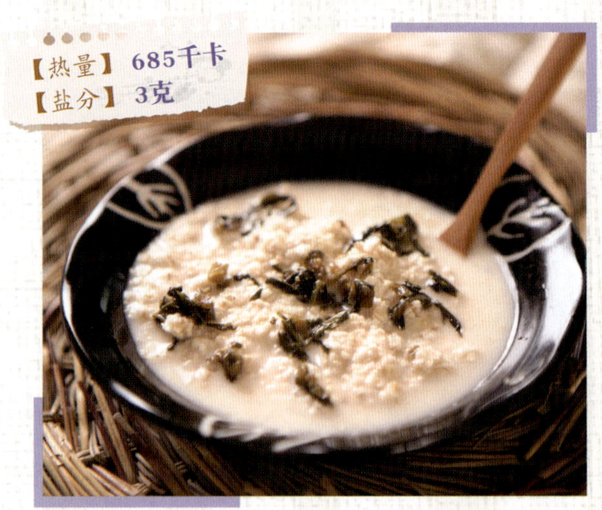

【热量】685千卡
【盐分】3克

【做法】

1. 将大米、燕麦分别淘洗净，用清水浸泡2小时。雪里蕻洗净，切碎。

2. 炒锅烧热，加入少许植物油，下入葱花、姜末爆香，然后倒入猪肉末炒至变色，再加入料酒、酱酒和雪里蕻，翻炒均匀，出锅备用。

3. 将大米、燕麦一同放入粥锅内，加适量清水，大火煮沸后转小火煮1小时，至粥黏稠时下入炒好的雪菜肉末，搅拌均匀，加入精盐调味，即可食用。

朝鲜拌饭...

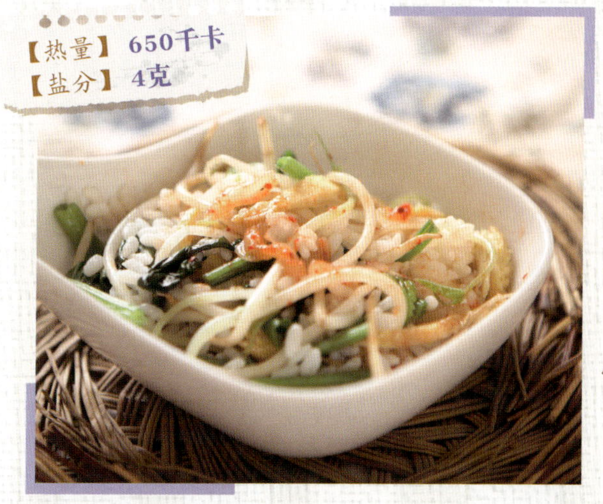

【热量】650千卡
【盐分】4克

【原料】

大米……150克
鸡蛋……1个
蕨菜、豆芽、菠菜、辣白菜……各适量

【调料】

韩式辣椒酱……1大匙
精盐、香油……各适量
葱末、姜末、蒜末……各少许

【做法】

1. 将大米用清水淘洗干净，焖成米饭。辣白菜切条。将蕨菜、豆芽、菠菜择洗净，切段，用沸水焯烫熟，捞出沥净水分。鸡蛋打散，摊成蛋皮，切成丝。

2. 将米饭铺在大碗的底部，盖上蕨菜段、豆芽段、菠菜段、蛋皮丝、辣白菜，然后撒上韩式辣椒酱、精盐、香油、葱末、姜末、蒜末，拌匀，即可食用。

西红柿玉米粥...

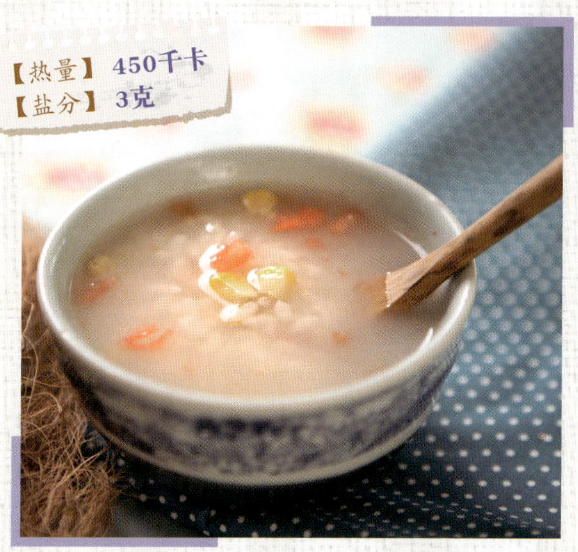

【热量】450千卡
【盐分】3克

【原料】

大米、鲜玉米粒……各100克
西红柿……1个

【做法】

1. 将大米和玉米粒淘洗干净。西红柿去蒂、洗净，切成西红柿丁。

2. 把大米放入粥锅内，加适量清水，大火烧沸后改用小火煮，煮至黏稠，加入玉米粒、西红柿丁稍煮，即可食用。

1千卡=4.184千焦

毛豆荞麦糙米粥

【热量】650千卡
【盐分】3克

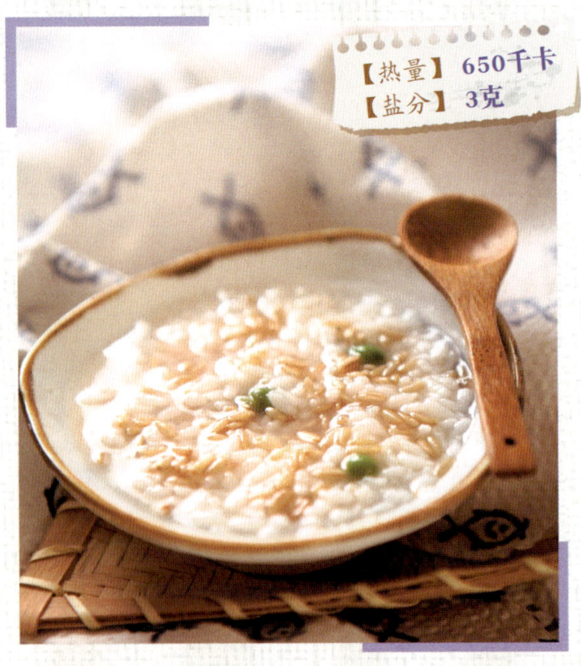

【原料】

糙米 ………………………… 100克
荞麦 ………………………… 50克
毛豆 ………………………… 30克

【调料】

精盐 ………………………… 少许

【做法】

1. 将糙米、荞麦用清水淘洗净，分别用清水浸泡2小时。毛豆去荚，洗净，用沸水焯熟。

2. 泡好的糙米、荞麦一起下入粥锅，加适量清水大火煮沸后转小火煮至烂熟。

3. 粥熬好时放入熟毛豆仁，加精盐调味即可。

莲藕燕麦糊

【原料】

莲藕 ………………………… 250克
燕麦 ………………………… 75克

【调料】

精盐 ………………………… 1小匙

【做法】

1. 燕麦洗净，用清水浸泡1小时。莲藕洗净，切成小丁。

2. 将燕麦放入粥锅中，加入适量清水大火煮开，加入莲藕丁，小火煮至燕麦软烂。

3. 出锅前加精盐调味，即可食用。

【热量】420千卡
【盐分】5克

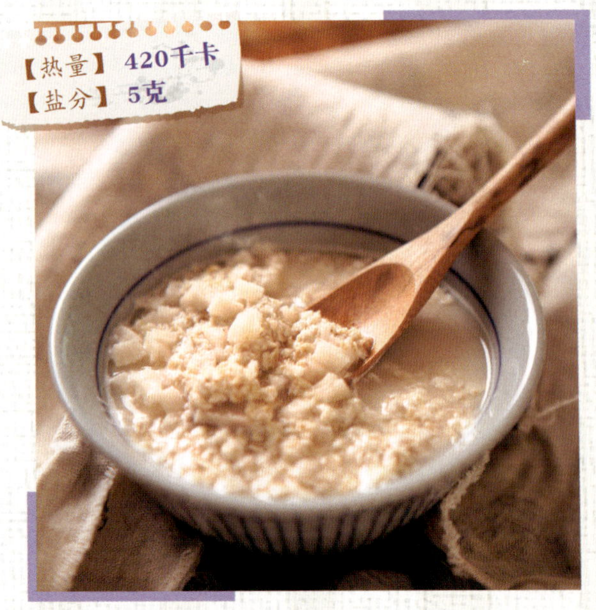

 1千卡=4.184千焦

白萝卜山药粥…

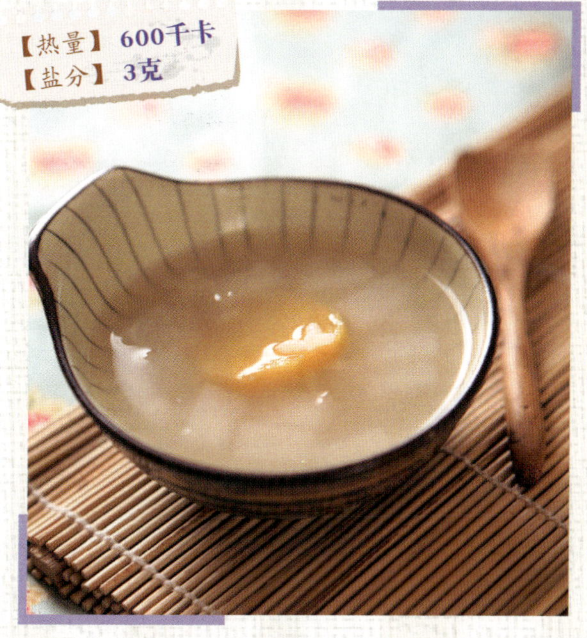

【热量】600千卡
【盐分】3克

【原料】

大米……150克
白萝卜……100克
山药……50克

【调料】

精盐……少许

【做法】

1. 山药洗净，削去外皮，切成圆片。白萝卜洗净，切成小块。大米淘洗干净。

2. 把大米、山药片、白萝卜块一起放入粥锅内，加适量清水，大火烧沸后撇去浮沫，改用小火煮45分钟，出锅前加入精盐调味，即可食用。

山药玉米粉粥…

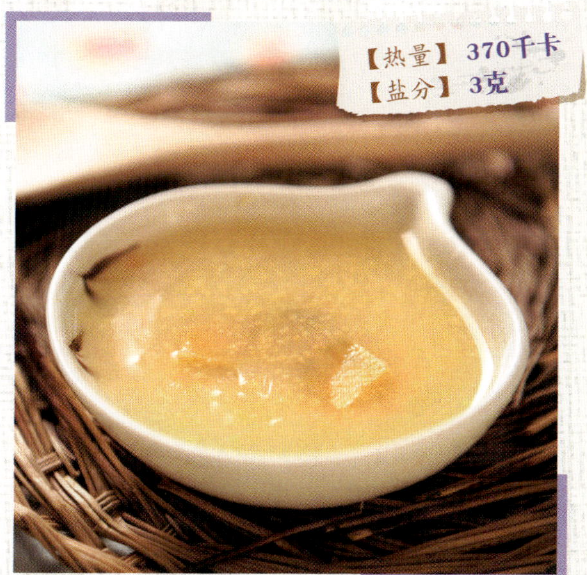

【热量】370千卡
【盐分】3克

【原料】

玉米粉……100克
山药……20克

【做法】

1. 山药洗净，削去外皮，切成小丁。玉米粉放入大碗中，加冷水调匀，和山药丁一起倒入锅内。

2. 粥锅加适量清水，中火煮沸后改用小火煮30分钟，即可食用。

山药西红柿粥…

【热量】435千卡
【盐分】3克

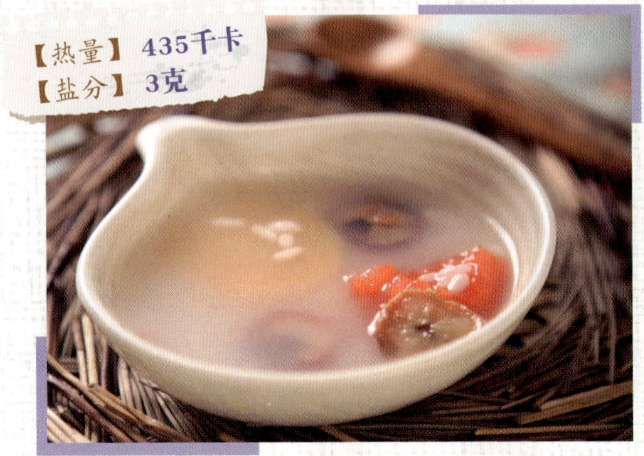

【原料】

大米 …… 100克
西红柿 …… 1个
山药 …… 50克

【调料】

精盐 …… 少许
干山楂片 …… 若干

【做法】

1. 山药洗净，削去外皮并切成圆片。西红柿去蒂、洗净，切成橘瓣状。干山楂片洗净。大米淘洗干净。

2. 把大米、山药片、干山楂片一起放入粥锅内，加适量清水，大火烧沸后改用小火煮30分钟然后加入西红柿，再煮10分钟，出锅前加入精盐调味即可。

玉米须米粥…

【热量】360千卡
【盐分】3克

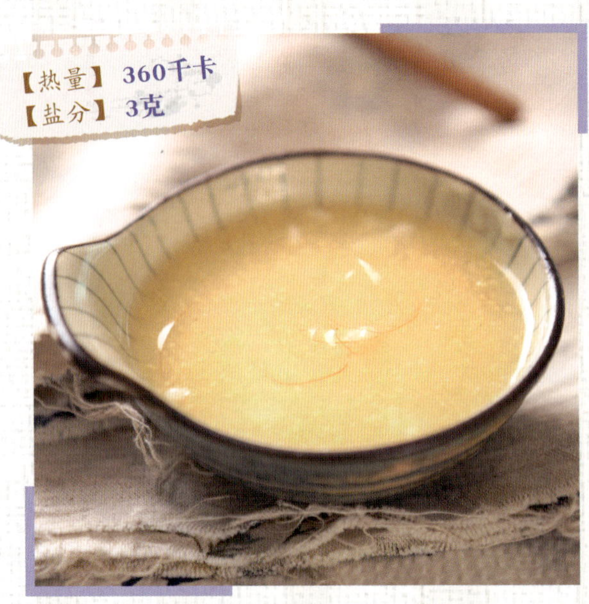

【原料】

大米 …… 100克
玉米须 …… 30克

【做法】

1. 大米淘洗干净。玉米须用清水冲洗干净。

2. 玉米须放入粥锅内，加清水适量，大火煮沸后转小火煮15分钟，将玉米须过滤掉，留汁备用。

3. 大米和玉米须汁一起放入粥锅内，大火煮沸后转小火，煮至大米软烂，即可食用。

 1千卡=4.184千焦

家常荞麦拌面…

【热量】590千卡
【盐分】4克

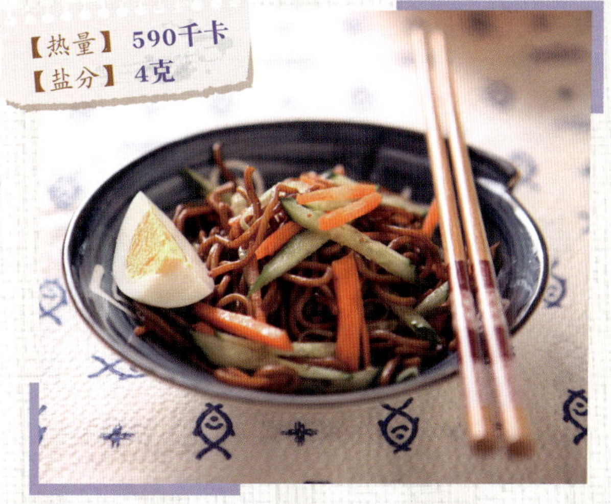

【原料】

荞麦面条……150克
鸡蛋……1个
黄瓜、胡萝卜……各50克
芝麻、紫菜……各适量

【调料】

韩式辣椒酱……1大匙
酱油、醋……各1小匙
蒜茸……适量

【做法】

1. 将荞麦面条用沸水煮熟，捞出用清水投凉，控净水分，盛入大碗中。

2. 胡萝卜、黄瓜洗净，切丝。紫菜用清水泡软，撕碎。鸡蛋煮熟，切两瓣。

3. 将酱油、醋、蒜茸、芝麻、韩式辣椒酱依个人口味调成调味汁。将黄瓜丝、胡萝卜丝和紫菜铺在荞麦面条上，淋上调味汁，即可食用。

薏米大米粥…

【热量】540千卡
【盐分】3克

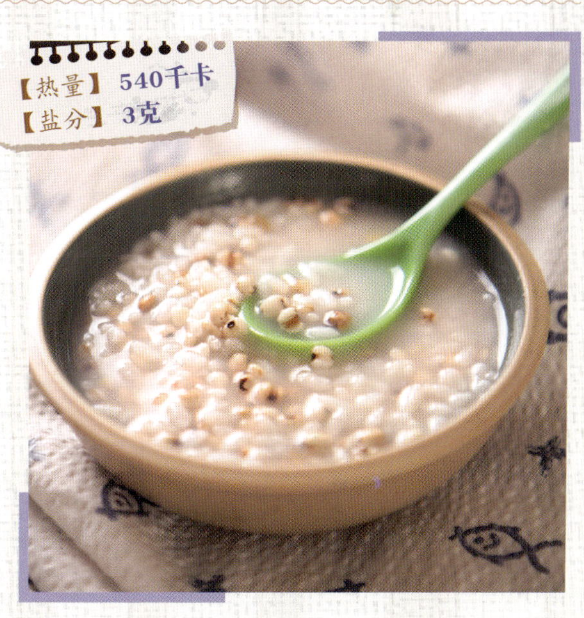

【原料】

大米……100克
薏米……50克

【调料】

蜂蜜……少许

【做法】

1. 将大米和薏米一起用清水淘洗干净，倒入粥锅内。

2. 粥锅内加适量清水，大火烧沸后改用小火，煮至薏米熟烂后熄火，稍凉后加入蜂蜜调味，即可食用。

1千卡=4.184千焦

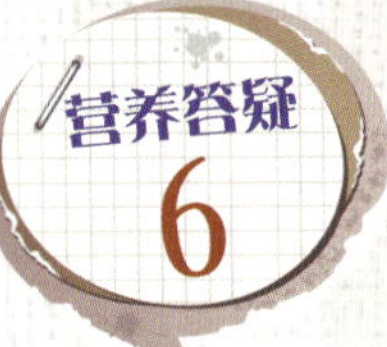

蔬菜、食用菌类应该怎么吃才更有营养

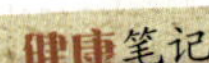

吃绿色蔬菜可以摄取维生素、矿物质和膳食纤维，还能增强饱腹感，保持大便通畅，对糖尿病的控制很有好处，所以糖尿病患者应该多吃新鲜蔬菜。而菌类食材含热量很低，又含有丰富的膳食纤维，食用后有延缓血糖上升的作用，因此也很适合糖尿病患者食用。

健康笔记

【一、蔬菜和食用菌类适宜糖尿病患者食用】

对糖尿病患者来说，只要是不促进血糖升高的食物就很不错，通常低糖、低热量、多膳食纤维的食物就属于此类。如富含果胶（可溶性膳食纤维）的南瓜，热量较低，糖尿病患者可以适当多吃点，不会引起血糖升高。但南瓜属于粮食，约200克的南瓜相当于100克粮食，吃多就容易导致血糖升高。苦瓜、黄瓜、冬瓜、洋葱等蔬菜，含有丰富的膳食纤维、热量低，不易引起血糖升高。此外，黑木耳、食用菌类，含有多种维生素、矿物质等营养元素，且热量较低，适合糖尿病患者食用。

健康笔记

【二、淀粉含量高的蔬菜怎么吃】

马铃薯、红薯、芋头、山药等蔬菜（薯类），含有丰富的蛋白质、维生素、矿物质，是很健康的食物，但是建议糖尿病患者要尽量少吃。因为这类食物中的淀粉含量也较高，经过消化之后会变成葡萄糖。每天的食用量应该维持在80克左右，如食用较多，应该适当地减少主食用量，否则会导致糖类摄入过多。可按照主食与这些蔬菜（薯类）3：1～4：1的比例进食。

健康笔记

【三、蔬菜和食用菌类要怎样烹制更营养】

新鲜蔬菜和菌类应该先洗后切，切后马上烹制。炒菜时可以加少许醋，有利于保存维生素。烹制时要大火快炒，不要久炒，否则会使维生素C及维生素B_1流失。烧好的菜肴最好马上吃。此外，油炸等烹饪方法会因为温度过高而破坏营养，而且会导致油脂摄入增加，也应该避免。蒸、汆、拌等方法比较适合烹制蔬菜。

健康笔记

【四、蔬菜在饮食中的作用】

蔬菜中含钙、镁等微量元素。许多绿叶蔬菜，如油菜、小白菜、芹菜等都是钙的良好来源，易被人体吸收利用。蔬菜中含有丰富的维生素，新鲜蔬菜是供给维生素C、胡萝卜素、维生素B_2和叶酸的重要来源。蔬菜还含有丰富的膳食纤维，虽不能为人体消化酶所水解，但可延缓糖类吸收、改善糖代谢，降低空腹的吸收和餐后血糖水平。

健康笔记

【五、生吃蔬菜可留住营养】

蔬菜中大都含有一种免疫物质，即干扰素诱生剂，具有抑制人体细胞癌变和抗病毒感染的作用。但是这种干扰素诱生剂不耐高温，只有生食蔬菜才能使其发挥作用。生食蔬菜可以最大限度留住营养，鲜菜中所含的维生素C、叶酸及抗病毒的生物活性物质，在加热中易被破坏。适宜生吃的蔬菜有萝卜、生菜等胡萝卜素含量低而维生素C含量高的品种。

健康笔记

【六、深绿色与黄色蔬菜以熟食为宜】

因胡萝卜素为脂溶性，对于许多富含胡萝卜素的蔬菜来说，油炒或在肉汤中煮食，会影响提高胡萝卜素的吸收利用率。

健康笔记

【七、吃对茎类、叶类蔬菜】

茎类、叶类蔬菜富含维生素和矿物质，且含膳食纤维较多，有利于平稳血糖。作为调味品的葱、蒜也可多吃。而根茎类蔬菜含大量糖类(主要是淀粉)，一般血糖生成指数较高，应少食，如土豆、白薯做熟后与面粉一样能很快升高血糖。为了保持血糖平稳，可以利用血糖生成指数来选择蔬菜的种类。血糖生成指数越低(小于55%)，食用后血糖波动就越小。也可用“食品交换份”法来调整食用量，如500克生菜、200克胡萝卜的产热量相当，即吃生菜一次可以吃500克，换成胡萝卜就只能吃200克，如想多吃，就要相应减少主食量。

健康笔记

【八、绿叶蔬菜为主的搭配】

蔬菜所含营养物质各异。茎叶类蔬菜，如白菜、卷心菜、菠菜、油菜等，一般富含胡萝卜素、维生素B_2、维生素C等。根茎类，如萝卜、胡萝卜、土豆含糖较多，钙、磷、铁等矿物质含量也较丰富，有的还含有胡萝卜素。花果类蔬菜，如西蓝花、西红柿等，多数颜色鲜艳，含有较多的胡萝卜素。扁豆、豌豆等蛋白质含量大都较高，维生素B_1、维生素B_2、尼克酸的含量高于一般蔬菜。一般来说，蔬菜的颜色与营养含量有密切关系，如绿色蔬菜营养素含量较多，是每日饮食搭配的首选。另外，应掌握蔬菜种类和颜色的搭配，红色、黄色、白色蔬菜搭配食用，可使营养素起到互补作用。

营养答疑

健康笔记

【九、糖尿病患者、老年人宜多吃菌类食物】

食用菌类的营养成分与生物活性物质等，具有明显的降血糖等疗效。如常见的蘑菇、香菇、平菇、金针菇、黑木耳、银耳、竹荪等。

菌类蛋白质中的氨基酸成分同肉、奶、蛋的蛋白质成分相似，可以保证人体正常生长发育所必需的氨基酸。菌类中含有多种维生素和矿物质元素，可参与体内糖代谢，并能调节血脂，降低血液黏稠度，还含有微量元素铬，是维持正常葡萄糖耐量不可缺少的微量元素，也是与胰岛素配合的因子之一，可促进机体糖代谢的正常进行。

蘑菇中的碳水化合物含量少，适合糖尿病患者和胆固醇偏高者食用。

菌类含有丰富的维生素D，能帮助人体吸收钙，有益于骨骼健康，预防骨质疏松。食用菌类的主要营养功效见下表：

【糖尿病患者宜吃菌类的分析】

【营　养】	【介　绍】
活性多糖	食用菌类多糖降血糖的作用机制主要涉及两方面：一是通过对激素水平的影响，从而促进胰岛素的分泌和胰岛β细胞的修复；二是影响糖代谢的某些环节，主要是对糖代谢酶活性的调节。
高蛋白低脂肪	食用菌类是十分好的蛋白质和氨基酸的来源。在含有高蛋白的同时还具有蔬菜瓜果等低脂肪的特点，且其脂肪中含有高比例的人体不能合成的必需脂肪酸——亚油酸，这就避免了动物性食品带来的获得高蛋白的同时不得不面对的高脂肪、高胆固醇的问题。
膳食纤维	常见食用菌类的膳食纤维含量都较多，以金针菇中含量为最高，可达137.2克/千克。膳食纤维虽不能被人体消化吸收，但它具有多种生理功能： ① 促进肠胃蠕动，可预防便秘、肠癌发生。 ② 吸附胆汁酸、胆固醇，降低血液中的胆固醇含量，加速脂质的排泄，从而具有预防高血脂、动脉硬化、冠心病、胆结石和肥胖症的功效。 ③降低血糖，并改变外周组织对胰岛素的敏感性。 ④ 改变肠道系统微生物组成。
矿质和维生素	大多数食用菌类所含维生素C含量不高，但维生素B_2、维生素PP和泛酸等B族维生素的含量则较高。食用菌类所含的这些矿物质和矿物质尤其富含锌、硒、铬、B族维生素等，在糖尿病发生、发展和人体健康中均起重要作用。

【适合糖尿病患者食用的蔬菜和食用菌】

【种　类】	【营养介绍】
苦瓜	苦瓜中含有类似胰岛素的物质，有明显的降血糖作用。这种物质能促进糖类分解，具有使过剩的糖转化为热量的作用，能改善体内的代谢，是糖尿病患者理想的保健食物。
冬瓜	冬瓜是一种多水分、低热量的蔬菜，是有名的减肥食物。常食冬瓜有养胃、生津、降火的作用，还能够促使体内淀粉等糖类转化为热能，而不变成脂肪积聚在体内。因此，是糖尿病患者的理想蔬菜，也适合肥胖者食用。
黄瓜	黄瓜中含有丰富的水分和膳食纤维，它能够占据胃的空间从而减少热量的摄入。而且黄瓜的热量是所有食物中最低的，对于患有高血压、高血脂，以及合并肥胖症的糖尿病的人来说，是一种理想的家常蔬菜。此外，黄瓜有降血糖的作用。对糖尿病患者来说，黄瓜是亦蔬亦果的优质食物。
萝卜	萝卜能有规律地使肠管紧张度增高，促使肠蠕动增强，缩短食物在肠道的存留时间。这样不仅利于食物代谢及废物的排除，而且不需节制饮食就达到了节食的功效。由于萝卜是大体积、低热量、低脂肪的食品，且所含热量较少，纤维素较多，所以吃后易产生饱胀感，这些都有助于减少热量的摄入。
洋葱	食用洋葱能够降血糖，这是因为洋葱的营养成分中有一种具有刺激胰岛素合成及释放作用的化合物。因此，洋葱很适合糖尿病患者食用。另外，洋葱所含的微量元素硒是一种很强的抗氧化剂，能清除体内的自由基，增强细胞的活力和代谢能力。
银耳	银耳中含有较多的银耳多糖，对胰岛素活性有明显的正向影响。在动物实验中发现，银耳多糖可将胰岛素在动物体内的作用时间从3～4小时延长至8～12小时。因此，对糖尿病患者控制血糖十分有利。
口蘑	口蘑含有很多蛋白质和矿物质，经常食用，能调节体内糖类的代谢，有降低血糖的作用，对糖尿病患者有保健作用。口蘑中普遍含有丰富的膳食纤维，能够减慢消化系统对碳水化合物的吸收，是糖尿病患者的良好食品。
猴头蘑	猴头蘑不仅营养丰富，而且具有预防心血管疾病、糖尿病、癌症，延缓衰老，提高机体免疫力等保健功效。猴头蘑含有的不饱和脂肪酸，有利于血液循环，能降低血胆固醇含量，也是高血压、心血管疾病患者的理想食品。

蒜香南瓜汤…

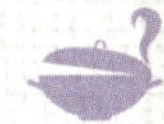

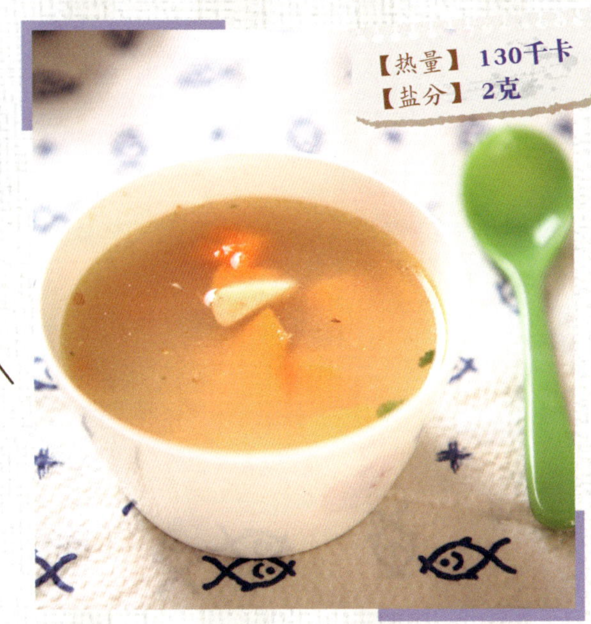

【热量】130千卡
【盐分】2克

【原料】

南瓜 ……………………………250克
大蒜 ……………………………1头

【调料】

精盐、水淀粉、植物油……各适量

【做法】

1. 南瓜去皮及瓤，洗净，切小粒。大蒜去皮，捣成蒜茸。

2. 炒锅烧热，加植物油，四成热时下入南瓜粒、蒜茸略炒，再加入适量清水煮至南瓜熟透，放入精盐调味，出锅前用水淀粉勾薄芡，即可食用。

冬瓜荸荠瘦肉汤…

【原料】

荸荠 ……………………………10个
冬瓜 ……………………………750克
黄豆 ……………………………80克
猪瘦肉 …………………………50克

【调料】

姜 ………………………………2片
精盐 ……………………………1小匙

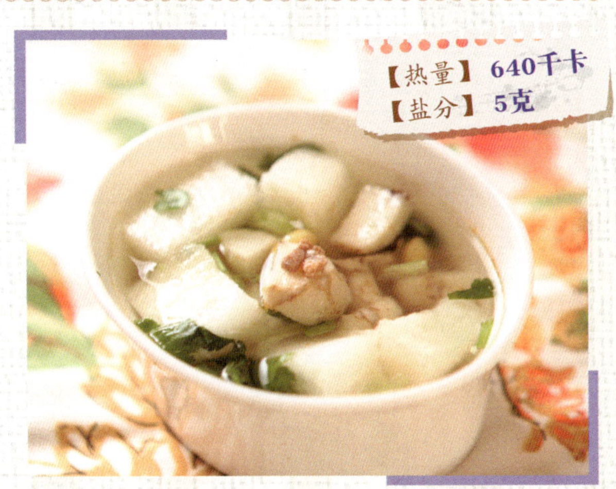

【热量】640千卡
【盐分】5克

【做法】

1. 荸荠去皮、洗净，切成块。黄豆洗净。冬瓜洗净、去皮，切厚片。猪瘦肉切厚片，在沸水中焯熟，捞出冲净。

2. 汤锅中放入适量清水，大火烧开，下入荸荠块、黄豆、冬瓜片、瘦肉片、姜片，煮沸后转小火炖1小时，加精盐调味，即可食用。

 1千卡=4.184千焦

什锦菠菜...

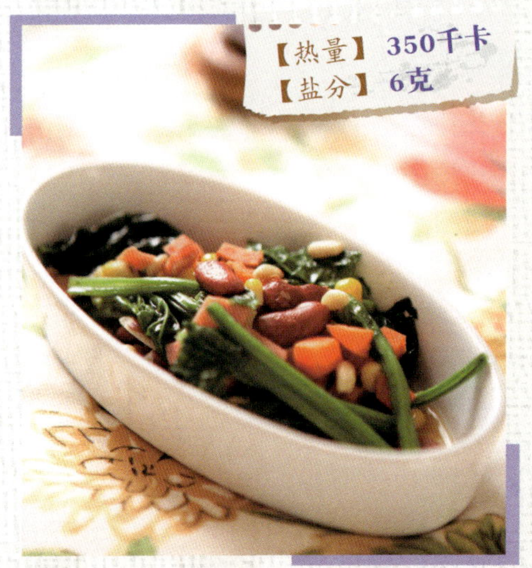

【热量】350千卡
【盐分】6克

【原料】

菠菜……300克
玉米粒、火腿、胡萝卜、腰豆、
松子仁……各适量

【调料】

精盐……1小匙
水淀粉……2小匙
植物油……1大匙
姜末……少许

【做法】

1. 将菠菜洗净，切段，在沸水中焯一下，捞出装盘。腰豆煮熟。火腿、胡萝卜切丁。

2. 炒锅烧热，加植物油，六成热时下姜末爆香，下入火腿丁、胡萝卜丁、玉米粒、松子仁、腰豆翻炒，炒熟后加精盐调味。

3. 出锅前用水淀粉勾芡，浇在菠菜上，即可食用。

红椒泡西芹...

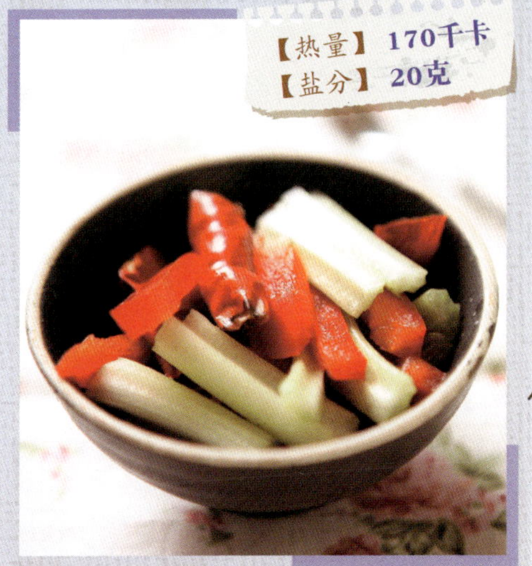

【热量】170千卡
【盐分】20克

【原料】

西芹……500克
红辣椒……3个

【调料】

白醋、虾酱……各2大匙
干红辣椒粉……2小匙
精盐……1大匙
蒜末……适量

【做法】

1. 西芹去老梗和硬皮，切粗丝。红辣椒洗净，去蒂及瓤，切细丝。西芹丝放入碗中，加精盐拌匀，腌渍20分钟，捞出挤去水分。

2. 蒜末、白醋、虾酱、精盐与干红辣椒粉拌匀。将腌好的西芹丝、红辣椒丝一层层放入玻璃罐，每层之间撒上拌好的调料，盖上盖，置于阴凉处泡2天，即可食用。

淮山木耳汤…

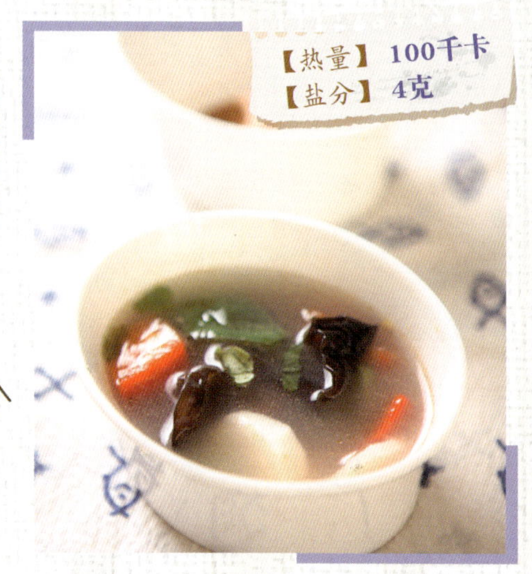

【热量】100千卡
【盐分】4克

【原料】

干木耳……………………20克
淮山药……………………60克
青辣椒、红辣椒……………各1个

【调料】

精盐、胡椒粉……………各1/2小匙
淀粉……………………50克
高汤……………………半杯
植物油、蚝油、蒜片…………各适量

【做法】

1. 淮山药去皮，洗净，切片。干木耳用清水泡发，去蒂洗净。青辣椒、红辣椒洗净，去蒂、去瓤，切成片。

2. 炒锅倒入植物油，烧至四成热时，将山药片蘸上一层干淀粉入锅，炸成金黄色，捞出控油。

3. 炒锅留少许底油，下蒜片爆香，放入青辣椒片、红辣椒片翻炒几下，放入木耳，加高汤、蚝油、精盐、胡椒粉调味，放入炸好的山药片，大火收汁即可。

菜瓜摊鸡蛋…

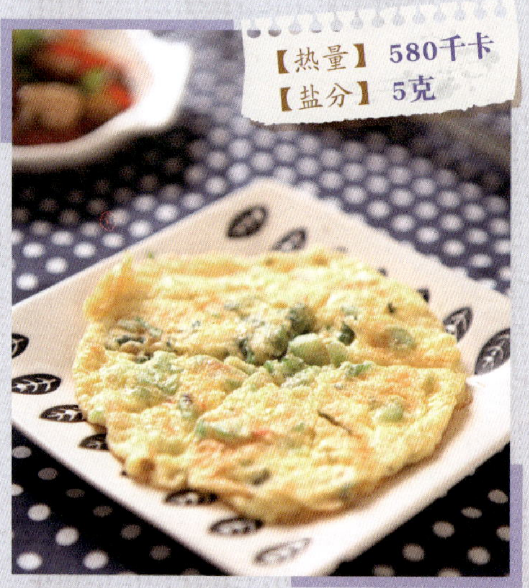

【热量】580千卡
【盐分】5克

【原料】

鸡蛋……………………4个
菜心……………………2根
苦瓜……………………1根

【调料】

植物油……………………1大匙
精盐……………………1小匙

【做法】

1. 将鸡蛋磕入碗中，打散。菜心、苦瓜洗净，切碎，倒入鸡蛋液中，加精盐拌匀。

2. 炒锅烧热，加植物油，五成热时倒入蛋液，小火煎熟，至蛋饼两面金黄，盛到盘中，用刀分成多份，即可食用。

1千卡=4.184千焦

南瓜炒百合…

【热量】450千卡
【盐分】5克

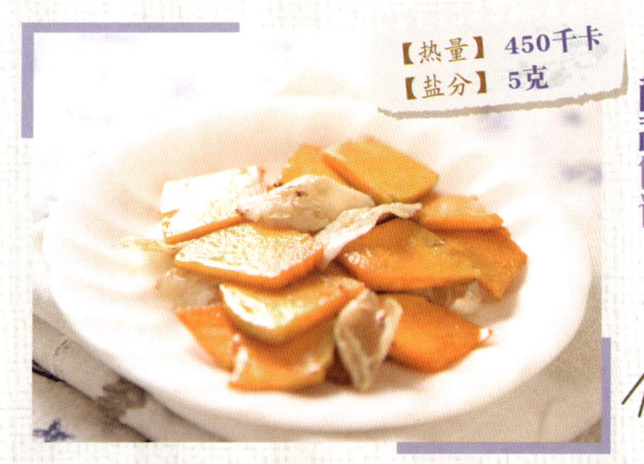

【原料】

南瓜 ……………………………1个

干百合 …………………………250克

【调料】

水淀粉…………………………2小匙

精盐 ……………………………1小匙

植物油 …………………………1大匙

【做法】

1. 将南瓜用水洗净，剖开两半，除去籽及瓤，切成片。干百合用清水浸泡至软，洗净。

2. 炒锅中加适量清水大火煮沸，将百合放入锅中焯1～2分钟，捞出控水。

3. 炒锅烧热，加植物油，四成热时将南瓜片、百合放入锅中翻炒，加入精盐，出锅前用水淀粉勾芡，即可食用。

椒香腊肉烧大蒜…

【热量】380千卡
【盐分】6克

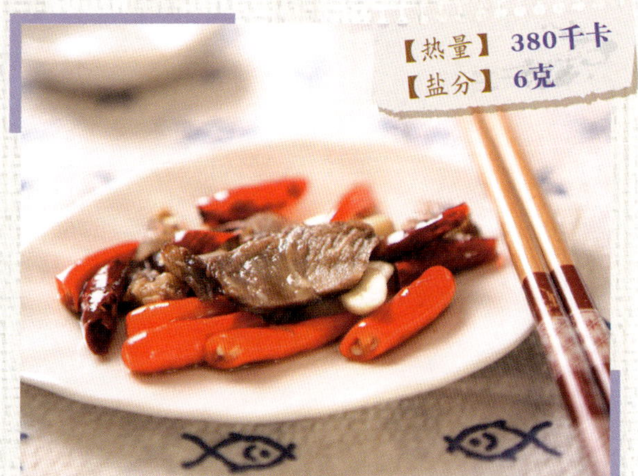

【原料】

腊肉 ……………………………50克

大蒜 ……………………………1头

红辣椒 …………………………适量

【调料】

酱油 ……………………………1小匙

料酒 ……………………………2小匙

植物油 …………………………1大匙

【做法】

1. 大蒜剥去外皮，切片。红辣椒洗净，去蒂、去瓤，切段。

2. 腊肉切薄片。炒锅加少许水，沸腾后下腊肉片，大火炒5分钟，放入红辣椒段，加植物油，大火烧2分钟，放入大蒜、酱油、料酒，收汁后，即可食用。

腊肠炒双笋...

【热量】520千卡
【盐分】4克

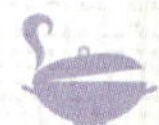

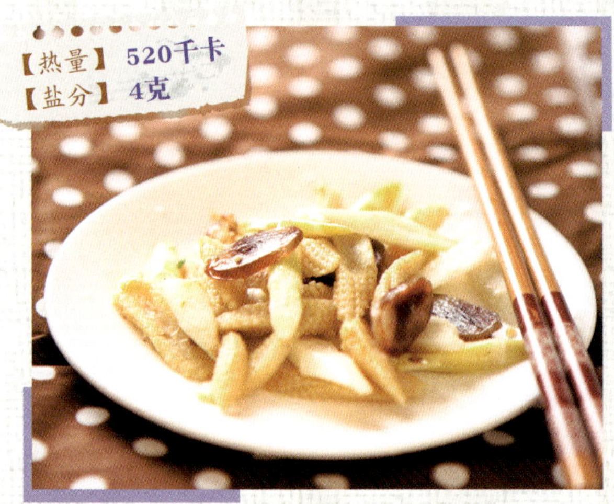

【原料】

腊肉 ……………………………50克
玉米笋罐头 ……………………1罐
竹笋 ……………………………2个
尖椒 ……………………………1个

【调料】

精盐 …………………………1/2小匙
酱油 …………………………1/2大匙
植物油 …………………………1大匙
葱末、姜末 …………………各适量

【做法】

1. 玉米笋、竹笋洗净，切片，分别用沸水焯一下断生，捞出控水。尖椒洗净，切条。腊肉切薄片。

2. 炒锅烧热，加植物油，六成热时放葱末、姜末爆香，放入玉米笋片、竹笋片、腊肉、尖椒，加入精盐、酱油调味，翻炒炒匀，即可食用。

青瓜拌玉米笋...

【热量】270千卡
【盐分】5克

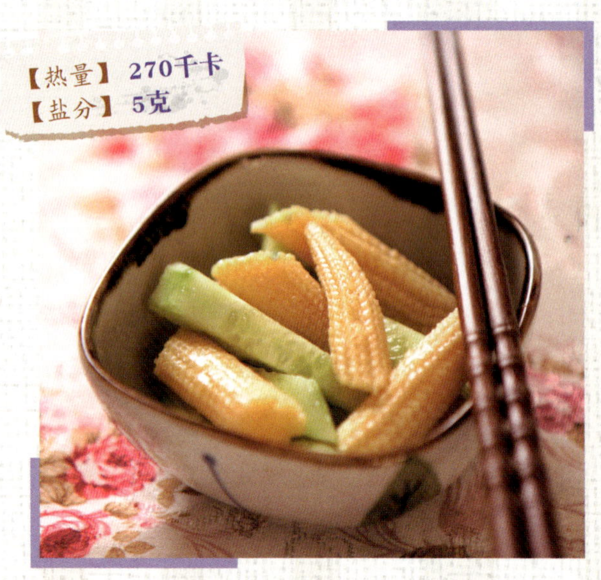

【原料】

玉米笋罐头 ……………………1罐
黄瓜 ……………………………1根

【调料】

葱油 ……………………………2小匙
精盐 ……………………………1小匙

【做法】

1. 将罐装玉米笋倒出，用清水冲净，用沸水焯熟，捞出控水。黄瓜洗净，去皮，切粗条。

2. 将玉米笋、黄瓜条、精盐、葱油拌匀入味，即可食用。

 1千卡=4.184千焦

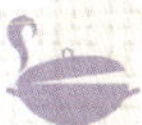

番茄汁炖双菌...

【热量】700千卡
【盐分】4克

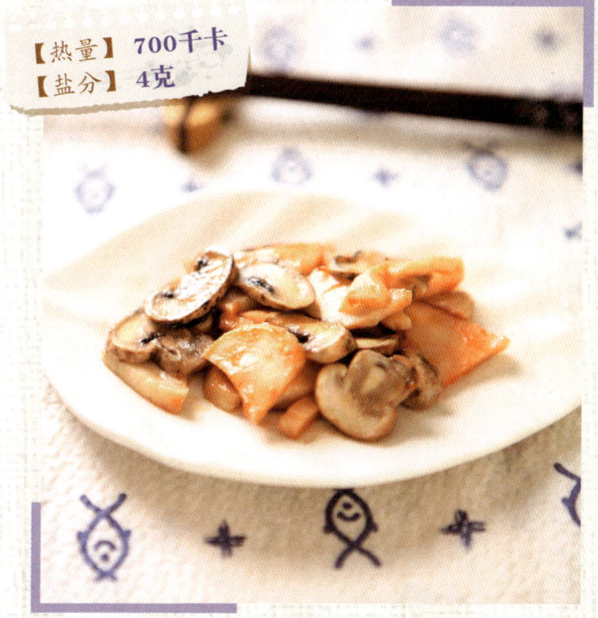

【原料】

口蘑 ……………………………… 500克
杏鲍菇 ……………………………… 1根

【调料】

番茄酱 ……………………………… 250克
精盐、料酒、香油 …… 各1/2小匙

【做法】

1. 将口蘑、杏鲍菇分别洗净，切成厚度相仿的片，用沸水焯一下，捞出投凉。

2. 炒锅烧热，加香油，下入番茄酱炒至浓稠，放入口蘑片、杏鲍菇片，加精盐、料酒及适量水大火烧沸，转小火炖熟。

香菇炒栗子...

【热量】440千卡
【盐分】3克

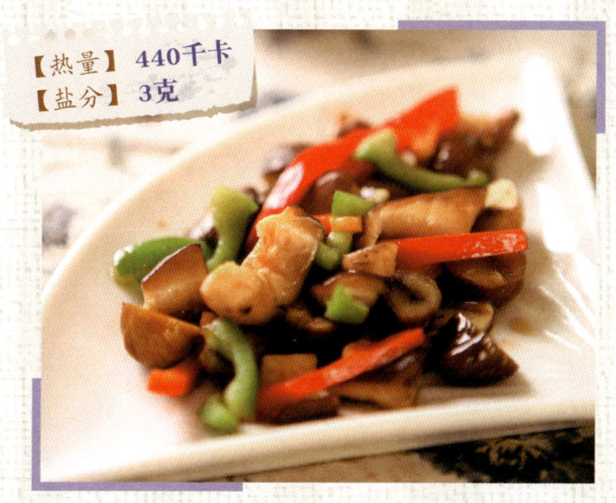

【原料】

香菇 ……………………………… 10朵
生栗子 ……………………………… 6个
青辣椒、红辣椒 …………… 各1个

【调料】

精盐 ……………………………… 1/2小匙
蚝油 ……………………………… 1小匙
植物油 ……………………………… 1大匙
葱末、姜末、蒜末 ……… 各适量

【做法】

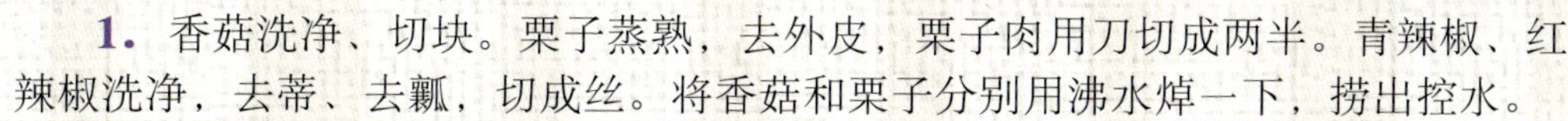

1. 香菇洗净、切块。栗子蒸熟，去外皮，栗子肉用刀切成两半。青辣椒、红辣椒洗净，去蒂、去瓤，切成丝。将香菇和栗子分别用沸水焯一下，捞出控水。

2. 炒锅烧热，加植物油，六七成热时放入葱末、姜末、蒜末爆香，放入香菇、栗子，再放入青辣椒丝、红辣椒丝、精盐、蚝油翻炒均匀入味，即可食用。

1千卡=4.184千焦

山药鲜虾苦瓜汤...

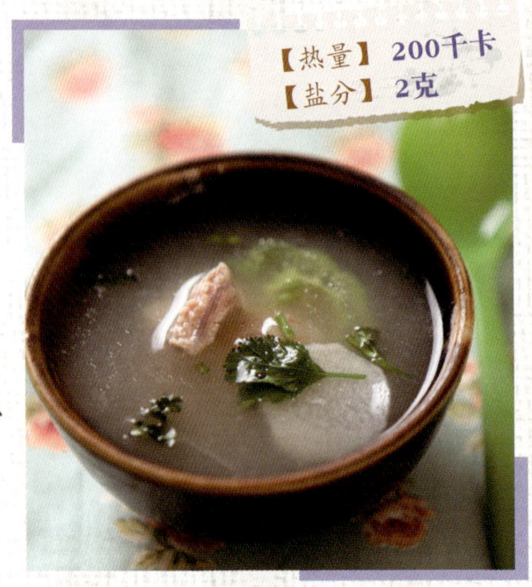

【热量】200千卡
【盐分】2克

【原料】

鲜虾……1个
猪瘦肉……50克
淮山药……30克
苦瓜……1根

【调料】

精盐、香菜……各适量

【做法】

1. 将鲜虾洗净，剪去虾须、虾枪，从背部划开剔除虾线。苦瓜洗净，剖开去瓤，切成小段。淮山药去皮，洗净，切成圆片。猪瘦肉切成块，用沸水焯熟，捞出控水。

2. 汤锅中加清水煮沸，放入瘦肉块、淮山药，用大火煮20分钟后转小火，放入苦瓜继续煮40分钟，然后放入鲜虾煮至虾变色，加入精盐、香菜调味即可。

苦瓜牛肉汤...

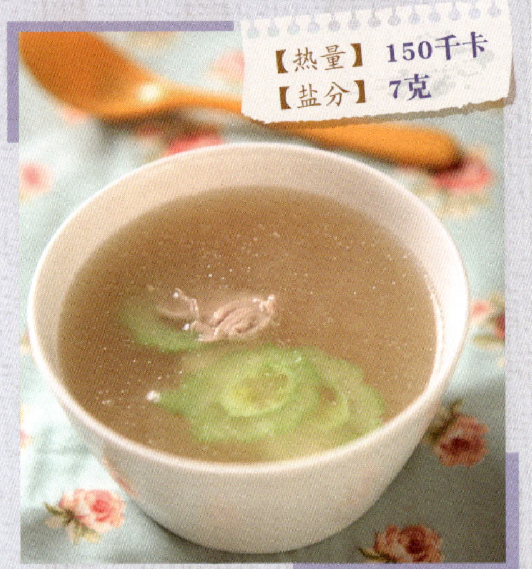

【热量】150千卡
【盐分】7克

【原料】

苦瓜……1根
牛肉……50克

【调料】

精盐……1小匙
生抽……2小匙
香油……1/2小匙
淀粉……适量

【做法】

1. 将牛肉顺横纹切薄片，放入碗中，加入生抽、香油、淀粉搅拌调匀，腌渍片刻。

2. 苦瓜洗净，去瓤，切成薄片，用沸水焯一下，去苦味。

3. 汤锅内加入适量清水，大火煮沸后放入苦瓜，继续煮半小时，再加入牛肉稍煮，出锅前用精盐调味，即可食用。

1千卡=4.184千焦

油焖笋...

【热量】 250千卡
【盐分】 7克

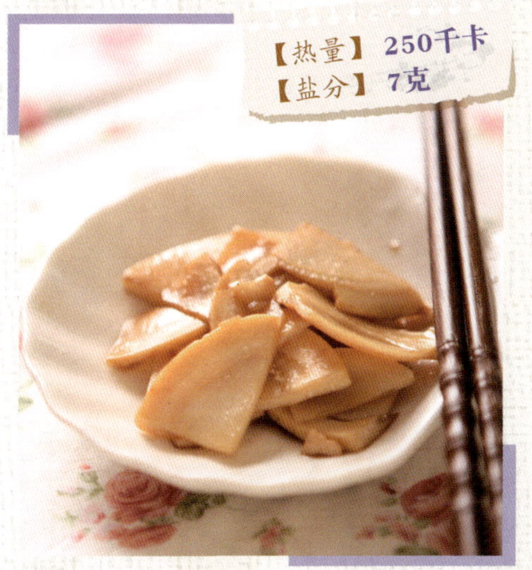

【原料】

笋……2根

【调料】

植物油……1大匙
酱油……2小匙
精盐、香油……各1小匙
花椒……少许

【做法】

1. 将笋剥去硬壳，洗净，从中间对剖开，用刀将笋拍松，切成约5厘米长的笋段。用沸水焯熟，捞出控水。

2. 炒锅烧热，加植物油，四五成热时放入花椒粒爆香，然后捞出花椒粒，下入春笋炒至颜色微黄，加入酱油、适量清水，小火烧5分钟。待汤汁收浓时，放入精盐调味，出锅前淋上香油，即可食用。

鲜蘑瘦肉汤...

【热量】 165千卡
【盐分】 2克

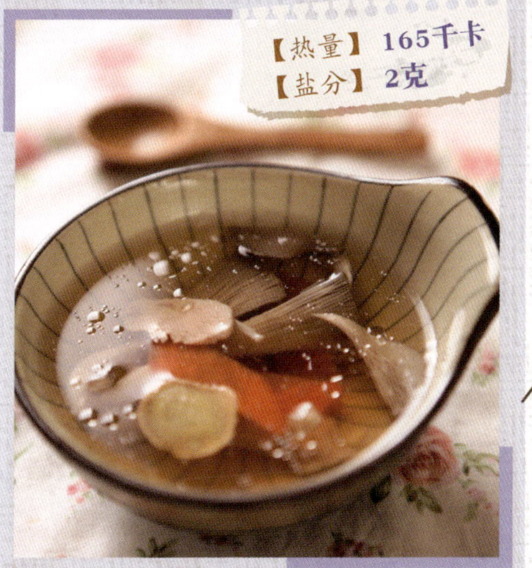

【原料】

鲜蘑……150克
萝卜……半根
猪瘦肉……50克

【调料】

姜……2片
酱油……1小匙
精盐……适量
淀粉……少许

【做法】

1. 将鲜蘑洗净，去根，用手撕成条，用沸水焯一下，捞出控水。萝卜洗净，切大片。

2. 猪瘦肉切薄片，加入酱油与淀粉腌渍片刻。

3. 炒锅烧热，加入适量清水烧开，放入鲜蘑、姜片及萝卜片煮沸，再加入腌制好的肉片煮至熟烂，放入精盐调味，即可食用。

西红柿苦瓜汤…

【热量】570千卡
【盐分】2克

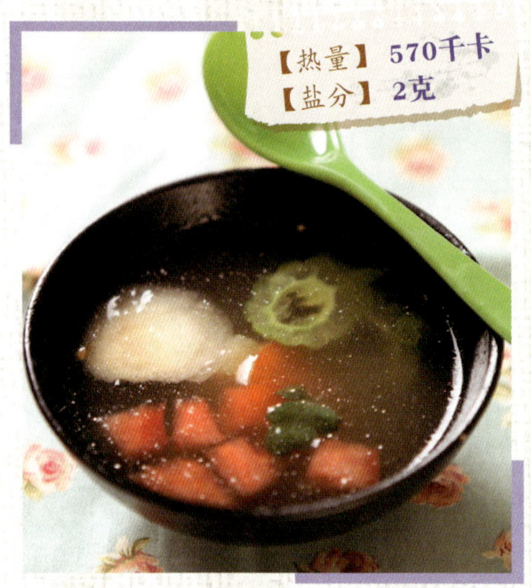

【原料】

苦瓜……1根
西红柿……2个
土豆、洋葱……各1个
胡萝卜……半根

【调料】

精盐……适量
植物油……2大匙

【做法】

1. 将苦瓜洗净，剖开去瓤，切成薄片。西红柿去蒂，洗净，切成块。土豆去皮、洗净，切成块。胡萝卜去皮、洗净，切成圆片。洋葱去皮、洗净，切成洋葱圈。

2. 炒锅烧热，加植物油，下入洋葱圈、土豆块、胡萝卜片炒至断生，放入西红柿块炒软，然后倒入适量清水大火煮沸，再加入苦瓜、精盐，小火煮至入味，即可食用。

木耳拌苦瓜…

【热量】90千卡
【盐分】3克

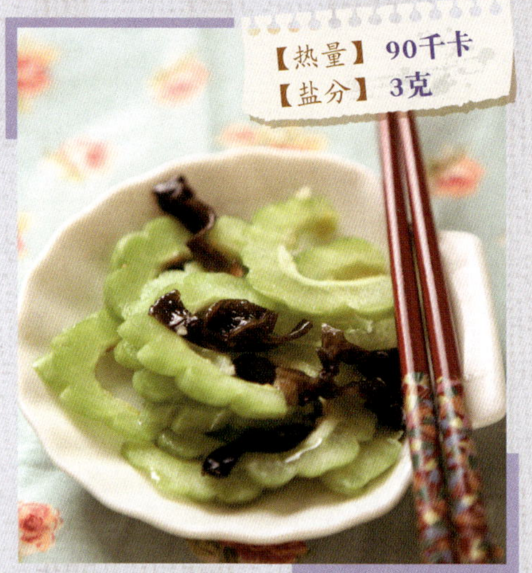

【原料】

干木耳……100克
苦瓜……1根

【调料】

一品鲜酱油……3小匙
辣根……适量

【做法】

1. 苦瓜洗净，去瓤，切片，用沸水焯一下，捞出投凉。干木耳泡发，浸泡2小时，去蒂、洗净。

2. 将苦瓜片与木耳拌在一起。辣根和酱油调匀，淋在苦瓜片和木耳上，即可食用。

1千卡=4.184千焦

三瓜时蔬…

【热量】140千卡
【盐分】2克

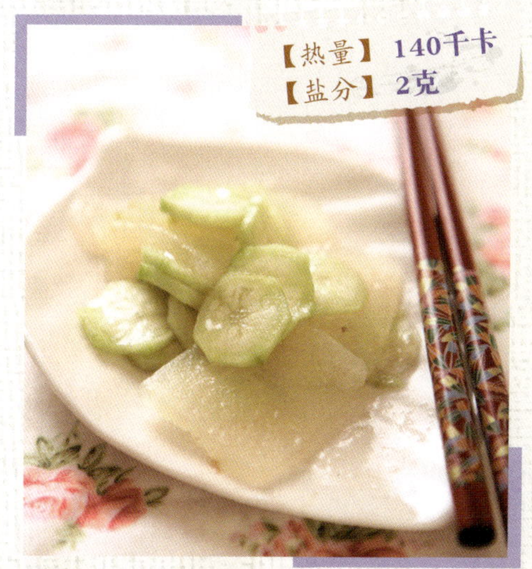

【原料】

丝瓜……250克
冬瓜……250克
西瓜皮……250克

【调料】

盐、芝麻油、鸡精……各适量

【做法】

1. 丝瓜、冬瓜去皮切片；西瓜皮去掉外层绿衣，然后将中层白皮切成片。

2. 将切好的三者放入水中汆一下，沥出。

3. 放入适量盐、芝麻油和鸡精调匀，当菜食用。

香菇炒西葫芦…

【热量】195千卡
【盐分】3克

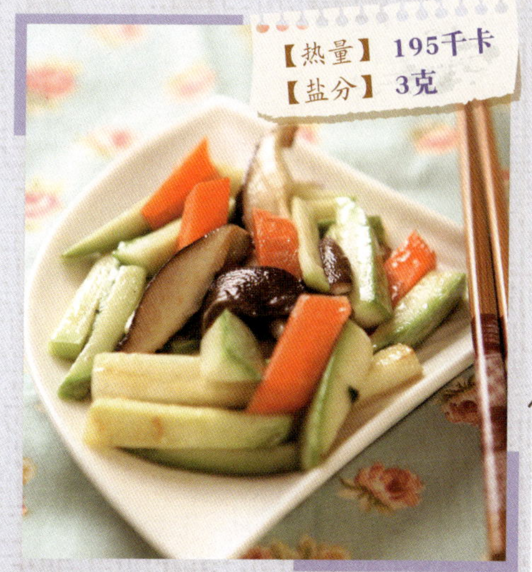

【原料】

西葫芦……1根
香菇……5朵
胡萝卜……半根
松子仁……适量

【调料】

精盐、胡椒粉、香油……各1/2小匙
植物油……1大匙
葱末、姜末……各少许

【做法】

1. 西葫芦洗净，切成条，用精盐腌渍片刻。香菇、胡萝卜洗净，切成条。

2. 炒锅烧热，加植物油烧至六成热时下葱末、姜末爆香，下入胡萝卜条、香菇条、西葫芦条翻炒均匀，添适量清水焖2分钟，下入松仁、精盐、胡椒粉，出锅前淋香油，即可食用。

菌蔬食谱

香菇杂蔬汤…

【热量】275千卡
【盐分】6克

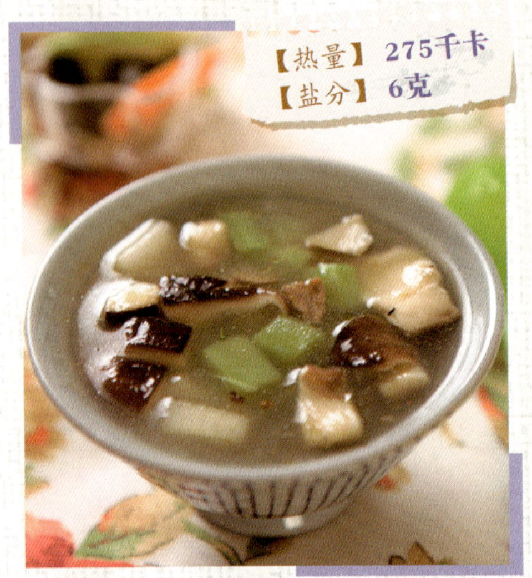

【原料】

冬瓜……100克
香菇……5朵
猪瘦肉……50克
莴笋、胡萝卜……各半根

【调料】

水淀粉、植物油……各1大匙
精盐……1小匙
胡椒粉……1/2小匙
葱末、姜末……各适量

【做法】

1. 冬瓜、莴笋与胡萝卜洗净，切成大小相仿的块。香菇洗净，切块。猪肉洗净，切成小丁。

2. 炒锅加清水、少许精盐，大火烧开，放入冬瓜块、莴笋块、胡萝卜块煮熟，捞出控水。

3. 炒锅烧热，加植物油，五成热时下葱末、姜末爆香，再放入肉丁、香菇煸炒，加入煮好的蔬菜与适量水烧开，加精盐、胡椒粉调味，出锅前用水淀粉勾芡，即可食用。

苦瓜炒蛋…

【热量】480千卡
【盐分】5克

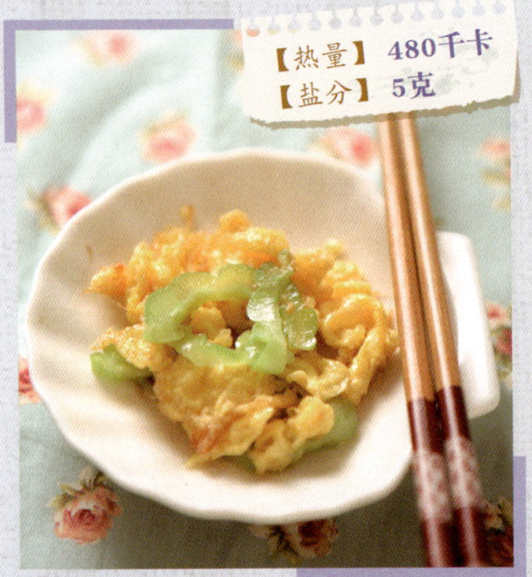

【原料】

苦瓜……1根
火腿……50克
鸡蛋……2个

【调料】

精盐……1/2小匙
植物油……1大匙

【做法】

1. 苦瓜洗净，去瓤，切成薄片，用沸水焯一下，去苦味。火腿切丁，用沸水焯一下。

2. 鸡蛋磕入碗中，打散，加精盐、火腿丁、苦瓜丁拌匀。炒锅烧热，加植物油，五成热时将蛋液倒入锅中，炒熟，即可食用。

1千卡=4.184千焦

美味茄子...

【热量】360千卡
【盐分】5克

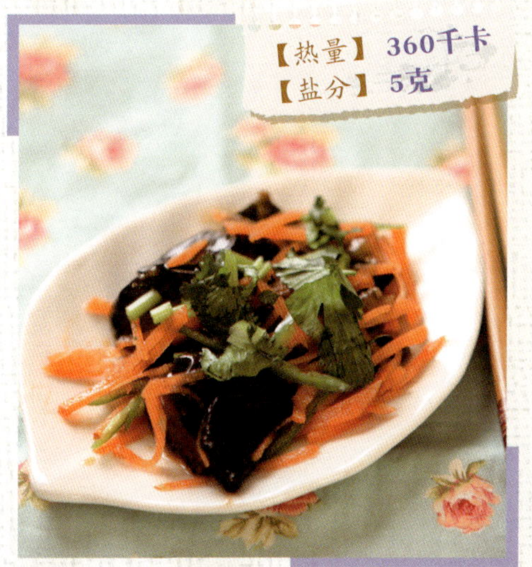

【原料】

茄子……3根
胡萝卜……1根
青辣椒……1个
香菜……1小把

【调料】

精盐……1小匙
胡椒粉……1/2小匙
葱花、蒜末、干辣椒……各适量
植物油……300克（实耗25克）

【做法】

1. 将茄子洗净，切滚刀块。胡萝卜洗净，去皮，切丝。青辣椒洗净，去蒂及籽，切丝。香菜择洗干净，切末。

2. 炒锅烧热，加植物油，六成热时放入茄子炸熟透，捞出控油。

3. 锅中留少许底油，下葱花、蒜末、干辣椒爆香，放入青椒丝、胡萝卜翻炒均匀，放入精盐、胡椒粉炒匀，倒入炸好的茄块煸炒均匀，出锅前撒上香菜末，即可食用。

香菇紫菜汤...

【热量】100千卡
【盐分】2克

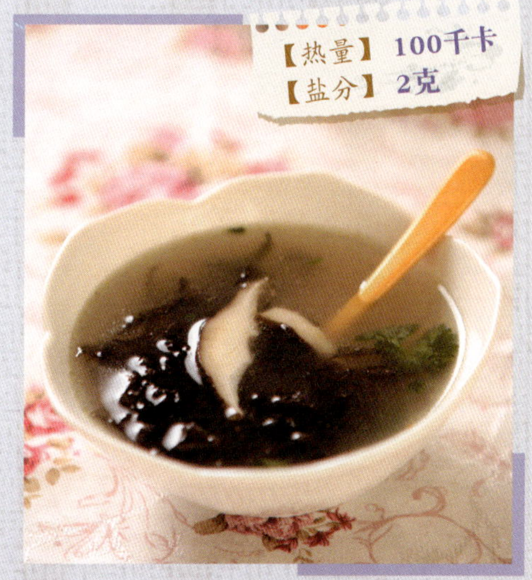

【原料】

紫菜……30克
香菇……3朵
干木耳……20克

【调料】

精盐……适量

【做法】

1. 香菇去根，洗净，切成片。干木耳用清水泡发，去蒂干净。紫菜用清水浸软，洗净撕碎。

2. 炒锅烧热，加入适量清水，放入香菇片、紫菜，大火煮沸后转文火煮半小时，放入木耳煮10分钟，出锅前加精盐调味，即可食用。

芙蓉冬瓜泥…

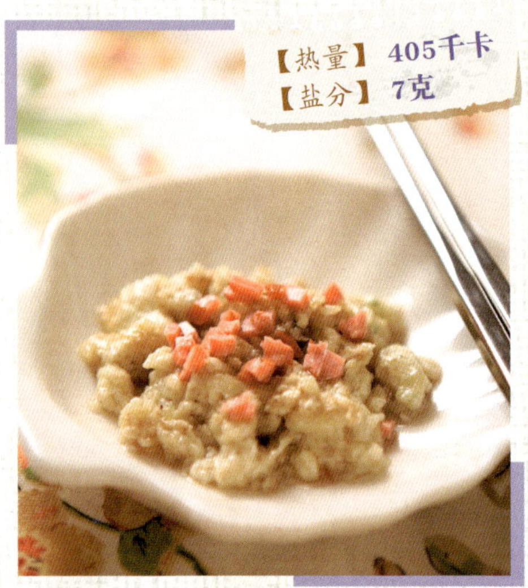

【热量】405千卡
【盐分】7克

【原料】

冬瓜……500克
鸡蛋……2个
火腿……适量

【调料】

精盐、料酒……各1小匙
水淀粉、葱姜汁……各2小匙
植物油……1大匙

【做法】

1. 将冬瓜洗净去皮，蒸熟后捣成泥。

2. 鸡蛋取蛋清，用筷子顺一个方向打至发泡。火腿切成末。把蛋液与冬瓜泥搅拌在一起，加精盐、料酒、葱姜汁拌匀。

3. 炒锅烧热，加植物油，下入冬瓜泥炒熟，用水淀粉勾芡，待汤汁浓稠时装盘，最后撒上火腿末，即可食用。

茼蒿鱼虾汤…

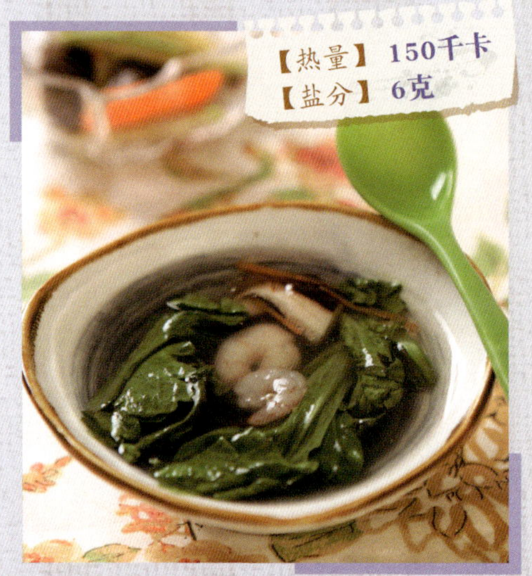

【热量】150千卡
【盐分】6克

【原料】

银鱼……5条
茼蒿……200克
虾仁……4个
香菇……50克
胡萝卜丝……少许

【调料】

精盐……1小匙
香油……1/2小匙
高汤……2杯

【做法】

1. 将茼蒿择去老叶，洗净，切成段。银鱼洗净，去净内脏。香菇去蒂，洗净。

2. 汤锅中加入高汤烧沸，放入香菇、胡萝卜丝、精盐，煮至香菇熟软。

3. 放入银鱼、虾仁、茼蒿煮至入味，出锅前淋入香油，即可食用。

腐竹烧扁豆...

【热量】670千卡
【盐分】8克

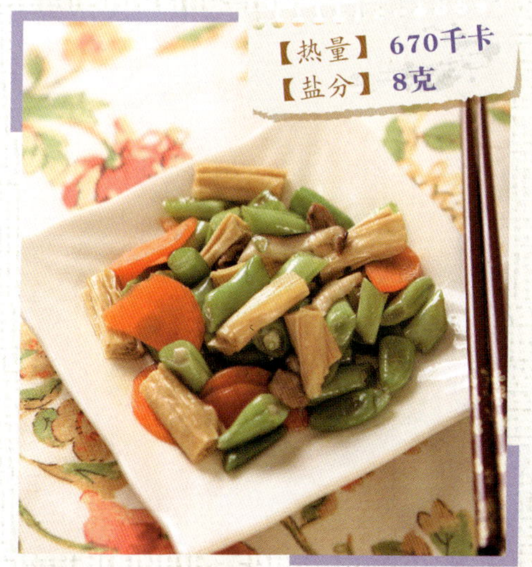

【原料】

扁豆……300克　牛肉末……25克
腐竹……50克　胡萝卜……半根
香菇……3朵

【调料】

精盐……1小匙
水淀粉……1/2小匙
葱末、姜末、蒜末……各少许
植物油……100克（实耗30克）
酱油、蚝油、香油、料酒、胡椒粉……1/2小匙

【做法】

1. 扁豆去筋洗净后切块，过油炸一下，捞出控油。牛肉末加入精盐、酱油、料酒、香油拌匀后腌制片刻。香菇、胡萝卜洗净，切片。

2. 炒锅烧热，加植物油，五成热时下入葱末、姜末、蒜末爆香，再放入牛肉末翻炒至变色，加入香菇、腐竹、胡萝卜翻炒，然后加精盐、料酒、蚝油、胡椒粉调味，最后放入扁豆翻炒均匀，出锅前用水淀粉勾芡炒匀，即可食用。

凉拌苦瓜...

【热量】160千卡
【盐分】5克

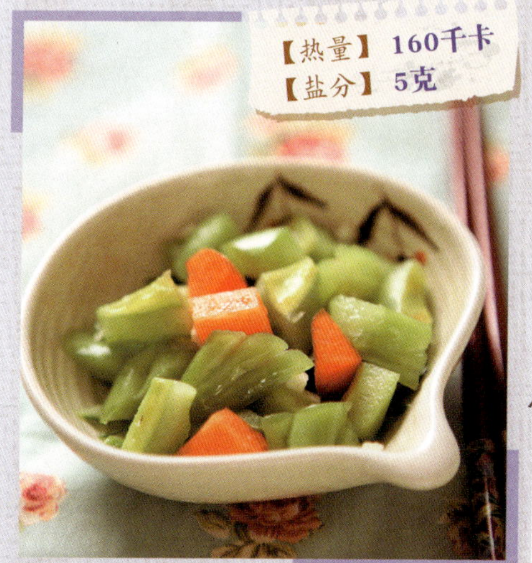

【原料】

苦瓜……1根
胡萝卜……半根

【调料】

精盐……1小匙
葱油……2小匙
蒜泥……适量

【做法】

1. 苦瓜洗净，剖开去瓤，切成0.5厘米厚的薄片，用清水冲洗，去苦味。胡萝卜洗净，切成小方丁。

2. 苦瓜片、胡萝卜丁用沸水焯一下断生，捞出控水，盛入碗中，加精盐、蒜泥、葱油拌匀即可。

1千卡=4.184千焦

彩色蔬菜汤...

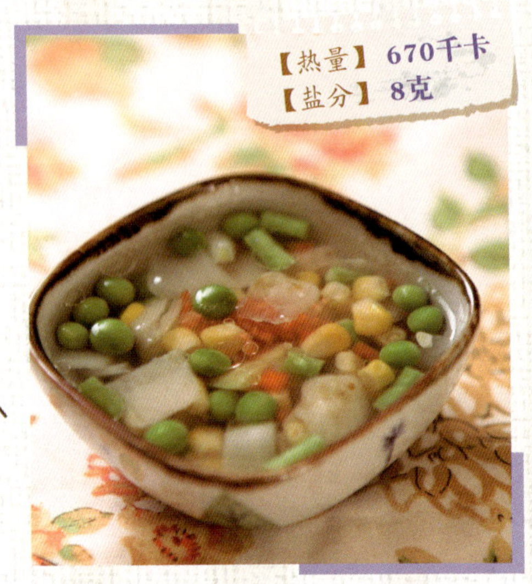

【热量】670千卡
【盐分】8克

【原料】

豇豆……100克　洋葱……半个
百合……50克　胡萝卜……1根
豌豆、红腰豆、玉米粒……各30克

【调料】

蒜末……少许
精盐……1小匙
番茄酱、植物油……各2大匙

【做法】

1. 胡萝卜洗净，切丁。豇豆洗净，切段。洋葱去皮、洗净，切小块。百合洗净，切小块。红腰豆洗净，浸泡一晚，连泡豆水一起煮沸，转小火煮至熟软，捞出控水。

2. 炒锅烧热，加植物油，六成热时下入洋葱块、蒜末、番茄酱、豇豆翻炒，再加入清水，放入豌豆、红腰豆、玉米粒、百合、胡萝卜丁，加精盐调味，再煮10分钟。

木耳炒河虾...

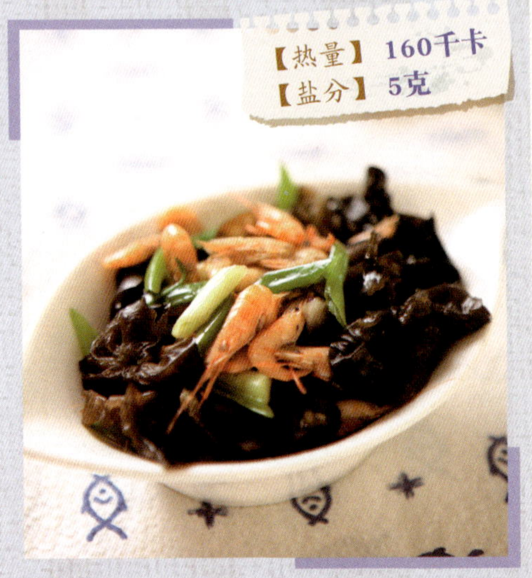

【热量】160千卡
【盐分】5克

【原料】

小河虾……150克
干木耳……50克
香葱……50克

【调料】

精盐……1小匙
料酒……1大匙
香油……少许
植物油……2大匙

【做法】

1. 小河虾用清水洗干净，除去泥沙杂质，用沸水焯熟，捞出控水。木耳用清水泡发，去蒂洗净。香葱洗净，切段。

2. 炒锅烧热，加植物油，六成热时放入葱段爆香，然后放入小河虾、木耳翻炒，再加入精盐、料酒翻炒入味，出锅前淋上香油，即可食用。

时蔬牛肉汤...

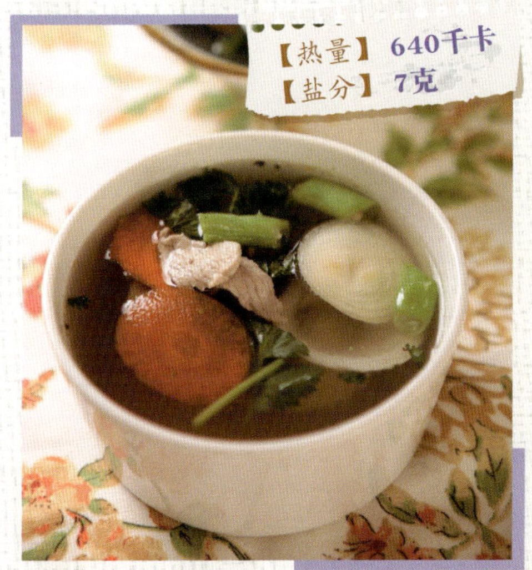

【热量】640千卡
【盐分】7克

【原料】

牛肉……100克　豆角……50克
胡萝卜……1根
洋葱、地瓜……各1个

【调料】

精盐、孜然、料酒……1小匙
酱油……1/2大匙
植物油……2大匙

【做法】

1. 牛肉切大片。地瓜去皮、洗净，切滚刀块。洋葱去皮、洗净，切块。豆角择洗净，斜刀切段。胡萝卜洗净，切圆片。

2. 炒锅烧热，加植物油，四成热时下入孜然、牛肉煸炒片刻，放入洋葱炒至软烂，加适量清水煮沸，再放入地瓜块、豆角段、胡萝卜片，加精盐、料酒、酱油调味，继续煮30分钟，即可食用。

鱼香肉丝...

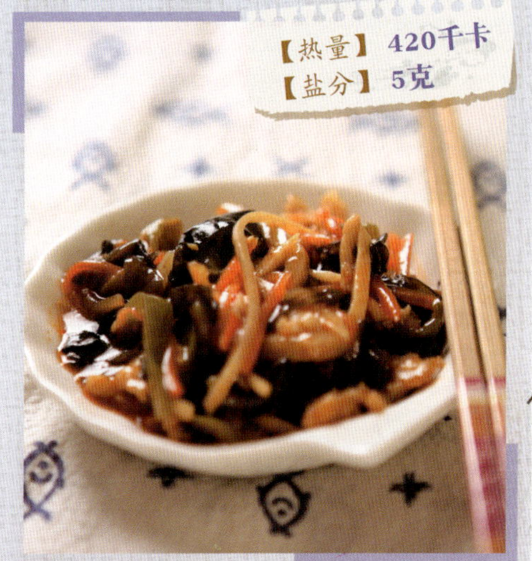

【热量】420千卡
【盐分】5克

【原料】

猪瘦肉…150克　笋……50克
干木耳……20克

【调料】

泡辣椒、料酒、植物油……各1大匙
酱油、醋、精盐、水淀粉…各1/2小匙
葱花、蒜泥、姜末……各适量
高汤……半杯　白糖、香油…少许

【做法】

1. 猪瘦肉切丝，加精盐、料酒、水淀粉上浆。笋洗净，去外皮，切丝。木耳泡发，切丝。泡辣椒剁碎。精盐、酱油、料酒、白糖、醋、高汤、水淀粉调成芡汁。

2. 炒锅烧热，加植物油，四成热时下入肉丝炒散至肉丝变色，加泡辣椒、姜末、蒜泥炒香，加入笋丝、木耳丝、葱花翻炒几下，倒芡汁收汁，出锅前淋香油，即可食用。

牛肉炒菜心…

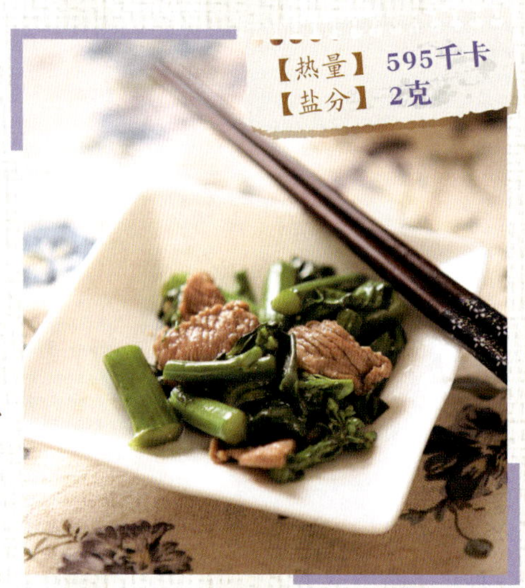

【热量】595千卡
【盐分】2克

【原料】

牛肉……150克
菜心……300克

【调料】

料酒、酱油、水淀粉……1小匙
蚝油……2大匙
植物油……500克（实耗30克）
姜……2片

【做法】

1. 牛肉洗净切薄片，加料酒、酱油、少量植物油、部分水淀粉，腌渍10分钟。菜心洗净，切小段，用沸水焯一下，捞出投凉。

2. 炒锅烧热，加植物油，五成热时下入牛肉过油，炸成八成熟时捞出控油。锅中留少许底油，放入姜片爆香，再放入菜心翻炒，接着倒入牛肉，淋入蚝油、水淀粉翻炒均匀，即可食用。

蹄筋炖萝卜…

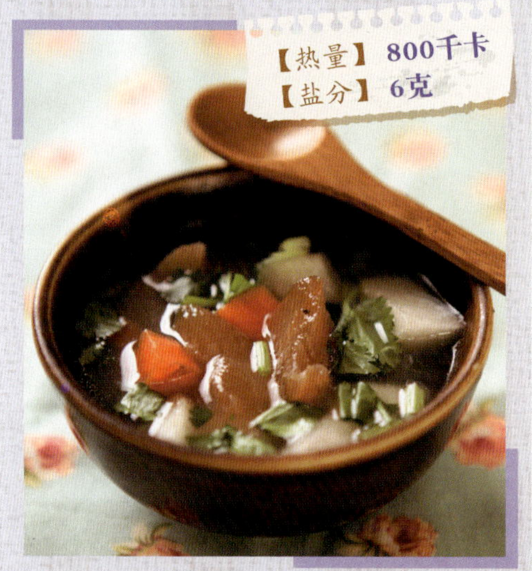

【热量】800千卡
【盐分】6克

【原料】

熟牛蹄筋……200克
白萝卜、胡萝卜……各1个
香菜……1小把

【调料】

精盐……1小匙
酱油……适量
辣椒粉……少许
高汤……1杯

【做法】

1. 将牛蹄筋切成块。胡萝卜、白萝卜洗净，去皮，切成菱形块，用沸水焯一下，捞出控水。香菜洗净，切段。

2. 汤锅加入高汤，大火烧开，放入牛蹄筋、胡萝卜块、白萝卜块，再加精盐、酱油、辣椒粉调味，继续煮10分钟，出锅前撒上香菜段，即可食用。

滑炒西蓝花…

【热量】 570千卡
【盐分】 5克

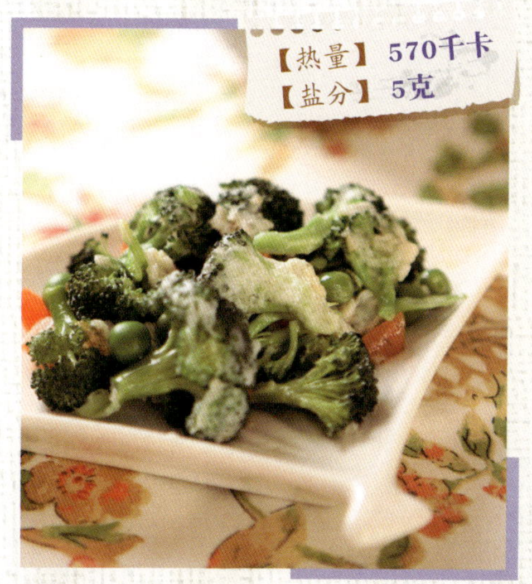

【原料】

西蓝花……250克　　豌豆……15克
胡萝卜……1根　　蛋清……2个

【调料】

精盐……1小匙
水淀粉、料酒……各2小匙
淀粉……2大匙
高汤……适量
植物油……1000克（实耗40克）

【做法】

1. 西蓝花用淡盐水浸泡15分钟后，洗净，掰成小朵，用沸水焯至断生，捞出投凉。蛋清加入少量精盐、将淀粉和高汤打成蛋泡，再放入西蓝花拌匀挂糊。胡萝卜洗净，切丁。

2. 炒锅烧热，加植物油，四成热时下入挂糊的西蓝花浸炸，用勺翻动，炸1分钟，至西蓝花浮起，捞出沥油。

3. 炒锅内留少许底油，放入豌豆、胡萝卜丁翻炒，见豌豆变色，加料酒、精盐和高汤，烧开后放入炸好的西蓝花翻炒，出锅前用水淀粉勾芡，即可食用。

炝青白双花…

【热量】 120千卡
【盐分】 2克

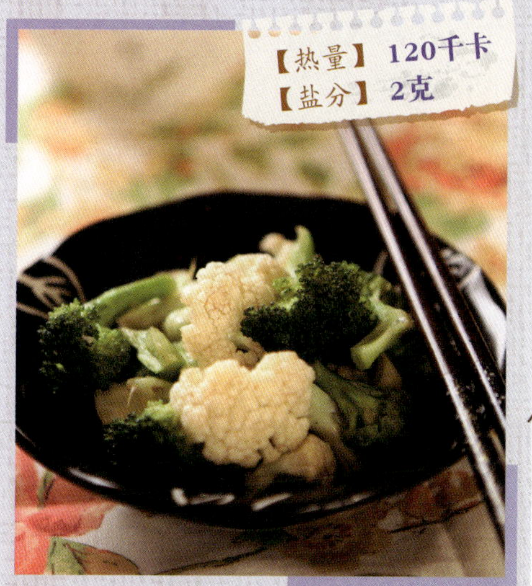

【原料】

菜花、西蓝花……各200克

【调料】

葱油……1小匙　　精盐……适量
蒜泥……少许

【做法】

1. 将菜花、西蓝花分别用淡盐水浸泡15分钟，再用清水冲洗干净，然后用刀切成小块。锅中加适量清水烧开，将菜花、西蓝花焯一下，捞起投凉。

2. 将焯好的菜花、西蓝花加精盐、蒜泥、葱油拌匀入味即可。

双色蒸蛋饼...

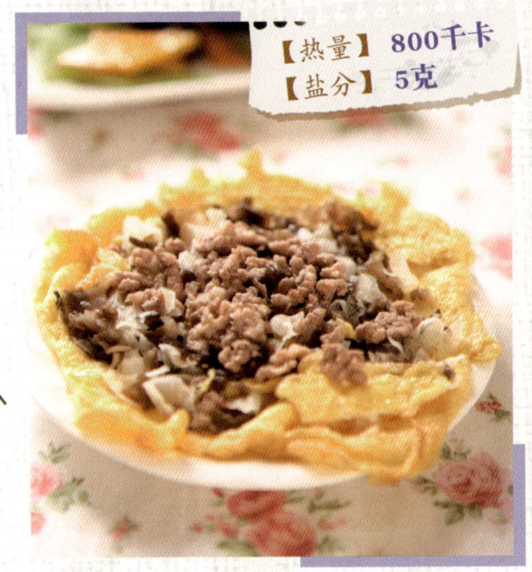

【热量】800千卡
【盐分】5克

【原料】

猪肉馅 ······ 200克
鸡蛋 ······ 3个
干银耳、干木耳 ······ 各20克

【调料】

精盐 ······ 1小匙
绍酒、胡椒粉、水淀粉 ······ 各适量
植物油 ······ 1大匙

【做法】

1. 鸡蛋磕入碗中，加水淀粉打散。干银耳、干木耳用清水泡发，去蒂，洗净后切成丁，分别与猪肉馅儿拌在一起，加入精盐、绍酒、胡椒粉拌匀，制成两色的馅。

2. 炒锅烧热，加植物油，四成热时将蛋液倒入锅中，摊成蛋皮。把蛋皮铺在盘子上，先铺银耳馅，再铺木耳馅，然后上热蒸锅蒸5分钟取出，切成菱形块，即可食用。

玉米牛肉汤...

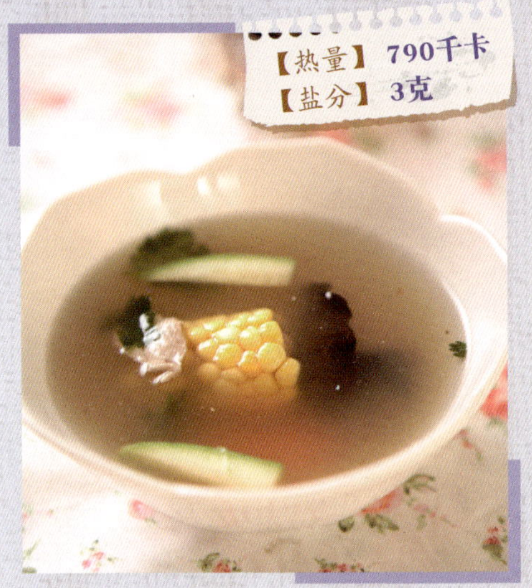

【热量】790千卡
【盐分】3克

【原料】

干木耳 ······ 20克
胡萝卜 ······ 200克
丝瓜、牛腱肉 ······ 各320克
玉米 ······ 1根

【调料】

精盐 ······ 1/2小匙
姜 ······ 2片

【做法】

1. 将胡萝卜、丝瓜分别去皮、洗净，切成厚片。玉米洗净，用刀斩段。牛腱肉洗净，切成厚片，用沸水焯熟，捞出控水。木耳泡发洗净，撕成小朵。

2. 汤锅中加适量清水，大火烧开后放入木耳、胡萝卜片、丝瓜片、玉米段、牛肉片、姜片，再次烧沸后转小火煮2小时，出锅前加入精盐调味，即可食用。

 1千卡=4.184千焦

杂蔬炒牛肉丝...

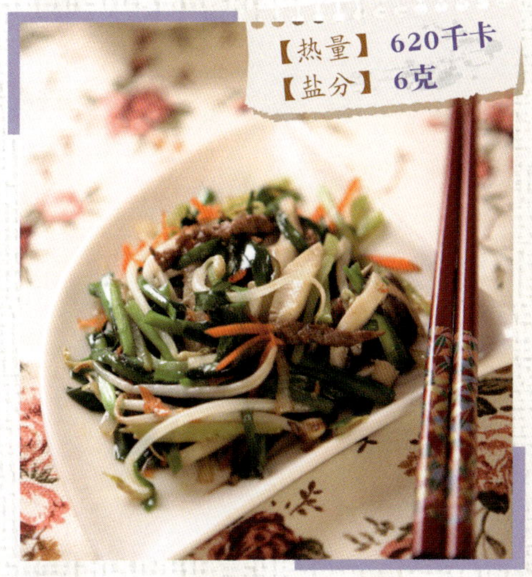

【热量】620千卡
【盐分】6克

【原料】

牛肉………150克　　韭菜……100克
绿豆芽……120克　　笋…………50克
香菇…………3朵　　胡萝卜……半根
洋葱…………半个　　鸡蛋………1个

【调料】

精盐、蚝油、酱油…………各1小匙
淀粉……………………………50克
植物油…………………………1大匙
葱花、姜末……………………各适量

【做法】

1. 牛肉切丝，加入淀粉、鸡蛋、精盐、植物油拌匀上浆。笋、香菇、胡萝卜、洋葱分别洗净，切成丝。

2. 炒锅烧热，加植物油，六成热时下入葱花、姜末爆香，将上浆的牛肉丝放入炒散，再加入香菇丝、笋丝、胡萝卜丝、洋葱丝翻炒，放入精盐、酱油、蚝油调味，翻炒均匀后改大火，加入韭菜、绿豆芽煸炒片刻，即可食用。

藕块西蓝花汤...

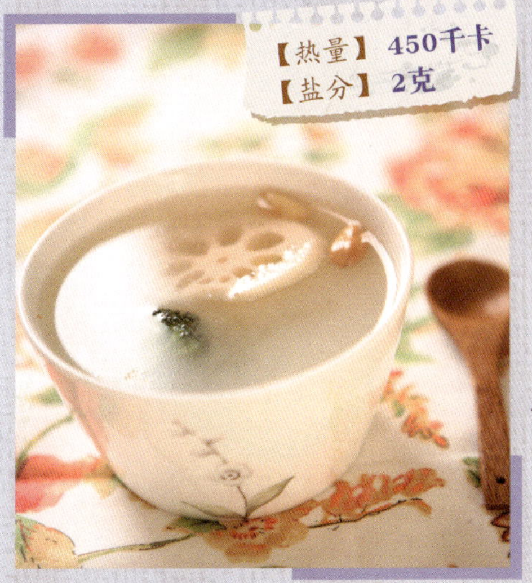

【热量】450千卡
【盐分】2克

【原料】

莲藕……300克　　西蓝花……2朵
花生……………………………1小把

【调料】

牛奶………半杯　　精盐………适量

【做法】

1. 将莲藕洗净，切去两端的藕节，削去外皮，切成块。西蓝花用淡盐水浸泡15分钟，用清水冲净，掰小朵。花生用油炸，捞出控油。莲藕块、西蓝花用沸水焯一下，捞起投凉。

2. 汤锅加适量清水、牛奶煮沸，放入莲藕块、西蓝花，加精盐调味，出锅前加花生米，即可食用。

1千卡=4.184千焦

口蘑时蔬汤…

【热量】300千卡
【盐分】6克

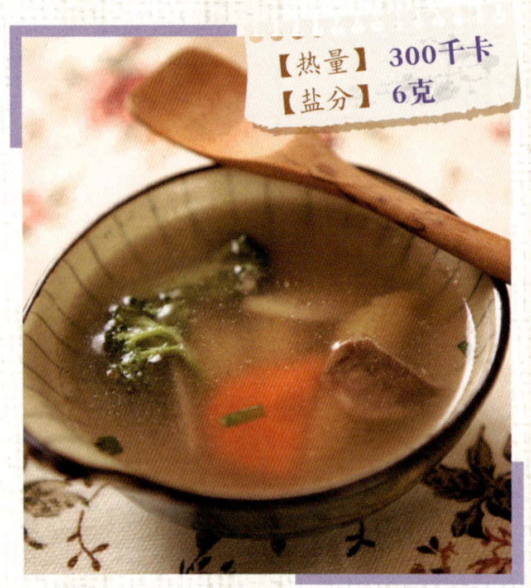

【原料】

口蘑 ……… 200克　西蓝花 …… 2朵
玉米笋、胡萝卜、土豆 ……… 各50克

【调料】

精盐、酱油 …………………… 各1小匙
绍酒 ………………………………… 2小匙
植物油 …………………………… 1大匙
高汤 ………………………………… 2杯
葱花 ………………………………… 适量

【做法】

1. 口蘑洗净，切成片。玉米笋洗净，切滚刀块。土豆、胡萝卜去皮洗净，切片。西蓝花用淡盐水浸泡15分钟，用清水冲净，掰小朵。

2. 炒锅烧热，加植物油，六成热时下入葱花爆香，再加入高汤、玉米笋、胡萝卜、土豆、西蓝花、口蘑，用小火炖至熟烂，加入精盐、酱油、绍酒，煮至入味，即可食用。

木耳炒白菜…

【热量】380千卡
【盐分】7克

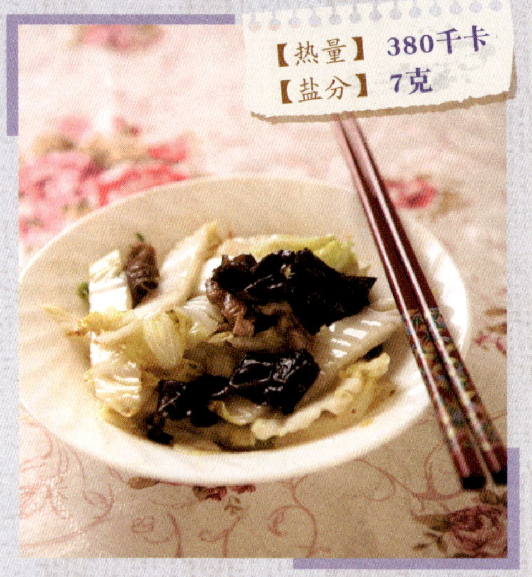

【原料】

大白菜 ……1棵　干木耳 …… 20克
猪瘦肉 ………………………………… 100克

【调料】

水淀粉 …… 1小匙　植物油 …… 1大匙
精盐、辣椒酱、料酒、醋 …… 各1小匙
葱段、蒜末 ………………………… 各适量

【做法】

1. 大白菜洗净，掰开切长段。干木耳用清水泡发，去蒂洗净，撕成小朵。猪瘦肉切片，用精盐、水淀粉腌渍片刻。

2. 炒锅烧热，加植物油，四成热时放入肉片，炒至肉色变白，捞出沥油。

3. 锅中放入葱段、蒜末爆香，下入木耳、大白菜炒软，加入肉片及辣椒酱、料酒、醋、精盐炒匀，即可食用。

水晶冬瓜卷...

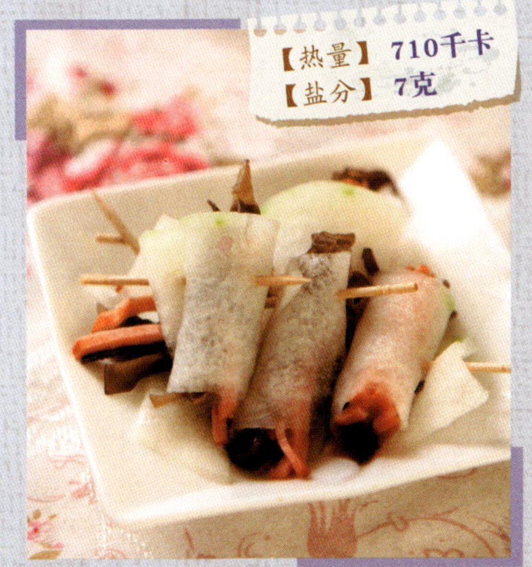

【热量】710千卡
【盐分】7克

【原料】

冬瓜……500克　胡萝卜……半根
干木耳、干百合片、火腿、鸡肉……各50克

【调料】

精盐……1小匙
胡椒粉……1/2小匙
黄酒、姜丝……各适量

【做法】

1. 冬瓜去皮及瓤，切成长方形的块，再切成大薄片。干木耳、干百合分别用清水泡发，洗净，切成丝。胡萝卜、火腿、鸡肉切丝。

2. 炒锅内加适量水烧开，放入木耳丝、百合丝、胡萝卜丝、火腿丝、鸡肉丝、姜丝焯一下，捞出后加黄酒、精盐、胡椒粉拌匀。用冬瓜片将各种丝卷成卷，用牙签固定，上蒸锅大火蒸5分钟，即可食用。

茭白炒猪肝...

【原料】

猪肝……1副　茭白……150克
干木耳……30克

【调料】

精盐……1小匙　干淀粉……50克
酱油、料酒……各1大匙
醋、香油、胡椒粉……各1/2小匙
植物油……各适量
葱花、姜末……1大匙

【做法】

1. 茭白去皮，洗净，切片。干木耳泡发，去蒂，洗净。猪肝洗净血水，切片，加酱油、精盐、胡椒粉、姜末、干淀粉拌匀，腌渍片刻后用沸水焯一下，捞出控水。

2. 精盐、酱油、醋、葱花、姜末、料酒、胡椒粉、香油调汁。

3. 炒锅烧热，加植物油，六成热时下葱花爆香，再下入茭白、木耳翻炒，倒入调好的味汁和猪肝，大火翻炒至猪肝熟透，即可食用。

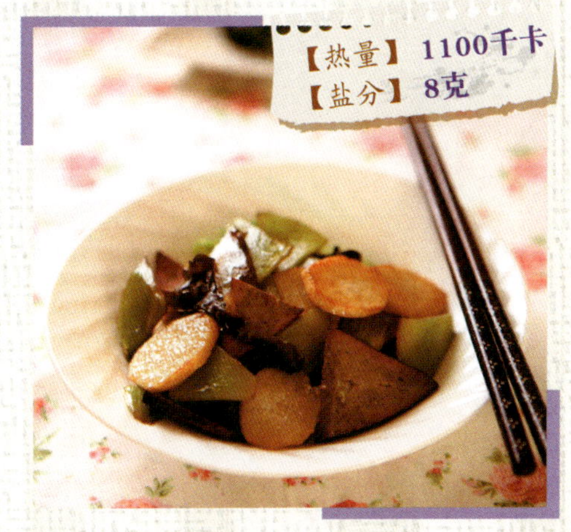

【热量】1100千卡
【盐分】8克

家常烧笋丁…

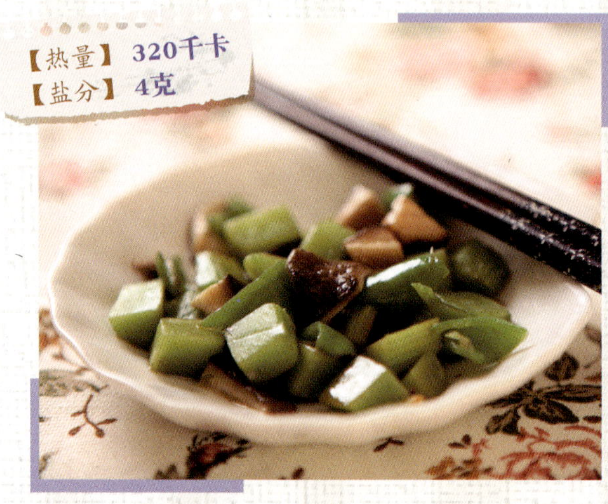

【热量】320千卡
【盐分】4克

【原料】

笋 ………………………………… 400克
香菇 ………………………………… 5朵
青椒 ………………………………… 1个

【调料】

酱油 ……………………………… 1/2大匙
料酒、水淀粉 …………… 各2小匙
香油 ……………………………… 1小匙
豆瓣酱、植物油 ……… 各1大匙

【做法】

1. 笋洗净，切成小方丁，用沸水焯熟，捞出投凉。香菇洗净，剪去蒂，切成丁。青辣椒洗净，去蒂、去籽，切成丁。

2. 炒锅烧热，加植物油，放入笋丁、青辣椒丁翻炒，再放入豆瓣酱炒匀，下入香菇、酱油、料酒翻炒片刻，加适量水烧沸，出锅前加水淀粉勾芡，淋入香油即可。

笋瓜小炒…

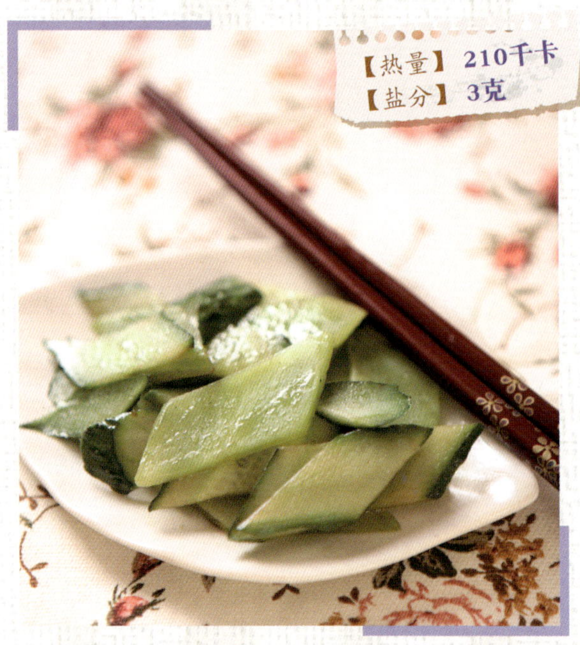

【热量】210千卡
【盐分】3克

【原料】

笋 ……200克　　黄瓜 ………1根

【调料】

精盐 …1/2小匙　　料酒 ……1小匙
高汤 ……3大匙　　姜末 ……… 1根
植物油 ……………………… 1大匙

【做法】

1. 笋洗净，切成片，放入沸水中焯熟，捞出投凉。黄瓜洗净，切成与笋大小相仿的片。

2. 炒锅烧热，加入植物油，六成热时下姜末爆香，下笋片略炒，下黄瓜片，加料酒、高汤、精盐调味，改大火翻炒几下即可。

 1千卡=4.184千焦

三丁炒茄条...

【热量】650千卡
【盐分】7克

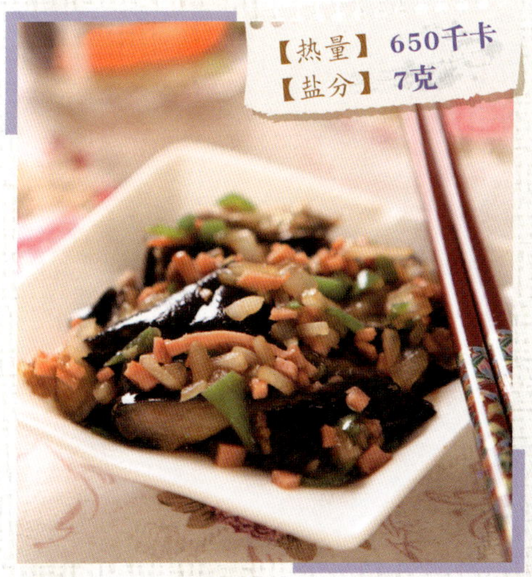

【原料】

茄子……3个　青辣椒……1个
火腿……50克　洋葱……半个

【调料】

精盐……1小匙　高汤……2大匙
水淀粉……2小匙
干淀粉……30克
植物油……600克（实耗35克）
葱花、姜末、蒜片……各适量

【做法】

1. 将青辣椒、火腿、洋葱均切成丁。茄子洗净，切长条，在茄子表面蘸一层淀粉，下入五六成热的锅中炸熟，捞出沥油。

2. 炒锅留少许底油，油七八成热时，下葱花、姜末、蒜片爆香，加入茄子、青椒、火腿、洋葱翻炒均匀，放入精盐、高汤，用水淀粉勾芡，出锅装盘即可。

芹菜炒牛肉丝...

【原料】

牛肉……100克　芹菜……150克
蒜苗……1小把

【调料】

酱油……2小匙　精盐……1小匙
水淀粉……4大匙　花椒粉……适量
姜丝……少许　植物油……20克
豆瓣酱、高汤……各2大匙

【做法】

1. 牛肉切丝，加适量精盐、水淀粉、清水搅拌均匀，腌渍片刻。蒜苗择去老叶，洗净，斜刀切成段。芹菜切段，放剩余精盐拌匀，去除水分。将酱油、高汤、水淀粉调成味汁。

2. 炒锅烧热，加植物油，六成热时加姜丝、豆瓣酱炒香，再放入牛肉丝炒散，牛肉变色断生时，加蒜苗段、芹菜段翻炒，加味汁，翻炒炒匀，出锅前撒上花椒粉即可。

【热量】385千卡
【盐分】11克

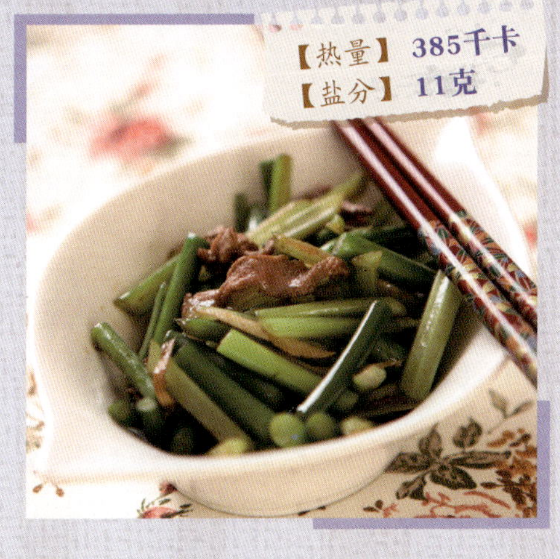

鸡丁炒黄豆芽…

【热量】390千卡
【盐分】5克

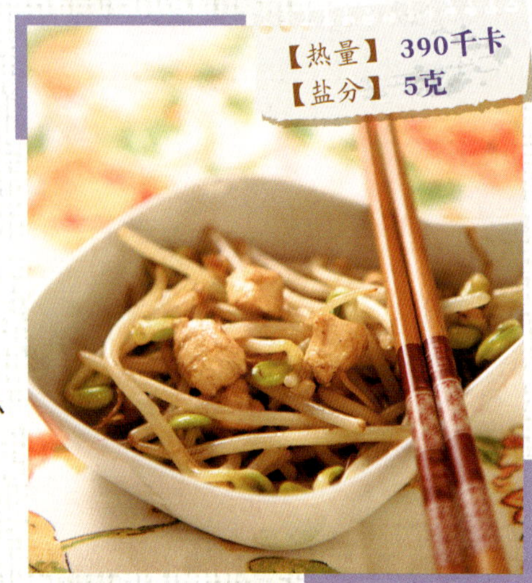

【原料】

黄豆芽 ……200克
鸡脯肉 ……100克
红辣椒、青辣椒 ……各1个

【调料】

精盐、胡椒粉 ……各1小匙
葱花、水淀粉 ……各适量
植物油 ……1大匙
香油 ……少许

【做法】

1. 将鸡脯肉切成大小相仿的丁。黄豆芽洗净，用沸水焯一下，捞出投凉。红辣椒、青辣椒洗净，去蒂，切成丁。

2. 炒锅烧热，加植物油，六成热时下入葱花爆香，再下入鸡丁炒熟，然后放入黄豆芽，翻炒均匀，加入精盐、胡椒粉翻炒均匀，出锅前用水淀粉勾芡，淋香油即可。

家常酱茄子…

【原料】

茄子 ……3个
猪肉馅 ……100克

【调料】

豆瓣酱 ……2大匙
绍酒、水淀粉 ……各1大匙
酱油 ……1/2大匙
植物油 ……1000克（约耗30克）
葱末、姜末、蒜末 ……各适量

【做法】

1. 将茄子去蒂洗净，切成长条，裹匀淀粉糊，入六成热油锅中炸熟，捞出沥油。

2. 炒锅中留少许底油，先下入葱末、姜末、蒜末爆香，再放入猪肉馅煸炒至变色，然后加绍酒、豆瓣酱、酱油，添加适量清水烧开，下入炸好的茄条，小火烧至入味，出锅前转大火用水淀粉勾芡，即可食用。

【热量】530千卡
【盐分】6克

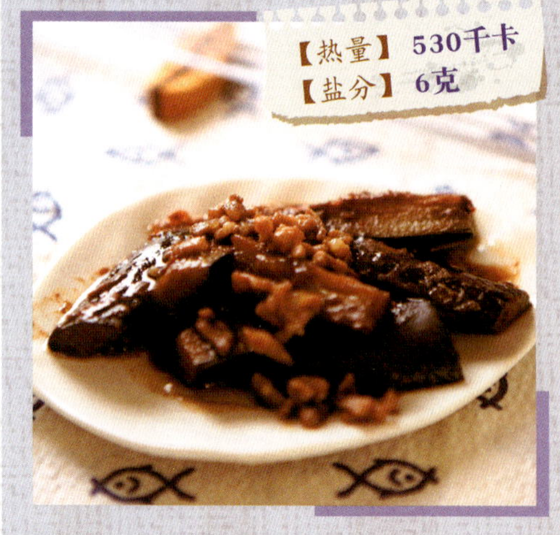

 1千卡=4.184千焦

水果应该怎么吃才利于营养的吸收

对于糖尿病患者来说，完全戒避水果是不正确的，因为水果中含有大量的维生素、纤维素和矿物质，这些营养对糖尿病是有益的。水果中含的糖分有葡萄糖、果糖和蔗糖，其中果糖在代谢时不需要胰岛素参加，所以，在血糖已得到有效控制的情况下，不应一概排斥水果。

健康笔记

【一、糖尿病患者能吃水果】

很多人都认为糖尿病患者不能吃水果，这是因为水果的糖类多是单糖和双糖，如葡萄糖、蔗糖和果糖等，食用之后消化吸收快，会导致血糖迅速上升。这种想法看似有道理，但实际上过于片面。水果中除了糖类，还含有矿物质、维生素等人体需要的营养，只要掌握了科学的方法，糖尿病患者并不是绝对不能食用水果的。

健康笔记

【二、每天吃多少较合适】

水果是糖尿病食谱的一部分。每100克新鲜水果产生的能量为20～100千卡。严格地讲，每天每个患者适宜吃多少水果都应该由营养师进行计算。但是一般情况下，血糖控制稳定的患者，每天可以吃150克左右含糖量低的新鲜水果。如果每天吃新鲜水果的量达到200～250克，就要从全天的主食中减掉25克（半两），以免全天总能量超标。

健康笔记

【三、根据糖尿病患者的病情来合理食用水果】

水果怎么吃，要根据患者自己的情况来决定。一般来讲，血糖、尿糖增高时不宜食用水果，在病情稳定，血糖基本控制时，可以少量食用水果。在吃水果的过程中，应监测病情及尿糖、血糖变化。若进食水果后症状加重、血糖升高、尿糖增多，则应减少食用量或停止食用。

一般说来，空腹血糖在7.8毫摩尔/升以下(140毫克/分升)，餐后2小时血糖在10毫摩尔/升(180毫克/分升)以下，以及糖化血红蛋白7.5%以下，病情稳定，不常出现高血糖或低血糖的患者，可以在医生指导下选用含糖量低、味道酸甜的水果。对于一些血糖高、病情不稳定的患者只能选用含糖量在5%以下的蔬菜、水果，如草莓、西红柿、黄瓜等。

营养答疑

健康笔记

【四、什么时间吃水果及食用前后的监测】

吃水果的时间最好选在两餐之间，饥饿时或体力活动后，作为能量和营养素补充。通常可选在上午9点半或下午3点半左右，也可在晚饭后1小时或睡前1小时吃。不提倡餐前或饭后立即吃水果，避免一次性摄入过多的碳水化合物，致使餐后血糖过高，加重胰腺负担。

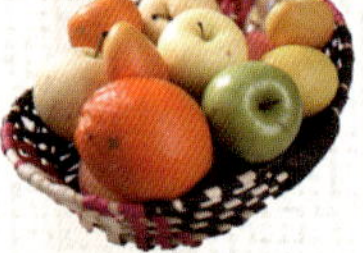

每个人的情况不同，每种水果对血糖的作用也不一样。家中有血糖仪的患者，在吃水果前及吃水果后2小时测一下血糖或尿糖，对了解能否吃这种水果、吃得是否过量，有很大帮助。

健康笔记

【五、糖尿病患者如何科学地食用水果】

虽然糖尿病可以适当食用水果，但含糖高的品种，如香蕉等最好不吃。应选择维生素及纤维素含量丰富而糖含量较低的水果，如橘子、菠萝、梨、苹果、橙子、葡萄等。一些瓜果，如西瓜、甜瓜、白兰瓜、哈密瓜等，即使并不甜，但吃多也会导致血糖升高，要限量食用。

不管是哪种水果，都不要一次吃太多。一般水果一次食用不应超过50克，瓜果不应超过150克，较大的水果应该分次食用，并相应减少主食的食用量。

【根据水果的含糖量选择宜忌】

【宜 忌】	【原因分析】
【适宜食用】	每100克水果中含糖量少于10克的水果，包括橙子、柚子、柠檬、桃、杏、菠萝、草莓、樱桃等。 此类水果每100克可提供20～40千卡（84～167千焦）的能量。
【少量食用】	每100克水果中含糖量为11～20克的水果，包括香蕉、石榴、甜瓜、橘子、苹果、梨、荔枝、　果等。 此类水果每100克可提供50～90千卡（209～377千焦）能量。
【不宜食用】	每100克水果中含糖量高于20克的水果，包括红枣、红果，特别是干枣、蜜枣、柿饼、葡萄干、杏干、桂圆等干果及果脯不宜食用。含糖量特别高的新鲜水果，如红富士苹果、柿子、哈密瓜、玫瑰香葡萄、冬枣、黄桃等也不宜食用。 此类水果每100克提供的能量超过100千卡（418千焦）。

苹果雪梨猪肺汤…

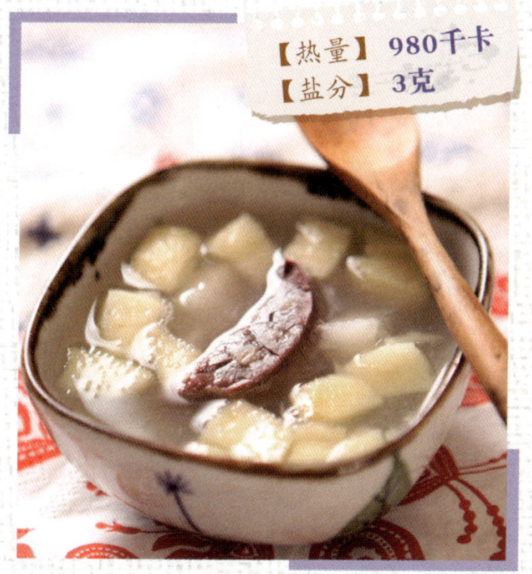

【热量】 980千卡
【盐分】 3克

【原料】

猪肺 …………………………1个
雪梨 …………………………100克
苹果 …………………………80克

【调料】

冰糖 …………………………少许

【做法】

1. 猪肺先用清水灌洗，挤去其中的血水，然后切大块。锅中加水烧开，将猪肺块倒入锅中，焯烫去掉血水和浮沫，然后捞出。

2. 将雪梨和苹果洗净，去核，切成大小相仿的块。

3. 汤锅中加入清水烧沸，下入雪梨块、苹果块、猪肺块，再加入冰糖，大火煮沸后转小火炖2小时，即可食用。

苹果杂蔬汤…

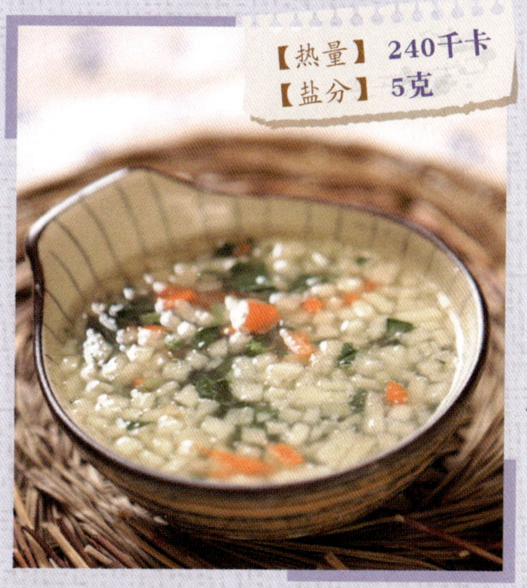

【热量】 240千卡
【盐分】 5克

【原料】

苹果 …………………………1个
菠菜 …………………………300克
西蓝花、胡萝卜 ……………各100克
牛奶 …………………………适量

【调料】

精盐、胡椒粉 ………………各1小匙

【做法】

1. 西蓝花用盐水浸泡20分钟，然后洗净，切成小朵。胡萝卜洗净、去皮，切成小丁。将苹果削皮、去核，果肉切成大一点的块。菠菜去根洗净，切成段。

2. 将苹果块、菠菜段一同放入榨汁机中，加入牛奶，搅打成汁。

3. 将打好的苹果菠菜汁倒入汤锅中，加入适量清水，然后放入西蓝花、胡萝卜丁、精盐、胡椒粉，煮至滚沸，即可食用。

苹果甘蓝瘦肉汤...

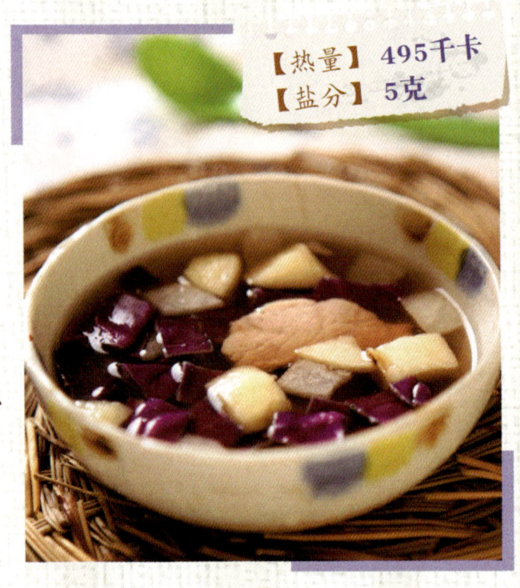

【热量】495千卡
【盐分】5克

【原料】

苹果 ……2个
猪瘦肉 ……100克
紫甘蓝 ……150克
洋葱 ……半个

【调料】

精盐 ……1小匙
料酒 ……1大匙
高汤 ……6杯
植物油 ……1大匙

【做法】

1. 猪肉切成薄片。紫甘蓝、苹果、洋葱分别洗净，切成大小相仿的块。

2. 热锅加入植物油，烧热后倒入洋葱炒软，然后放入猪肉片翻炒一下，加入料酒，再放入紫甘蓝和苹果块炒匀。最后倒入高汤，煮沸后加入精盐煮至入味，即可食用。

果蔬拌鸡肉...

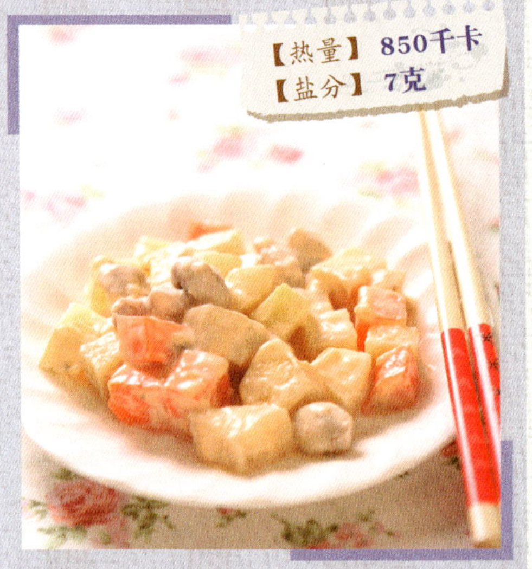

【热量】850千卡
【盐分】7克

【原料】

鸡胸脯肉 ……300克
苹果 ……1个
土豆、豌豆 ……各100克
胡萝卜 ……50克

【调料】

精盐 ……1小匙
沙拉酱 ……2大匙
芥末酱 ……1大匙

【做法】

1. 将鸡胸脯肉、土豆、胡萝卜、苹果分别切成大小相仿的丁。

2. 锅中加水烧开，将各种丁和豌豆分别倒入，焯熟后捞出控水。

3. 将焯好的各种丁和豌豆拌在一起，加入精盐、沙拉酱、芥末酱，搅拌均匀，即可食用。

1千卡=4.184千焦

果蔬腰果沙拉…

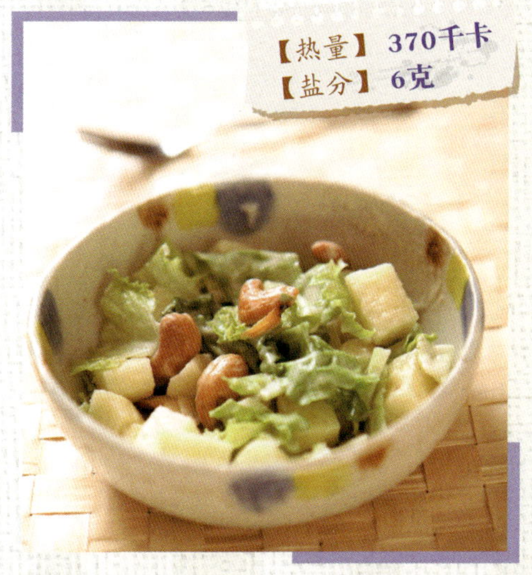

【热量】370千卡
【盐分】6克

【原料】

苹果……2个
芹菜……100克
生菜……150克
腰果……50克

【调料】

精盐……1小匙
沙拉酱……2小匙
柠檬汁……少许
橄榄油……适量

【做法】

1. 苹果洗净，去皮、去核，切成块。芹菜择净，切成大小相仿的块。生菜洗净，掰成大瓣。

2. 腰果用油稍炸一下，捞出沥干油后，用刀拍碎。

3. 把生菜叶铺在盘底，摆上苹果块、芹菜块，将沙拉酱、柠檬汁、精盐调匀，浇在盘上，最后撒上碎腰果，即可食用。

苹果炖牛肉…

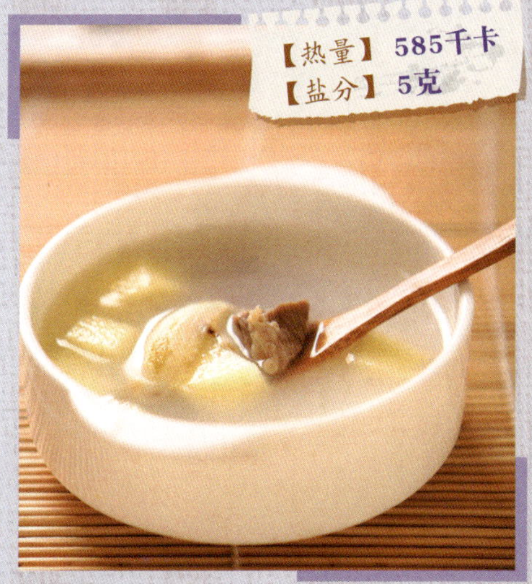

【热量】585千卡
【盐分】5克

【原料】

苹果……2个
百合……100克
牛肉……200克

【调料】

陈皮……1块
精盐……1小匙

【做法】

1. 将苹果洗净，去皮、去核，切成小块。将牛肉切成小块。百合、陈皮分别洗净。

2. 汤锅中加入适量清水，烧开后倒入苹果、牛肉、百合、陈皮煮沸，然后转中火炖2小时，出锅前加精盐调味，即可食用。

水果食谱

凉拌西瓜皮…

【热量】225千卡
【盐分】5克

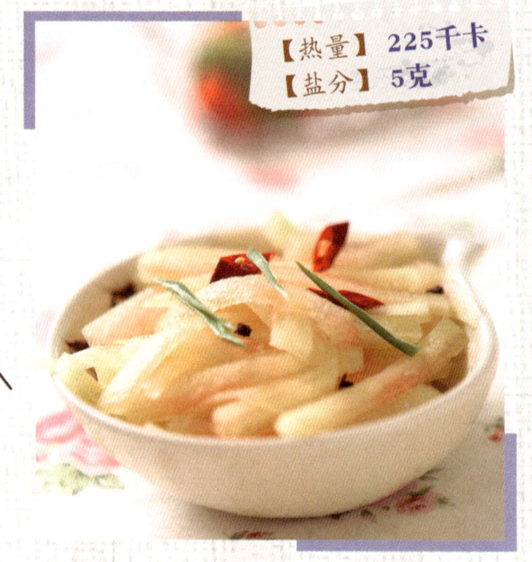

【原料】

西瓜皮 ……………………………1000克

【调料】

精盐 ……………………………1/2大匙
酱油 ……………………………1大匙
醋 ……………………………3大匙
红辣椒、料酒 ……………………各10克
香油 ……………………………1小匙
葱、姜、蒜 ……………………各20克

【做法】

1. 将西瓜皮去净红瓤，改刀切成细丝，用精盐腌渍30分钟，然后用清水冲去盐分。

2. 姜、蒜和红辣椒切成细丝，葱切成段。

3. 热锅放入香油烧热，投入花椒和葱段炝锅，出香味后捞出花椒和葱段，加入红辣椒丝、蒜丝和姜丝，煸炒出香味后加料酒、酱油，烧开后加入醋调成味汁，将味汁浇在西瓜皮丝上，即可食用。

柠檬汁拌果梨…

【热量】210千卡
【盐分】3克

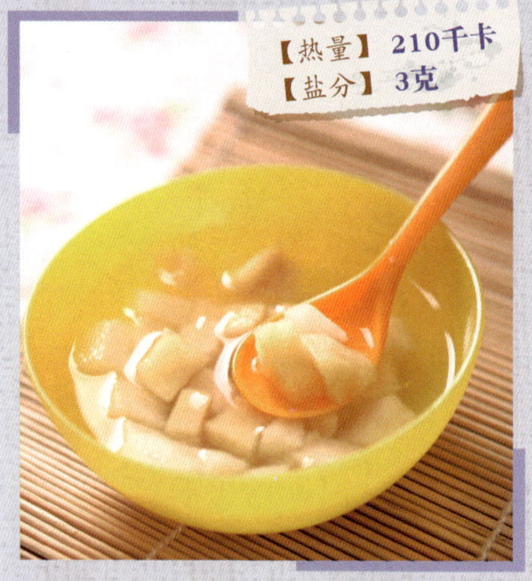

【原料】

苹果 ……………………………2个
雪梨 ……………………………1个

【调料】

柠檬汁 ……………………………4小匙
蜂蜜 ……………………………少许

【做法】

1. 将苹果、雪梨洗净，去皮、去核，切成大小相仿的小块。

2. 将柠檬汁和蜂蜜放入碗中一起调匀，淋在苹果、雪梨块上，拌匀后，即可食用。

肉类应该怎么吃才适合糖尿病的饮食

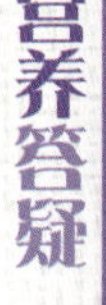

肉类是膳食中动物蛋白质、脂肪、B族维生素等多种营养素的来源之一，每天食用适量的肉类是糖尿病患者必需的。

健康笔记

【一、忌食过多的脂肪】

糖尿病并非只有体内的糖代谢紊乱，脂类代谢同样受到影响，表现为脂肪酸增多，大量脂肪酸不能完全氧化分解，导致体内产生大量酮体。酮体堆积就会引发酮血症，出现酮尿。肥肉里含大量动物脂肪，过多食用会加重脂代谢负担，所以糖尿病患者不能多吃肥肉。

除了肥肉之外，禽畜类的肉皮中也含有很多脂肪，应该尽量少吃或不吃。

健康笔记

【二、吃肉的要点】

肉类最好和膳食纤维丰富的蔬菜一起吃，或者和豆制品、海带等海藻类食物一起吃也是不错的选择。吃肉时，应该细嚼慢咽，不要图畅快而“大块吃肉”。食用肉类也不要单吃一种，科学的做法是经常变换肉的种类，中午吃了猪肉，晚上不妨换成鸡肉或者牛肉。

健康笔记

【三、如何烹制肉类更健康】

烹制肉类时，尽量使用植物油，限制动物油的用量。烹饪方法上以蒸或煮的方法为主，并且尽量去掉肉类的外皮，尤其是鸡、鸭等，这样可以去掉很多脂肪。炖煮的过程中，要经常撇去汤表面浮着的油脂，这样也有助于去掉油脂。此外，如果用烤箱烤制肉类，应事先去掉上面的肥肉才更健康。

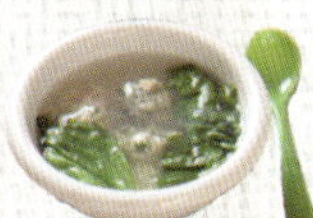

【适宜糖尿病患者食用的肉类】

【肉　类】	【营养分析】
兔　肉	兔肉是高蛋白、低脂肪食物，胆固醇含量低，是适合“三高”患者的肉类。兔肉鲜嫩、纤维素多、结缔组织少，经常吃可使血液中的磷脂增加，降低胆固醇。
瘦　肉	瘦肉中含有大量动物蛋白质，是膳食中蛋白质的优质来源。糖尿病患者由于体内代谢紊乱，蛋白质消耗多，更应多吃瘦肉以补充蛋白质。猪肉中脂肪酸的含量较高，而牛肉、羊肉、鸡肉是最佳选择。

苦瓜酸菜猪骨汤...

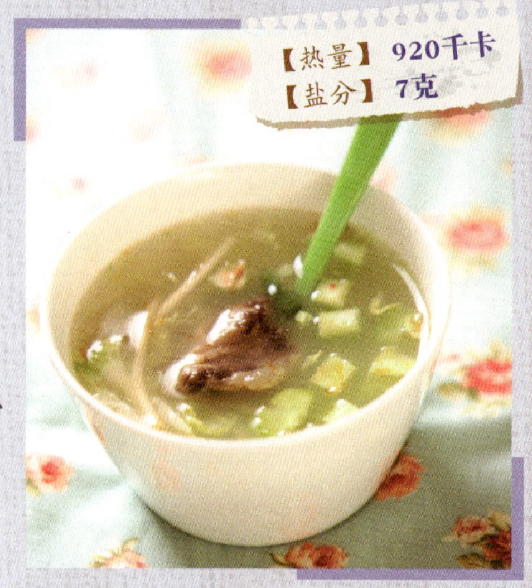

【热量】920千卡
【盐分】7克

【原料】

苦瓜……1根
猪软骨……200克
酸菜……150克
黄豆芽……100克

【调料】

精盐……1小匙
胡椒粉……1/2小匙
生姜……3片

【做法】

1. 苦瓜洗净，剖开去籽，切块，用清水冲一下去苦味。酸菜、黄豆芽分别用清水洗净。猪软骨剁成小块，放入沸水中汆烫5分钟，去净血水，捞出投凉。

2. 汤锅中加足量水煮沸，加入猪软骨、苦瓜、酸菜、黄豆芽、姜片，中火煮40分钟，出锅前加入精盐、胡椒粉调味，即可食用。

砂锅苦瓜鸭汤...

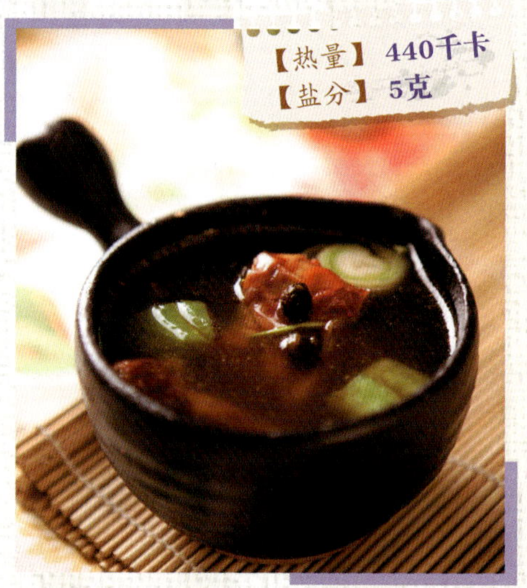

【热量】440千卡
【盐分】5克

【原料】

烤鸭……半只
苦瓜……100克

【调料】

精盐……1小匙
豆豉……1大匙
胡椒粉……少许
葱段、姜片……各适量

【做法】

1. 烤鸭用刀切成小块。苦瓜洗净，剖开去籽，切小块，用沸水焯一下，捞出投凉。

2. 砂锅中放入烤鸭、苦瓜，加入适量清水，大火煮沸，加精盐、胡椒粉、豆豉、葱段、姜片调味，盖上锅盖，再用小火炖至熟烂，即可食用。

1千卡=4.184千焦

蕨菜炒鸡丝…

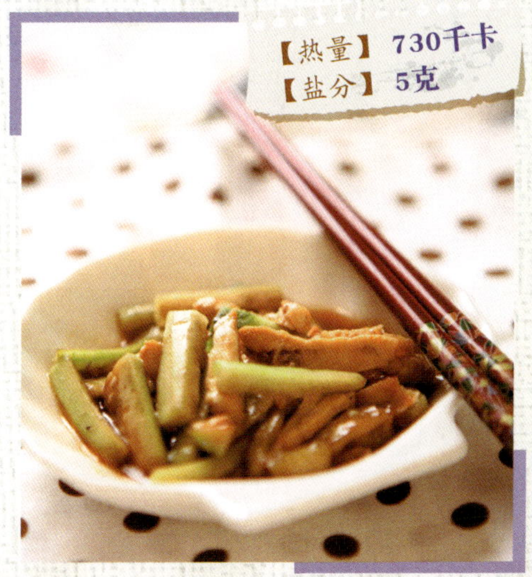

【热量】730千卡
【盐分】5克

【原料】

蕨菜 ………100克　鸡蛋 ………2个
鸡胸脯肉 ………………………………200克
胡萝卜、笋 ……………………… 各50克

【调料】

精盐、料酒 …………………… 各1小匙
水淀粉 ………………………………2小匙
植物油 ………………………………1大匙
葱丝、姜丝、辣椒、香油 ……各适量

【做法】

1. 蕨菜洗净，切段。胡萝卜、笋洗净，切丝。鸡蛋取蛋清。鸡胸脯肉切丝，加精盐、蛋清、料酒、葱丝、姜丝、淀粉腌渍片刻。

2. 炒锅烧热，加植物油，五成热时下鸡肉丝炒散，再放入葱丝、姜丝、辣椒、料酒、精盐，再放入胡萝卜丝、笋丝、蕨菜段翻炒，炒熟后淋香油出锅，即可食用。

蚝油牛肉…

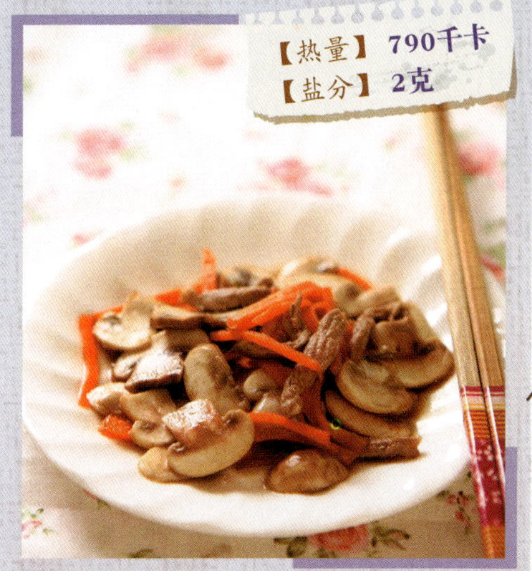

【热量】790千卡
【盐分】2克

【原料】

口蘑 ………150克　牛肉 ……200克
胡萝卜 ……………………………………半根

【调料】

蚝油 ………2小匙　酱油 ……2小匙
料酒 ………1小匙　植物油 …2大匙
高汤、淀粉 ……………………… 各适量
姜丝、香油 ……………………… 各少许

【做法】

1. 口蘑洗净，切片。胡萝卜洗净，切丝。牛肉切细丝，加少许酱油与淀粉拌匀上浆。

2. 炒锅烧热，加植物油，三成热时放入牛肉丝炒散，捞出沥油。锅中下入姜丝爆香，再下入胡萝卜丝、口蘑片，接着放入牛肉丝、高汤、蚝油、酱油、料酒翻炒，出锅前勾芡后淋入香油，即可食用。

笋焖排骨…

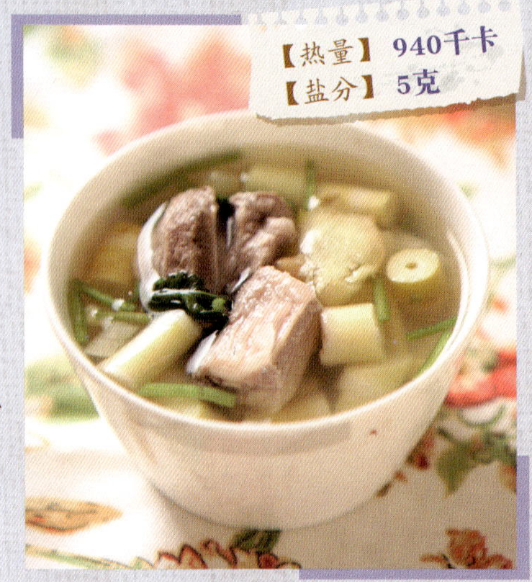

【热量】940千卡
【盐分】5克

【原料】

排骨……300克
笋……100克
莲子……30克

【调料】

精盐……1小匙
胡椒粉、料酒……各1/2大匙
植物油……2大匙
姜片……少许

【做法】

1. 排骨洗净，用刀剁成寸段，加精盐、料酒、姜片腌渍片刻。笋剥去外壳，洗净，切滚刀块。

2. 莲子用水浸泡2小时，用牙签捅去莲子心。

3. 炒锅烧热，加植物油，四成热时下入排骨煸炒，放入竹笋、莲子、料酒、适量开水，盖上盖中火焖20分钟，加入精盐、胡椒粉调味即可。

蔬菜排骨汤…

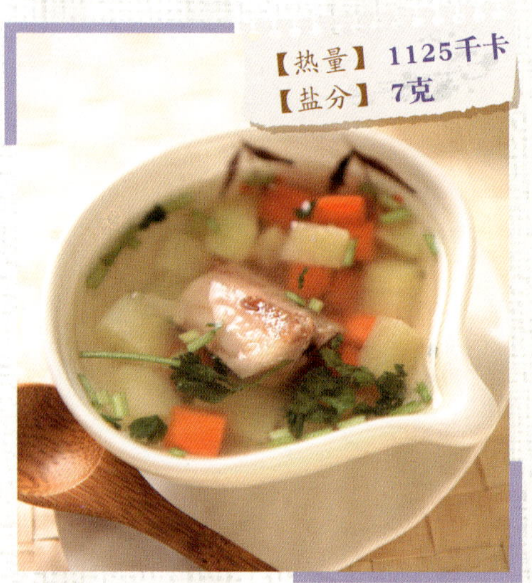

【热量】1125千卡
【盐分】7克

【原料】

排骨……400克
胡萝卜……1根
土豆……1个

【调料】

精盐、酱油、番茄酱……各1小匙
醋……1/2小匙
植物油……2大匙
葱花、姜末、蒜末、香菜……各适量

【做法】

1. 排骨洗净，用刀剁成寸段，加醋、番茄酱、酱油腌渍片刻。胡萝卜、土豆分别洗净，去皮，切滚刀块。

2. 炒锅烧热，加植物油，六成热时下葱花、姜末、蒜末爆香，再放入排骨、胡萝卜、土豆翻炒片刻，添适量开水，加入精盐，大火炖15～20分钟，出锅前撒上香菜，即可食用。

1千卡=4.184千焦

木瓜花生排骨汤…

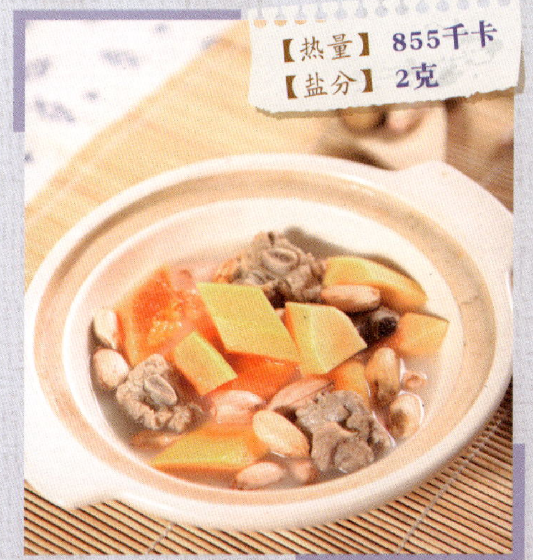

【原料】

木瓜……1/2个
花生米……100克
猪排骨……250克

【调料】

盐、葱段、姜段、
鸡精、料酒……各适量

【做法】

1. 将木瓜去皮、除核，并切成粗块。

2. 花生米洗净，猪排骨用清水洗净血污，砍成粗块，用盐拌匀。

3. 将木瓜块、花生米、猪排骨块一同放进汤煲内，加进适量清水，放入葱段、姜段、盐、鸡精、料酒，先用武火，后用文火煲煮，煮至花生米熟透变软即可。

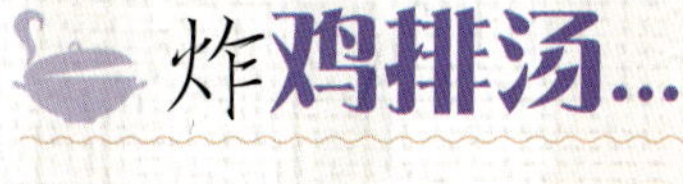

炸鸡排汤…

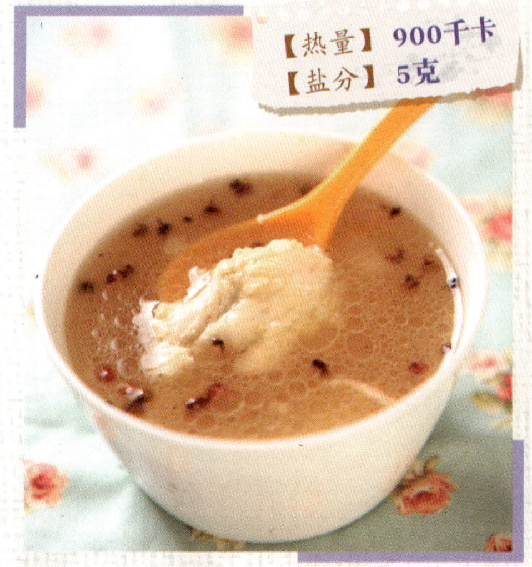

【原料】

鸡胸脯肉……300克
蛋清……1个

【调料】

精盐……1小匙　　水淀粉…2大匙
绍酒……2小匙　　高汤……1杯
葱姜汁……1大匙　　花椒……适量
植物油……500克（约耗40克）

【做法】

1. 鸡胸脯肉洗净，切厚片，两面切浅“井”字花刀，再切成菱形片，加精盐、绍酒、葱姜汁腌渍入味。蛋清加水淀粉打散成蛋糊。

2. 炒锅烧热，加植物油、花椒，五成热时逐块放入挂满蛋糊的鸡胸脯肉，炸至八分熟，捞出沥油。锅中留少许底油，加入高汤、精盐、绍酒、葱姜汁烧沸，再放入炸好的鸡胸脯肉即可。

肉类食谱

杭椒牛柳...

【热量】 600千卡
【盐分】 3克

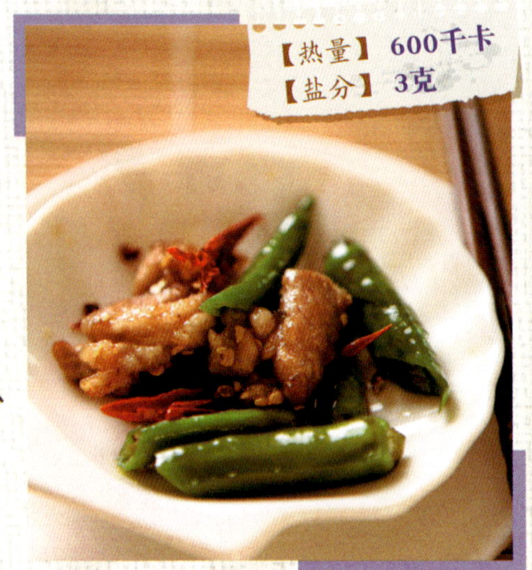

【原料】

牛肉 ………200克 杭椒 ………6根

【调料】

酱油、料酒 ……………………各1大匙
淀粉 ……………………………2大匙
蚝油 ……………………………1大匙
植物油 …………………………1.5大匙
蒜末、干辣椒 …………………各适量

【做法】

1. 牛肉切成粗条，加淀粉、酱油、料酒拌匀，腌渍10分钟。杭椒洗净，切成牛肉条长的段。干辣椒洗净，剖开去籽，斜切成丝。

2. 炒锅烧热，加植物油，三成热时倒入腌好的牛肉条滑炒。炒至变色，把牛肉捞出，控油。用锅内余油把蒜末、杭椒炒出香味，再加入牛肉条和干辣椒翻炒均匀，加入蚝油后快速翻炒均匀，即可食用。

南瓜兔肉汤...

【热量】 520千卡
【盐分】 5克

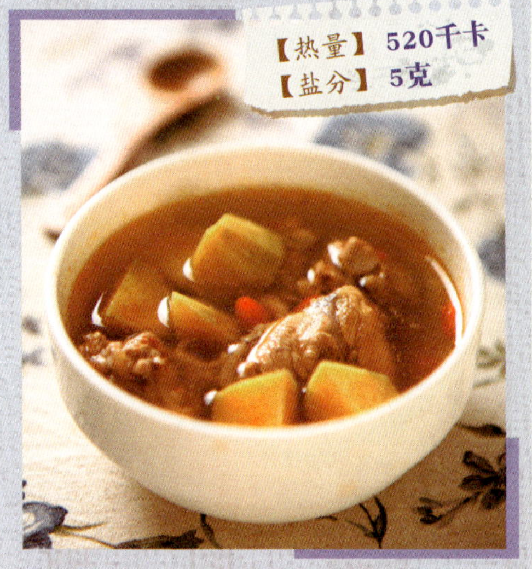

【原料】

净兔 ……………………………半只
南瓜、枸杞子 …………………各20克

【调料】

精盐 ……………………………1小匙
花椒、葱、姜 …………………各适量

【做法】

1. 将净兔用清水洗净，剁成大块，用沸水焯一下，去血水。南瓜去皮，洗净，切成滚刀块。枸杞子用温水泡发。花椒、姜、葱用沸水冲泡，制成调味汁，凉凉。

2. 将兔肉块、南瓜块、枸杞子放入炖盅内，加入调味汁和适量热水没过原料，盖好盅盖，放入蒸锅大火蒸2小时，出锅后加精盐调味，即可食用。

 ● 1千卡=4.184千焦

莴笋炒鸡条…

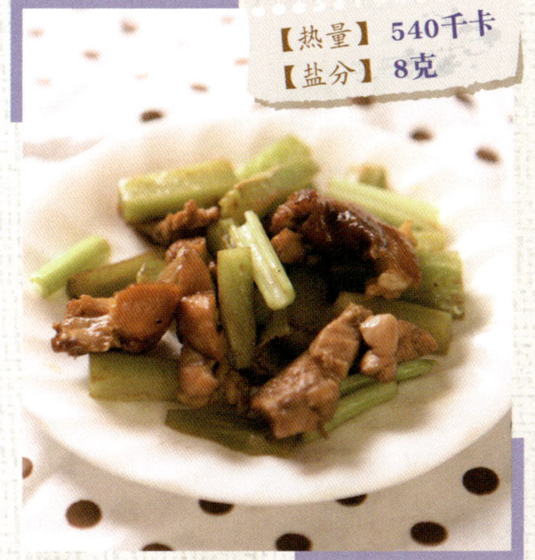

【热量】540千卡
【盐分】8克

【原料】

鸡腿……1只
莴笋……1根
芹菜……50克

【调料】

精盐、香油……各1小匙
水淀粉、酱油、植物油……各1大匙
高汤……3大匙
姜片、蒜片、葱花、泡红辣椒……各适量

【做法】

1. 鸡腿去骨取肉，用刀背拍松，切成长粗条，用精盐、水淀粉抓匀上浆。莴笋剥去外皮，切条。芹菜择去老叶，洗净后切段。

2. 将精盐、酱油、香油、高汤、水淀粉调对芡汁。

3. 炒锅烧热，加植物油，七成热时放入泡红辣椒、葱花、姜片、蒜片爆香，放入鸡肉条炒散，再放入莴笋条、芹菜段炒熟，出锅前用芡汁勾芡，即可食用。

排骨炖玉米…

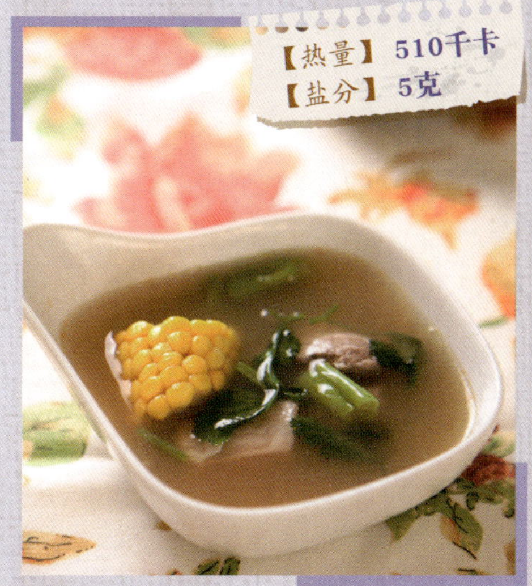

【热量】510千卡
【盐分】5克

【原料】

排骨……1根
玉米……200克
豆角……150克

【调料】

精盐……1小匙　香油……适量

【做法】

1. 将排骨洗净，剁成寸段，用沸水焯去血水，捞出用清水冲洗净。玉米洗净，切成短段。豆角择去筋，洗净，掰成段。

2. 汤锅中放入排骨、玉米、豆角，添适量清水，大火煮沸后加入精盐、香油，转中火煮10分钟，盖上盖，小火炖2小时，即可食用。

五香卤兔块...

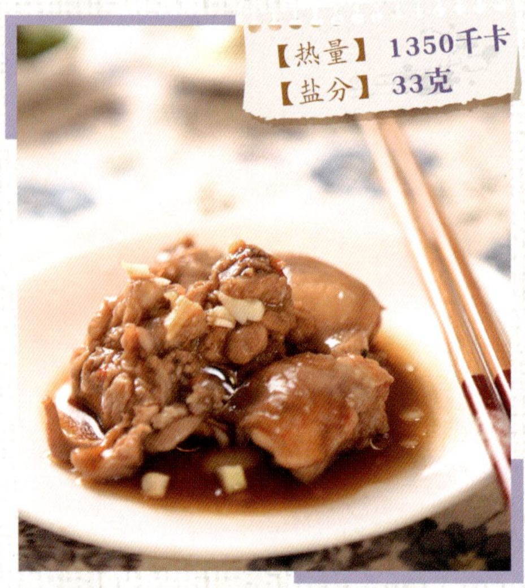

【热量】1350千卡
【盐分】33克

【原料】

净兔 ……………………………………1只

【调料】

酱油、料酒 ……………………各1大匙
香油、醋 ………………………………1小匙
精盐 ……………………………………2大匙
蒜泥、姜汁、葱花、白糖、丁香、桂皮、八角、陈皮、花椒 ……………………………………各适量

【做法】

1. 净兔按头、颈、四肢和躯干切成几大块，用沸水焯烫5分钟，去净血水，捞出再用清水洗净。

2. 将丁香、桂皮、八角、陈皮、花椒用纱布包好，放入汤锅，加清水、料酒、精盐、白糖，用大火煮成卤水。

3. 将兔肉块放入汤锅，大火煮透捞出，稍凉后在外表涂上香油。食用时将大块兔肉分成小块，浇上蒜泥、姜汁、葱花、香油、酱油、醋，即可食用。

土豆炖兔肉...

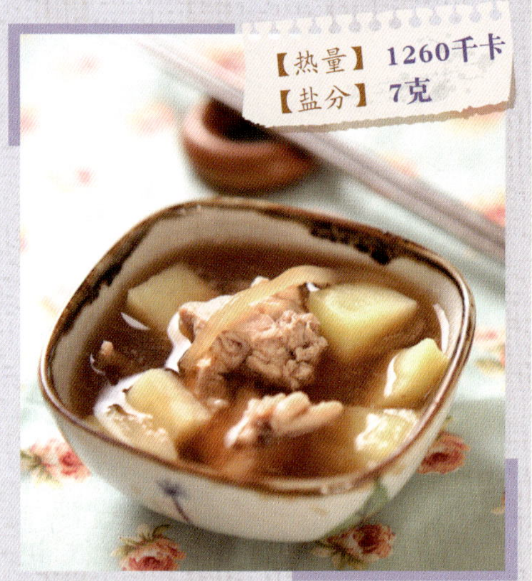

【热量】1260千卡
【盐分】7克

【原料】

净兔 …………半只　土豆 ………2个
粉条 ……………………………………150克

【调料】

精盐 ………1小匙　高汤 ………2杯
老抽 ……………………………………1/2大匙
葱花、姜片 ……………………………各适量

【做法】

1. 净兔用水洗净，剁成大块，用沸水焯一下，去血水。土豆去皮、洗净，切块。粉条用水泡软。

2. 汤锅中加入高汤，放入兔肉块、土豆块烧开，加入姜片、精盐、老抽炖30分钟，放入粉条继续炖5分钟，出锅时撒上葱花即可。

 1千卡=4.184千焦

八宝菜…

【热量】770千卡
【盐分】5克

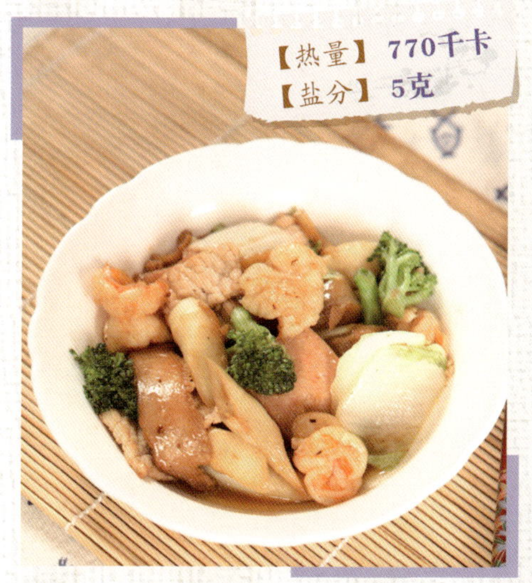

【原料】

瘦肉………100克　火腿………80克
白菜………300克　竹笋………200克
香菇…………3朵　虾仁………80克
西蓝花………………………………100克

【调料】

盐、植物油、酱油、胡椒粉、
淀粉………………………………各适量

【做法】

1. 瘦肉、火腿、白菜、竹笋切片，香菇泡软，西蓝花切块，虾仁由背剖切洗净，备用。

2. 锅内放水烧开后，加入白菜烫1分钟，西蓝花烫2分钟捞起。

3. 热油先把虾仁、瘦肉片分别炒熟捞起，放入香菇、火腿、白菜、西蓝花和竹笋片，炒约2分钟，续加入虾仁、瘦肉片，再加入盐、酱油、胡椒粉炒匀，最后用淀粉勾芡即可。

兔肉煮芋头…

【热量】810千卡
【盐分】4克

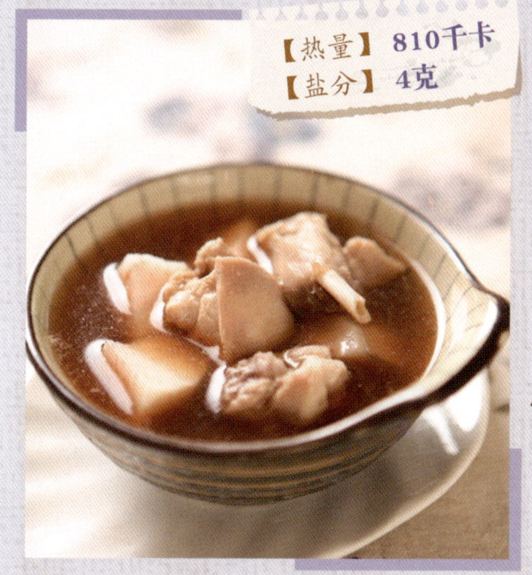

【原料】

净兔………………………………半只
芋头………………………………5个
茴香………………………………1小把

【调料】

精盐……1/2小匙　酱油……1小匙
料酒………2大匙　高汤………2杯
植物油……………………………1大匙
葱花、姜末………………………各适量

【做法】

1. 将净兔用清水洗净，剁成大块，用沸水焯一下，去血水。芋头去皮、洗净，切成块。

2. 炒锅烧热，加植物油，六成热时下入葱花、姜末爆香，放入兔肉、香芋、酱油炒至上色，再加入料酒，倒入高汤烧沸，然后加入精盐煮至入味，出锅前撒上茴香，即可食用。

日式烧鸡腿

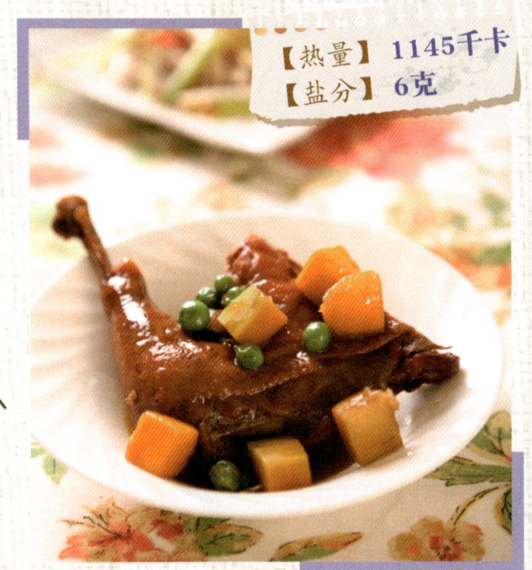

【热量】1145千卡
【盐分】6克

【原料】

鸡腿 …………2个　　南瓜 ……100克
豌豆 ……………………………………30克

【调料】

精盐 ………1小匙　　姜汁 ……2小匙
酱油、料酒、白酒 …………各1/2大匙
辣椒粉、黑胡椒、香油 ……各1/2小匙
植物油 …………2000克（实耗60克）

【做法】

1. 鸡腿用精盐、白酒、酱油、姜汁腌渍30分钟。南瓜洗净，切成大块。南瓜块、豌豆分别用沸水焯熟，捞出控水。

2. 炒锅烧热，加植物油，三成热时将鸡腿放入锅中煎至上色，捞出沥油。锅中留少许底油，加料酒、鸡腿，盖上盖焖2分钟，再加酱油、辣椒粉、黑胡椒继续煮，待汤汁收浓后淋香油，即可食用。

苦瓜烧鸡翅

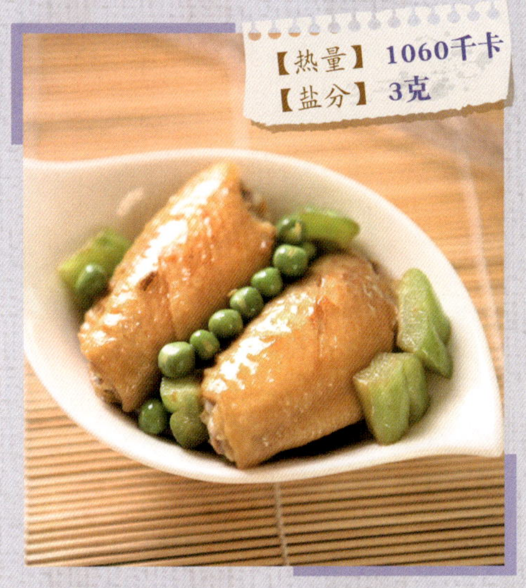

【热量】1060千卡
【盐分】3克

【原料】

鸡翅 …………6个　　苦瓜 ………1根
豌豆 ……………………………………30克

【调料】

精盐、酱油、香油 …………各1/2小匙
干淀粉 ……………………………1小匙
植物油 ……………100克（实耗40克）
高汤 ………半杯　　蒜末 ………适量

【做法】

1. 鸡翅洗净，在鸡翅上划几刀，用精盐、酱油、香油、干淀粉腌制15分钟。苦瓜洗净，剖开去瓤，切大块。豌豆洗净。

2. 炒锅烧热，加植物油，四成热时下入鸡翅炸一下，鸡翅呈金黄色时捞出控油。锅中留少许底油，下入蒜末爆香，添高汤，放入鸡翅烧5分钟，再放入苦瓜、豌豆焖至汤浓，淋上香油，即可食用。

凉拌兔肉丁…

【热量】1240千卡
【盐分】4克

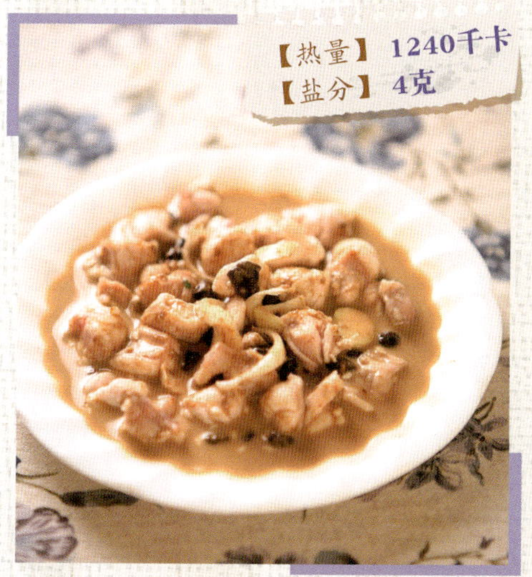

【原料】

净兔……半只
熟芝麻、花生……各适量

【调料】

精盐、豆瓣酱……各1大匙
酱油、红油……各4小匙
花椒粉、胡椒粉……各少许
姜片、葱段……各适量
蒜泥、米醋、豆豉、
芝麻酱、香油……各2小匙

【做法】

1. 兔肉用清水洗净，用沸水焯一下，撇尽浮沫，再加入姜片、葱段，转小火煮熟，捞出凉凉备用。

2. 将兔肉去骨，切成小方丁，放入大碗中，加精盐、酱油、米醋、胡椒粉、红油、豆瓣酱、豆豉、芝麻酱、蒜泥、花椒粉、香油拌匀，撒上熟芝麻、花生即可。

口蘑烧排骨…

【热量】720千卡
【盐分】10克

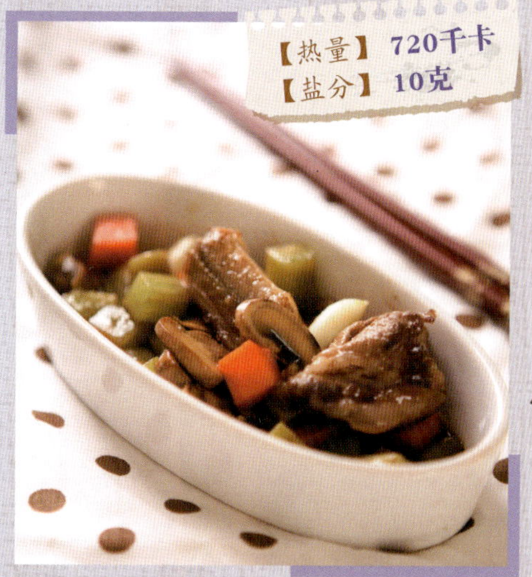

【原料】

猪精排……500克　大蒜……1头
口蘑……50克　笋、胡萝卜……各30克

【调料】

精盐、香油……各1/2小匙
酱油、蚝油……各1小匙
植物油……2大匙
高汤、姜末、蒜末……各适量

【做法】

1. 猪精排用刀剁成寸段，用酱油腌5分钟。口蘑洗净，切片。笋、胡萝卜洗净，切滚刀块。大蒜剥去外皮，洗净。

2. 炒锅烧热，加植物油，六成热时下入姜末、蒜末爆香，再放入排骨炒至变色，放入口蘑片、笋块、胡萝卜块、大蒜瓣，添高汤，烧开后加精盐、蚝油、香油调味，转小火焖20分钟至汤浓，淋上香油，即可食用。

肉类食谱

家常烧兔块...

【原料】

净兔 …………半只　葱白 ………1段
泡红辣椒 ……………………………2根

【调料】

酱油 ………3大匙　香油 ……1大匙
红油 ………5小匙
姜末、蒜末、高汤、
精盐、植物油 ………………… 各适量

【做法】

1. 将净兔洗净，剁成骨牌方块，用沸水焯烫2分钟，捞出控水，再放入烧至七成热的油锅内炸至浅黄色，捞出控油。

2. 泡红辣椒去蒂及籽，剁成末。葱白剁成末，和泡红辣椒末一起装入碗内，浇入热油烫至断生，再加入香油调匀，制成葱椒味汁。

3. 炒锅烧热，加植物油，五成热时下入蒜末、姜末爆香，再加入高汤，放入兔肉块、红油、酱油、精盐，大火煮沸后用小火炖至汤少汁浓，出锅前淋入葱椒味汁即可。

【热量】855千卡
【盐分】7克

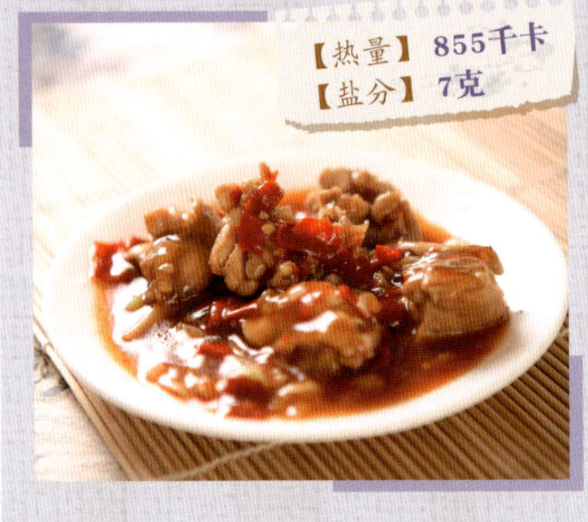

油泼兔肉...

【热量】810千卡
【盐分】7克

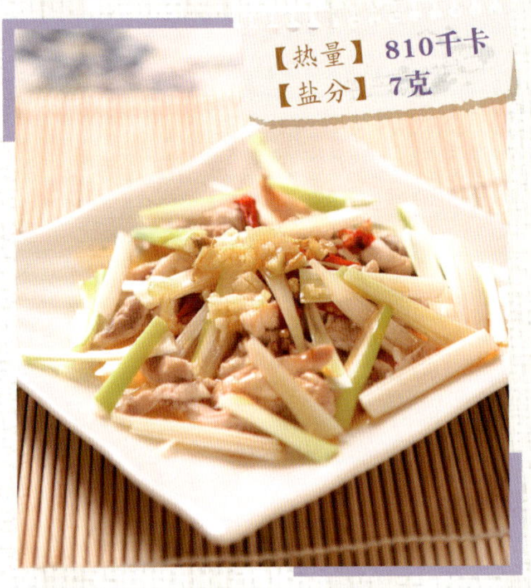

【原料】

净兔 …………半只　葱白 ………1段
泡红辣椒 ……………………………3根

【调料】

醪糟汁 ……3大匙　米醋 ……1大匙
酱油、香油 ……………………各2小匙
植物油 ……………500克（约耗30克）
蒜末、姜末 …………………… 各适量

【做法】

1. 将葱白切成粗丝，摆在盘内。净兔用沸水煮熟，捞出凉凉后剔去骨，将兔肉切成粗丝，放在葱丝上。泡红辣椒剁细。

2. 将泡红辣椒末装入碗中，倒入烧热的植物油，断生。油呈红色时，再加入姜末、蒜末、酱油、米醋、醪糟汁、香油调匀，淋在盘内兔丝上面即可。

熘炒鸡丁…

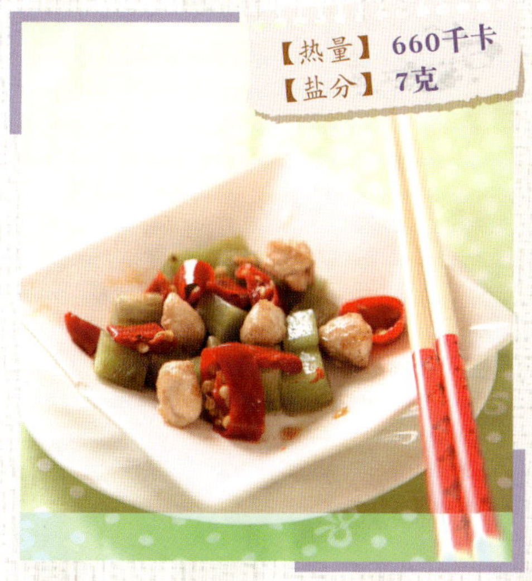

【热量】660千卡
【盐分】7克

【原料】

鸡胸脯肉 ……………………………200克
莴笋 ………1根　　鸡蛋 ………2个
泡红辣椒 ……………………………3根

【调料】

精盐 ………1小匙　　香油 ……2小匙
干淀粉 ……………………………3大匙
酱油、米醋、绍酒、水淀粉 …各1大匙
姜末、蒜末、葱花 ……………各适量

【做法】

1. 鸡蛋取蛋清。将鸡胸脯肉洗净，切成见方的丁，加入干淀粉、鸡蛋清、精盐上浆。泡红辣椒剁细。莴笋剥去外皮，切成滚刀块。

2. 精盐、酱油、米醋、绍酒、水淀粉、香油调成味汁。

3. 炒锅烧热，加植物油，三成热时放入姜末、蒜末、葱花爆香，再下入鸡丁、莴笋炒至断生，加入泡红辣椒炒红，然后倒入味汁快速翻炒均匀即可。

冬瓜鸡汤…

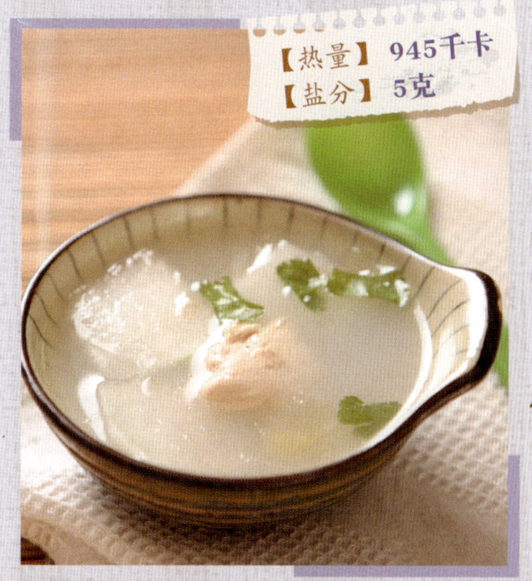

【热量】945千卡
【盐分】5克

【原料】

白条鸡 ……………………………半只
冬瓜 ……………………………250克

【调料】

精盐、料酒 …………………各1小匙
葱花、姜末 …………………各适量

【做法】

1. 冬瓜去皮、洗净，切大片。白条鸡洗净，用刀剁成大块，用沸水焯一下，去血水，捞出控水。

2. 汤锅中加入足量清水，大火烧开后放入鸡块，再加入料酒、姜末烧沸，然后转小火炖至鸡肉酥烂，放入冬瓜片炖至透明，出锅前加入葱花、姜末、精盐调味，即可食用。

肉类食谱

黑白肉片…

【热量】750千卡
【盐分】7克

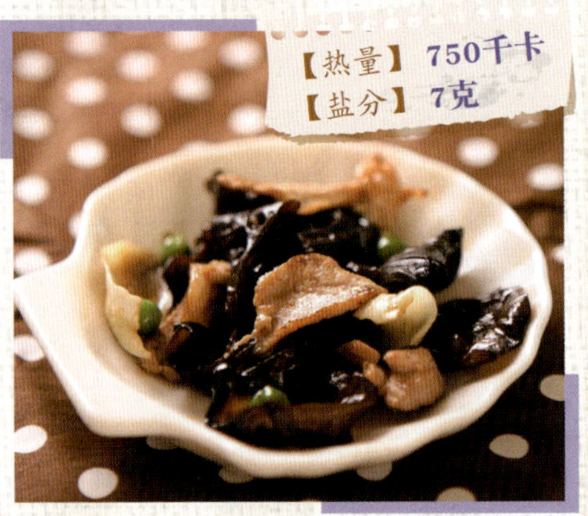

【原料】

猪瘦肉……200克　鸡蛋………1个
干木耳、干百合………………各30克
豌豆………………………………适量

【调料】

精盐………1小匙　米醋……2小匙
酱油………2小匙　绍酒……1大匙
水淀粉……4大匙　高汤……半杯
植物油……………500克（约耗30克）
葱花、姜末、蒜末……………各适量

【做法】

1. 将猪瘦肉洗净，切成片，加入水淀粉、精盐、鸡蛋上浆。豌豆去荚，洗净。干木耳用清水泡发，去蒂洗净，撕成小朵。干百合用清水泡发，洗净。

2. 绍酒、米醋、酱油、精盐、高汤、水淀粉调成味汁。

3. 炒锅烧热，加植物油，五成热时下入肉片，炸至外酥里嫩、呈金黄色捞出控油。锅中留少许底油，放入葱花、姜末、蒜末爆香，再下入木耳、百合、豌豆、炸好的肉片翻炒数下，放入味汁翻炒均匀，即可食用。

豆腐丝拌鸡丝…

【热量】585千卡
【盐分】5克

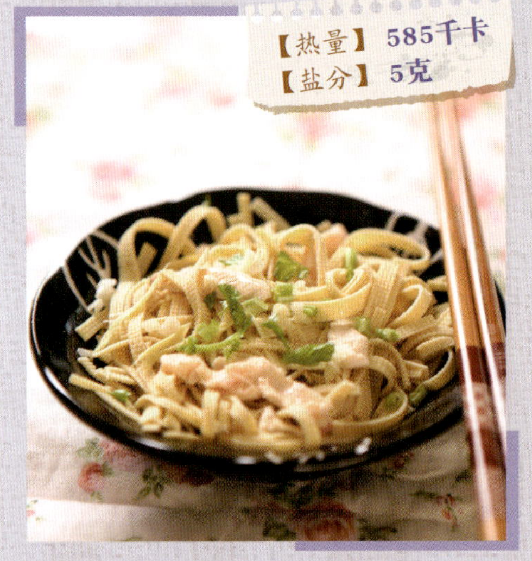

【原料】

干豆腐皮……1张　生姜……1小块
鸡胸脯肉…………………………200克

【调料】

精盐、香油…………………各1小匙
高汤………2大匙　蒜末………适量

【做法】

1. 将干豆腐皮、生姜切丝，分别用沸水焯好，捞出凉凉。将鸡胸脯肉切成细丝，用沸水焯熟，和干豆腐丝、姜丝一起装盘。

2. 将高汤、精盐、蒜末、香油调成味汁，浇在盘上，即可食用。

1千卡=4.184千焦

鸡肉炒三丁...

【热量】670千卡
【盐分】6克

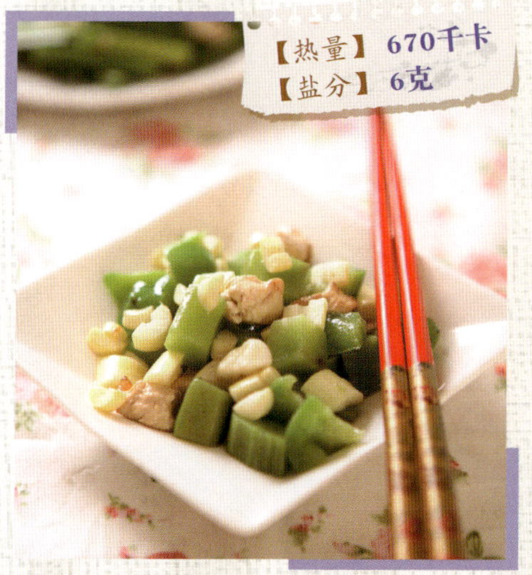

【原料】

鸡胸脯肉 ……………………………… 200克
笋、莴笋 ……………………………… 各1根
青辣椒 ……1个　　蛋清 ………1个

【调料】

精盐 ……1小匙　泡辣椒末 …1大匙
酱油、醋 …………………………… 各1小匙
高汤 ……………………………………5大匙
植物油 ………… 500克（实耗30克）
姜末、蒜泥、葱花、水淀粉 …各适量

【做法】

1. 鸡胸脯肉切小块，用精盐、蛋清、水淀粉抓匀上浆。笋、莴笋剥去外皮，切丁。青辣椒洗净，去蒂及籽，切丁。精盐、酱油、醋、高汤、水淀粉调成芡汁。

2. 炒锅烧热，加植物油，四成热时下鸡块滑散，放入笋丁、莴笋丁炸熟，捞出沥油。锅中留少许底油，放入泡辣椒末爆香，加姜末、蒜泥炒香，下鸡肉丁、笋丁、莴笋丁、青椒丁、葱花翻炒均匀即可。

咖喱鸡汤...

【热量】500千卡
【盐分】7克

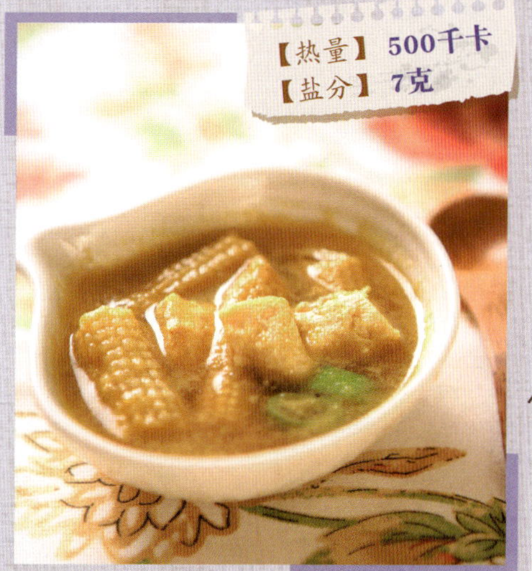

【原料】

鸡胸脯肉 ……………………………… 200克
玉米笋罐头 ………………………… 1罐

【调料】

精盐 ………1小匙　咖喱粉 …1大匙
酱油 ………3小匙　高汤 ……… 2杯
葱丝、姜末 ……………………各少许

【做法】

1. 将鸡胸脯肉切成条。将玉米笋倒出控水，从中间剖开。

2. 汤锅中加入高汤烧沸，下入鸡肉条、玉米笋，再放入咖喱粉、姜末、酱油、精盐，煮至鸡肉熟透，出锅前撒入葱丝，即可食用。

豆干炒鸡粒...

【原料】

五香豆腐干 ……………………3块
鸡胸脯肉 ……………………100克
荸荠 ……………………5个
熟芝麻、松子仁 ……………各适量

【调料】

精盐 ……………………1/2小匙
酱油、蚝油 ……………各1/2大匙
植物油 ……………………1大匙
葱花、姜末、蒜末 …………各适量

【做法】

1. 五香豆腐干切丁。荸荠去皮洗净，用刀拍碎。鸡胸脯肉切成小丁，加精盐腌制。青辣椒、红辣椒洗净，去蒂及籽，分别切小丁。

2. 炒锅烧热，加植物油，三成热时放入鸡丁炒散，再放入五香豆腐干、葱花、姜末、蒜末用中火翻炒，待五香豆腐干炒透后，加入荸荠翻炒，加入精盐、蚝油、酱油调味，炒匀后撒入熟芝麻、松子仁，即可食用。

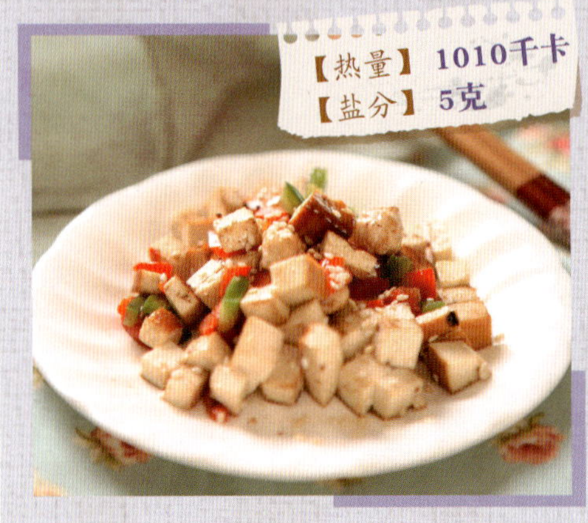

【热量】1010千卡
【盐分】5克

椒香鸡丁...

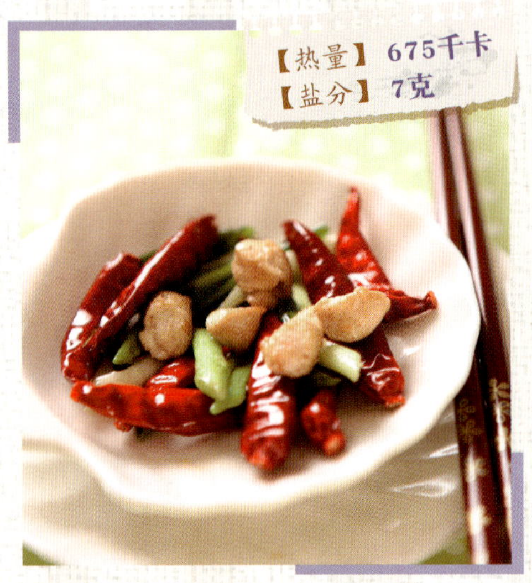

【热量】675千卡
【盐分】7克

【原料】

鸡胸脯肉 ……………………300克

【调料】

酱油 ……………………3大匙
料酒 ……………………1大匙
香油 ……………………1小匙
植物油 ……………………500克
干辣椒、葱段、生姜、花椒 …各适量

【做法】

1. 将鸡胸脯肉洗净，切成小方丁，加料酒、酱油、葱段、生姜拌匀，腌渍10分钟。干辣椒洗净，去蒂、去籽，切成长段。

2. 炒锅烧热，加植物油，三成热时下入鸡丁炸干水分，捞出控油。锅中留少许底油，下入花椒、辣椒段爆香，倒入鸡丁，再加入酱油、料酒煮5分钟，出锅前淋香油炒匀，即可食用。

牛肉炖萝卜…

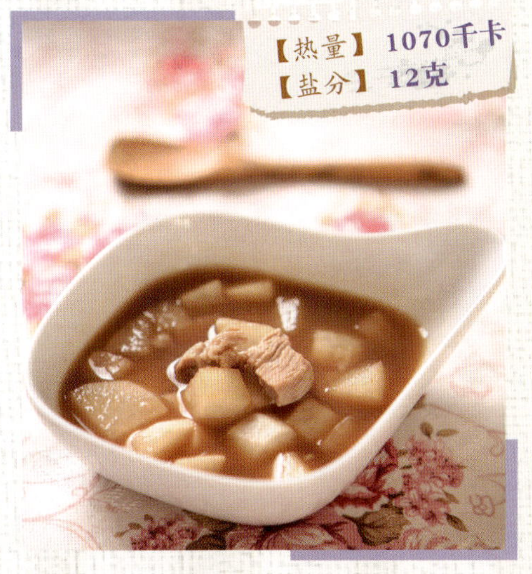

【热量】1070千卡
【盐分】12克

【原料】

牛肉 ………500克　　白萝卜 ……1根

【调料】

精盐 ………2小匙　　绍酒 ……1大匙
豆瓣酱 ……2大匙　　植物油 …1大匙
姜片、葱段、大料、桂皮、花椒 …………………………各适量

【做法】

1. 将牛肉洗净，切成小块，用沸水焯烫去血水，捞出控水。白萝卜洗净去皮，切成滚刀块。桂皮、花椒、大料用纱布包成香料包。

2. 炒锅烧热，加植物油，四成热时下入豆瓣酱炒出红色，加入热水烧沸，放入牛肉与姜片、葱段、绍酒、精盐、香料包，小火炖4小时，待牛肉软烂、汁浓时，加入萝卜块炖半小时，拣去姜片、葱段、香料包，即可食用。

桃仁炒鸡丁…

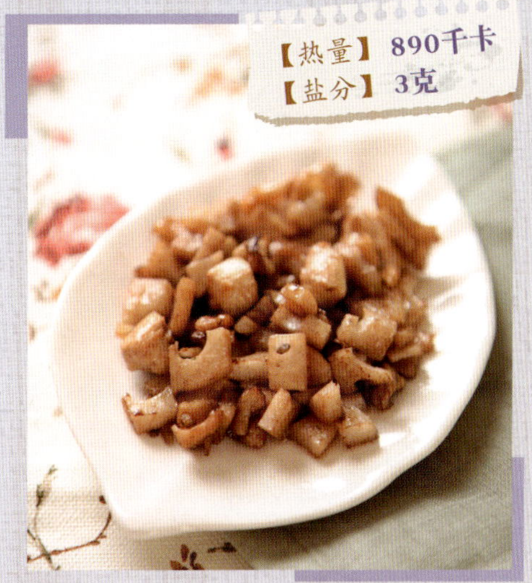

【热量】890千卡
【盐分】3克

【原料】

鸡胸脯肉 ……………………………200克
莲藕 …………半根　　鸡蛋 ………1个
核桃仁 ………………………………30克

【调料】

豆瓣酱 ……1大匙　　料酒 ……3小匙
植物油 ……2大匙　　姜 …………1片
酱油 …………………………………1小匙
精盐 ………………………………适量

【做法】

1. 莲藕削皮，切丁，用沸水焯一下，捞出控水。鸡胸脯肉洗净，切丁，加精盐、料酒腌渍片刻，然后加鸡蛋、水淀粉拌匀上浆。核桃仁过油炸酥。

2. 炒锅烧热，加植物油，将鸡肉丁、莲藕丁过油断生，捞出控油。锅中留少许底油，放入姜片、豆瓣酱、料酒、酱油爆香，下鸡肉丁、莲藕丁、核桃仁，翻炒均匀，即可食用。

1千卡=4.184千焦

鸡丝扒蒜苗

【原料】

鸡胸脯肉 ……………………………150克
蒜苗 …………1把　鸡蛋 ………1个

【调料】

精盐 ……………………………1小匙
水淀粉 ……1大匙　高汤 ……2大匙
料酒、姜汁 ……………………各2小匙
香油、胡椒粉 …………………各适量
植物油 ……………500克（约耗35克）

【做法】

1. 鸡蛋取蛋清。鸡胸脯肉切丝，用精盐、蛋清、水淀粉抓匀上浆。蒜苗洗净、切段。

2. 炒锅烧热，加植物油，下入蒜苗、姜汁、料酒、精盐炒至七成熟，添高汤，加胡椒粉、香油，用水淀粉勾芡，翻炒均匀后装盘。

3. 炒锅烧热，加植物油，五成熟时放入鸡丝滑散，捞出沥油。锅中留少许底油，加姜汁、高汤、精盐、香油、胡椒粉、鸡丝，烧开后用水淀粉勾芡，倒在蒜苗上即可。

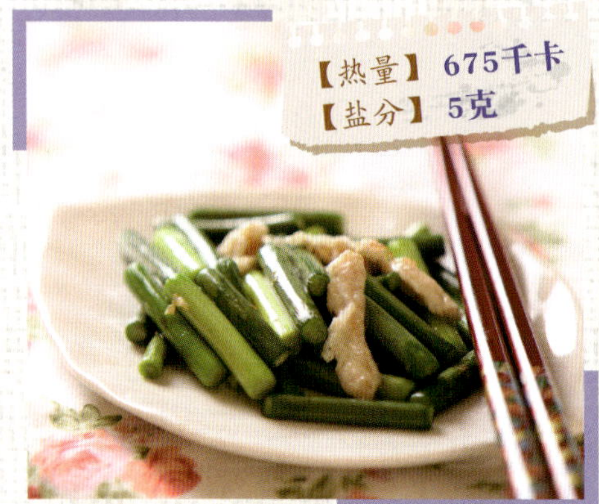

【热量】675千卡
【盐分】5克

牛肉炖海带

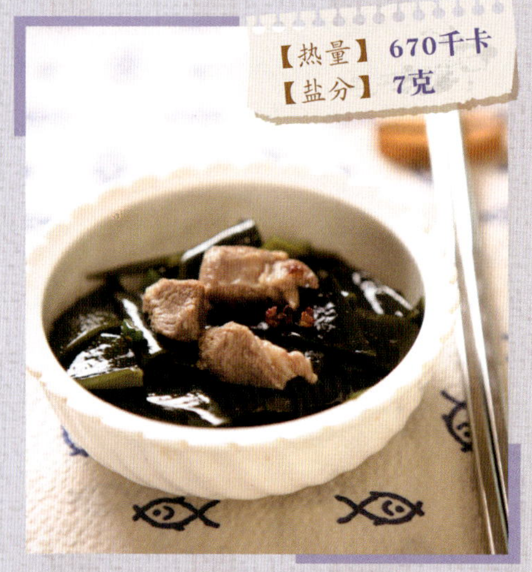

【热量】670千卡
【盐分】7克

【原料】

牛肉 ……………………………………300克
海带 ……………………………………200克

【调料】

绍酒、酱油、高汤 …………各2大匙
精盐 ……………………………1小匙
植物油 ……………500克（实耗30克）
花椒、大料、茴香、葱花 …… 各少许

【做法】

1. 海带泡发洗净，切成菱形片。牛肉切成见方的块，放入七成热的油中炸至变色，捞出沥油。

2. 锅中留少许底油，下入葱花、花椒、大料、茴香爆香，加绍酒、酱油、精盐调味，添高汤烧开，放入炸好的牛肉块，盖上盖，小火炖至牛肉八分熟时放入海带片，继续炖至牛肉熟烂入味即可。

1千卡=4.184千焦

家常烧鸡块…

【热量】1800千卡
【盐分】7克

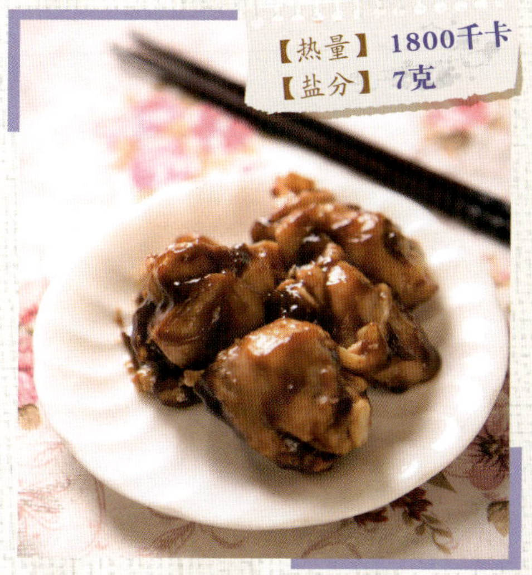

【原料】

白条鸡 ……1只

【调料】

精盐、米醋 ……各1小匙
酱油 ……2小匙
水淀粉 ……4小匙
高汤 ……1杯
植物油 ……1大匙
葱花、姜末 ……各适量

【做法】

1. 将白条鸡洗净，用刀剁成麻将牌大小的块，用沸水焯一下，去净血水，捞出投凉。

2. 炒锅烧热，加植物油，六成热时下入姜末爆香，再放入鸡块，加入高汤、精盐、酱油焖烧约5分钟，然后放入葱花，淋入米醋略炒，用水淀粉勾芡，即可食用。

牛肉炖西红柿…

【原料】

牛肉 ……300克　西红柿 ……2个
洋葱末 ……30克
玉米粒、豌豆 ……各15克
胡萝卜 ……1根

【调料】

精盐 ……1小匙
番茄沙司 ……1大匙
植物油 ……2大匙
蒜末 ……适量

【做法】

1. 牛肉洗净，切小块，用沸水焯烫去血水，捞出控水。西红柿洗净，切成块。胡萝卜洗净，去皮，切成小丁。玉米粒、豌豆洗净。

2. 汤锅中加足量水烧沸，放入焯好的牛肉块煮2小时，制成高汤。

3. 炒锅烧热，加植物油，四成热时下入洋葱末爆香，再放入西红柿炒软，然后放入玉米粒、胡萝卜丁、豌豆炒至断生，倒入牛肉、牛肉高汤，加精盐、蒜末、番茄沙司煮至入味，即可食用。

【热量】1020千卡
【盐分】5克

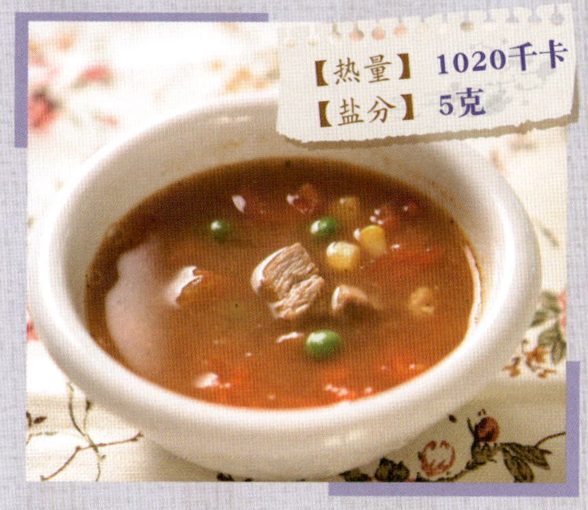

肉类食谱

黄豆炖牛肉…

【热量】1005千卡
【盐分】5克

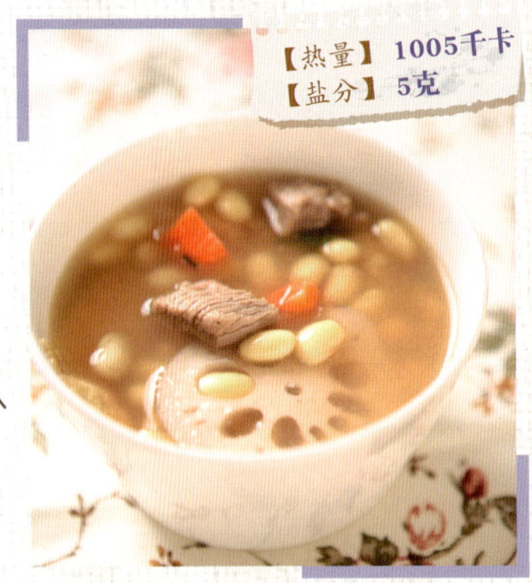

【原料】

牛肉……400克
莲藕、胡萝卜……各1根
黄豆……50克

【调料】

精盐……1小匙

【做法】

1. 将牛肉洗净，切成块，用沸水焯去血水，捞出控水。莲藕削去外皮，洗净，切成滚刀块。胡萝卜洗净，去皮，切成滚刀块。黄豆洗净，放入清水中泡至发胀。

2. 汤锅中加入清水烧沸，放入牛肉块、莲藕块、胡萝卜块、黄豆，大火煮沸后转小火炖1小时，至牛肉熟烂，出锅前加精盐调味，即可食用。

菊茉鸡肉…

【热量】500千卡
【盐分】2克

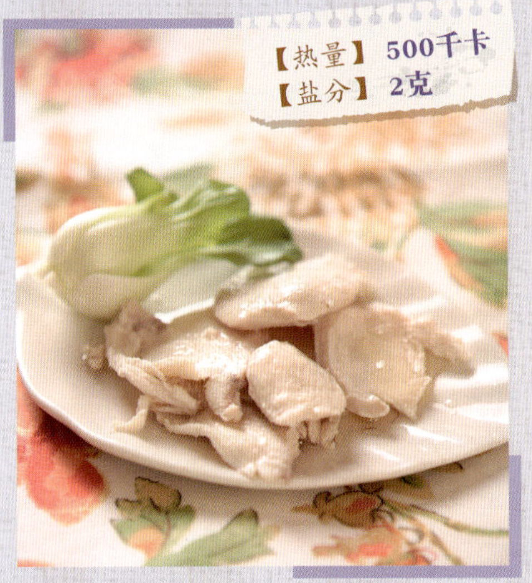

【原料】

鸡脯肉……250克
鸡蛋清……40克
杭菊花……3朵　茉莉花……7朵
茶叶……15克　菜心……200克

【调料】

清汤、盐、鸡精、绍酒、淀粉、橄榄油……各适量

【做法】

1. 鸡脯肉去筋膜，切成薄片，加盐、绍酒、鸡精、鸡蛋清、淀粉拌匀上浆；菜心洗净；杭菊花、茉莉花、茶叶放入大碗，沸水冲泡，取花茶汁500克。

2. 花茶汁烧沸，倒入鸡片汆熟，捞出；原锅复上火，加入清汤烧沸，加盐、鸡精、鸡片、菜心再烧沸，淋上橄榄油装盘即可。

 1千卡=4.184千焦

排骨白菜汤…

【热量】720千卡
【盐分】5克

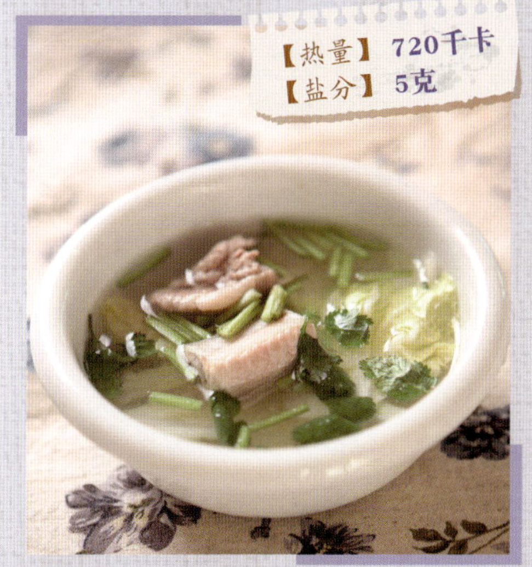

【原料】

猪排骨……300克
白菜心……250克　香菜……1小把

【调料】

精盐……1小匙　高汤……1杯
花椒水……2大匙
植物油……1大匙
葱花、姜片……各适量

【做法】

1. 将排骨洗净，剁成寸段，用沸水焯去血水，捞出用清水冲洗净。白菜心切成长方块。香菜择去老叶，切成小段。

2. 炒锅烧热，加植物油，六成热时放入葱花、姜片爆香，再放入白菜心炒至半熟，添高汤，加排骨、精盐、花椒水，大火烧开后转小火炖至排骨熟烂，出锅前撒上香菜段，即可食用。

南瓜排骨汤…

【热量】960千卡
【盐分】5克

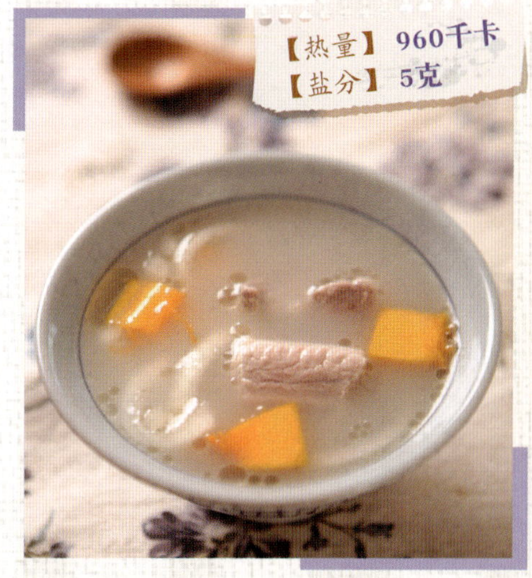

【原料】

排骨……500克
南瓜……150克
洋葱……半个

【调料】

精盐……1小匙

【做法】

1. 排骨洗净，剁成寸段，用沸水焯去血水，捞出用清水冲洗净。南瓜洗净，片去厚皮，去籽，切成小块。洋葱去皮、洗净，切成瓣。

2. 汤锅中加入清水烧沸，下入排骨、南瓜、洋葱大火煮沸，转小火炖2小时，最后加入精盐调味，即可食用。

肉类食谱

黄瓜炒牛肉...

【热量】460千卡
【盐分】10克

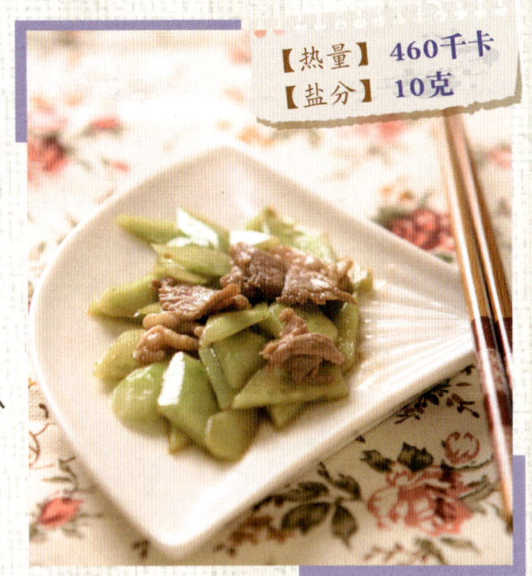

【原料】

牛肉 ……… 150克
黄瓜 ……… 2根

【调料】

精盐 ……… 1小匙
豆瓣酱、水淀粉 ……… 各2大匙
植物油 ……… 1大匙
蒜茸、姜片、葱段 ……… 各适量

【做法】

1. 黄瓜洗净，去皮，切片。牛肉切薄片，加部分豆瓣酱、姜片、水淀粉上浆，腌渍10分钟。

2. 炒锅烧热，加植物油，四成热时下入蒜茸、豆瓣酱爆香，再放入牛肉片，加入精盐调味，添适量热水，煮至熟烂入味，加入黄瓜片、葱段炒至黄瓜片软塌，出锅前用水淀粉勾芡，即可食用。

口蘑牛肉汤...

【热量】525千卡
【盐分】5克

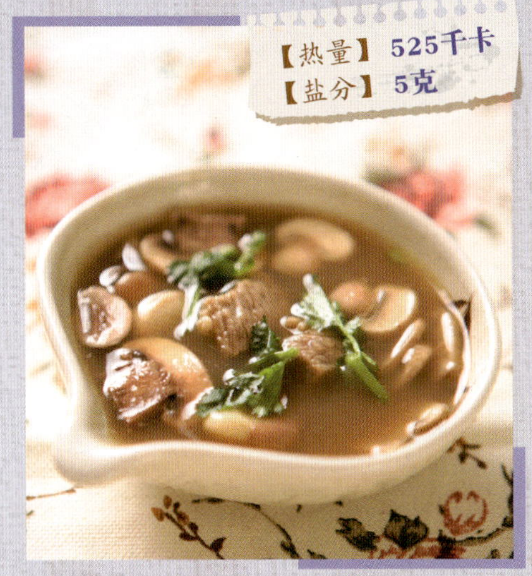

【原料】

牛肉 ……… 200克
口蘑 ……… 100克
新鲜蚕豆 ……… 80克

【调料】

精盐 ……… 1小匙
胡椒粉 ……… 1/2小匙
葱花 ……… 适量
大蒜 ……… 2瓣

【做法】

1. 将牛肉洗净，切成块，用沸水焯去血水，捞出控水。口蘑洗净，切成片。蚕豆洗净，用沸水焯熟，捞出控水。

2. 汤锅中加入清水烧沸，放入牛肉块、口蘑、蚕豆、精盐、胡椒粉，煮至牛肉熟烂，然后放入葱花、蒜瓣继续煮5分钟，即可食用。

牛奶炖鸡…

【热量】2100千卡
【盐分】2克

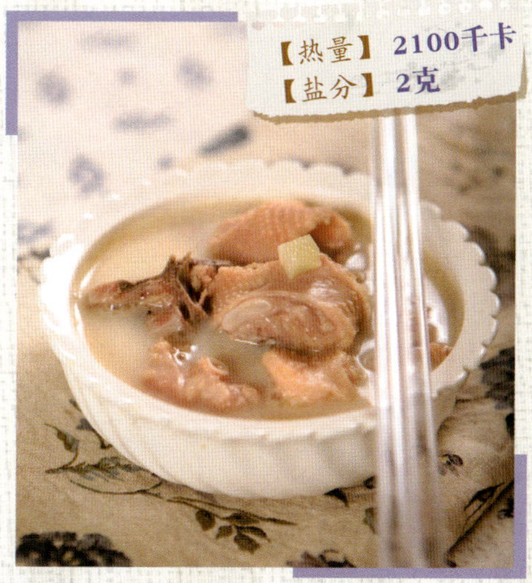

【原料】

嫩雌鸡 ……………………………… 1只
鲜奶 ……………………………… 500克

【调料】

姜片、盐 ……………………… 各适量

【做法】

1. 将嫩雌鸡宰杀，去毛、去内脏，洗净切块。

2. 把鸡肉放入滚水汆烫，待鸡肉变色后，即可捞出；将汆烫好的鸡肉浸泡在冷水后取出，去除鸡皮及鸡油。

3. 将处理好的鸡放入砂锅中，加入适量的清水、姜片及鲜奶煮滚后，转小火炖3小时，加盐调味后，即可食用。

鸡肉白菜鲜汤…

【原料】

鸡肉 ……………………………… 500克
小白菜 …………………………… 250克
牛奶 ……………………………… 80毫升

【调料】

植物油、葱花、料酒、鸡汤、盐、水淀粉 ……………………… 各适量

【做法】

1. 将小白菜洗净去根，切成10厘米长的段；鸡肉切成块，用沸水焯透，捞出用凉水过凉，沥干。

2. 油锅烧热，下葱花，烹料酒，加入鸡汤和盐，放入鸡肉块和小白菜段。

3. 大火烧沸之后，加入鸡汤、牛奶，并用水淀粉勾芡，盛入盘内即可。

【热量】1000千卡
【盐分】2克

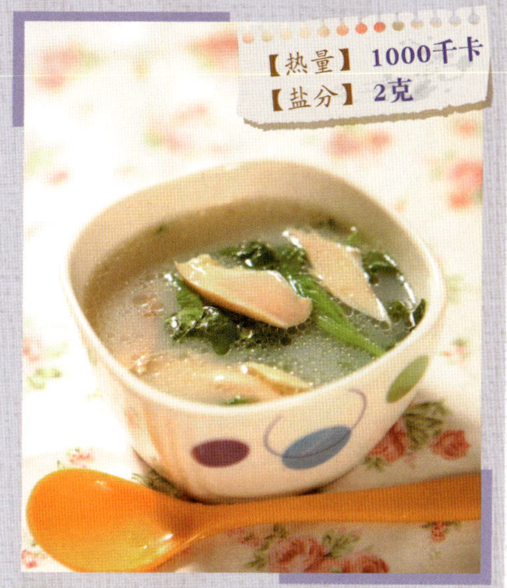

营养答疑 9

水产应该怎么吃才促进营养成分的吸收

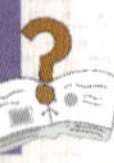

与几十年前相比，现在中国居民的膳食结构发生了翻天覆地的变化，每日饮食中的脂肪与糖类超标，而粗粮、蔬果等摄入不足。糖尿病的高发和这种改变不无关系。因此，我们更应该在饮食上加以注意。

健康笔记

【一、鱼虾贝类是优质食物】

水产的种类很多，鱼虾贝等数不胜数。与其他种类的食物相比，水产的优势在于含有丰富的蛋白质，而且质量好、容易吸收。水产的脂肪和胆固醇含量较低，经常食用可以避免肥胖，预防糖尿病和心脑血管疾病。没有肝、肾功能障碍，没有痛风的糖尿病患者是非常适合食用水产的。可以每天吃一顿鱼，或者每周吃两三次海鲜，每次吃45～60克（1两左右）就可以了。

健康笔记

【二、如何烹制水产更营养】

鱼类和其他水产更适合煮、蒸、炒、熘等烹饪方法。煮的方法可以对食物中的蛋白质起到部分水解作用，而且会使水溶性维生素和矿物质溶于水中，因此，鱼汤也是能获取营养的较好饮食。采用蒸的方法时，食物与水的接触较少，因此可溶性营养素的损失也很少，适合糖尿病患者。

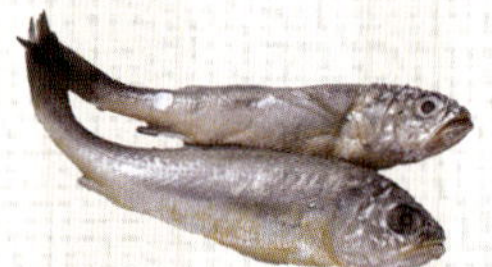

【适合糖尿病患者食用的水产】

【种　类】	【介　绍】
海　参	海参是名贵的食材，是“八珍”之一，具有激活胰岛β细胞活性，降低高浓度血糖的作用，是糖尿病患者的理想食物。海参的营养成分均匀合理，可有效补充饮食上摄取不到的营养物质，调节营养代谢紊乱，有效预防各种糖尿病并发症的发生。
鳝　鱼	鳝鱼的鱼肉中含有黄鳝素A和黄鳝素B，是控制糖尿病的高效物质，有显著的降血糖和调节血糖生理功能的作用，对预防糖尿病有很好的效果。

续表

鲤鱼	鲤鱼是经常在餐桌上能见到的美味佳肴。鲤鱼肉质细嫩，它的蛋白质不但含量高，而且质量也佳，人体消化吸收率可达96%，并能供给人体必需的氨基酸、矿物质、维生素A和维生素D。鲤鱼的脂肪多为不饱和脂肪酸，能很好地降低胆固醇，可以防治动脉硬化、冠心病、糖尿病，因此，多吃鲤鱼有益身体。
贝类	贝类中含有丰富的矿物质，如锌、铬等，对胰岛素的分泌有促进和调节的作用。贝类的种类很多，营养功效也各不相同，比如牡蛎含有维生素B_1、维生素B_2、牛磺酸，能够提高胆酸分泌和减少胆固醇；而蛤蜊中含有镁、铁、钾等矿物质，镁有促进能量代谢的作用，对降低血糖也很重要。
田螺	田螺含有蛋白质、脂肪、碳水化合物，以及钙、磷、铁、维生素等营养成分，其中钙的含量特别高。食用田螺有降糖、降脂的作用，对于辅助治疗糖尿病、高血压和单纯性肥胖症有一定的效果。
章鱼	章鱼含有丰富的营养物质，如牛磺酸、锌和多种维生素，是可以降低血糖的保健食物。此外，锌还是胰岛素合成不可缺少的重要物质，更具有强化血管细胞的作用，可以预防血管老化。
鲫鱼	鲫鱼肉味鲜美，肉质细嫩，营养价值极高，它的特点是营养素全面，含糖分多，脂肪少，所以吃起来既鲜嫩又不肥腻，还有点甜丝丝的感觉。鲫鱼所含的蛋白质质优齐全，容易消化吸收，是糖尿病患者的良好蛋白质来源。此外，鲫鱼有健脾和胃的功效，对糖尿病有很好的滋补食疗作用。
沙丁鱼	沙丁鱼是一种营养丰富的鱼类，它富含磷脂及Ω-3-脂肪酸、蛋白质和钙。根据美国心血管协会网站内容显示，这种特殊脂肪酸可以减少甘油三酯的产生，并有逐渐降低血压和减缓动脉粥样硬化速度的作用。除了磷脂，沙丁鱼还含有大量钙，可以补充糖尿病患者流失的钙质。
虾	虾肉肉质松软，易消化，是难得的优质食品。虾仁中不仅含钙量很高，而且镁含量也很丰富，对补钙更加有利。同时，虾肉含有丰富的维生素D，可促进钙的吸收。 镁元素对心脏活动有重要的调节作用，能很好地保护心血管系统，它可减少血液中胆固醇含量，防止动脉硬化，预防糖尿病引起的血管病变。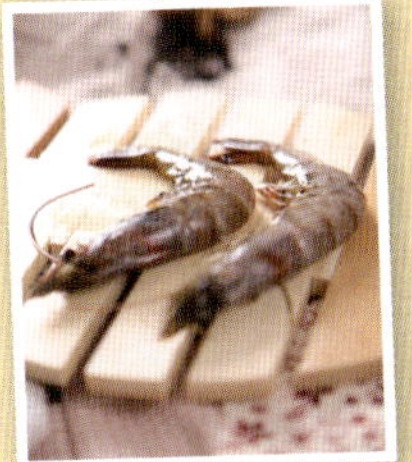

麻辣鳝段…

【热量】555千卡
【盐分】5克

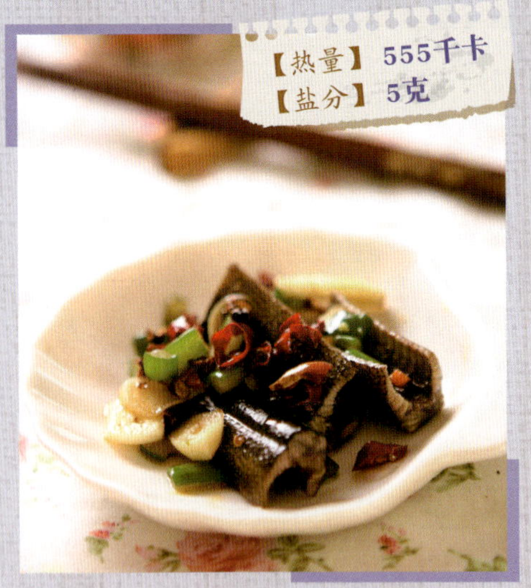

【原料】

鳝鱼……2条

【调料】

麻油……2小匙
精盐、花椒……各1小匙
辣椒……1大匙
淀粉、醋……各少许
植物油……1大匙
生姜、蒜片、葱花、料酒……各适量

【做法】

1. 鳝鱼加少许醋、淀粉抓洗，除去鳝鱼身上的黏液后，去内脏，切小段。

2. 炒锅烧热，加植物油，六成热时放入生姜、蒜片、葱花爆香，然后放入鳝段翻炒至熟，最后放入料酒、花椒、辣椒、精盐、适量水稍煮片刻，出锅前淋上麻油即可。

干煸鳝段…

【热量】555千卡
【盐分】3克

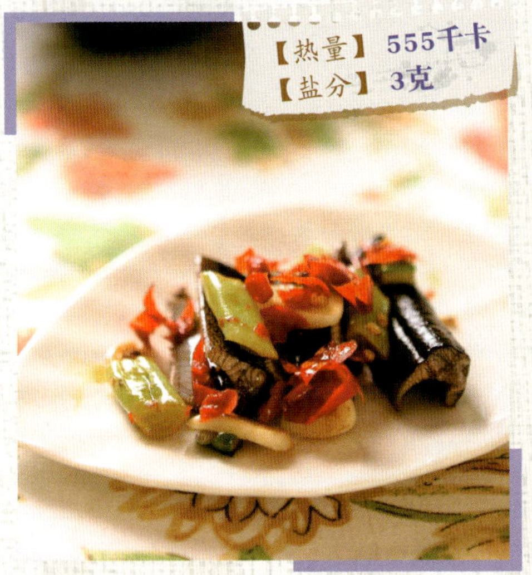

【原料】

鳝鱼……2条

【调料】

酒酿、豆瓣酱……各1大匙
泡辣椒……2大匙
酱油……1小匙
花椒粉……1/2小匙
淀粉、醋……各少许
植物油……1大匙
葱花、姜末、蒜片、水淀粉、高汤……各适量

【做法】

1. 鳝鱼加少许醋、淀粉抓洗，除去鳝鱼身上的黏液后，去除内脏，将鳝鱼切小段。

2. 炒锅烧热，加植物油，六成热时葱花、姜末、蒜片爆香，倒入鳝段，煸干水分，加泡辣椒、豆瓣酱、花椒粉、酒酿、酱油调味。锅中添适量高汤，待汤汁慢慢收干，最后用水淀粉勾芡收汁，即可。

 ● 1千卡=4.184千焦

煎香虾藕盒…

【原料】

莲藕……1根　鲜虾仁……200克
肉末……50克

【调料】

生抽、香醋、香油、胡椒粉……2大匙
淀粉……1小匙
植物油……2大匙
葱、姜……各适量

【做法】

1. 莲藕洗净，放在沸水中煮透，捞出控水。香菜、葱、姜洗净，切末。

2. 虾肉剁碎，加肉末、精盐、胡椒粉，顺一个方向搅打上劲，调成虾肉馅。

3. 莲藕切厚片，两片莲藕间夹一些虾肉馅儿，然后蘸淀粉。炒锅烧热，加植物油，将藕盒放入锅中，煎至两面金黄色，然后撒上胡椒粉，加少许热水煎1分钟后出锅。将生抽、香醋、葱、姜制成蘸料，即可食用。

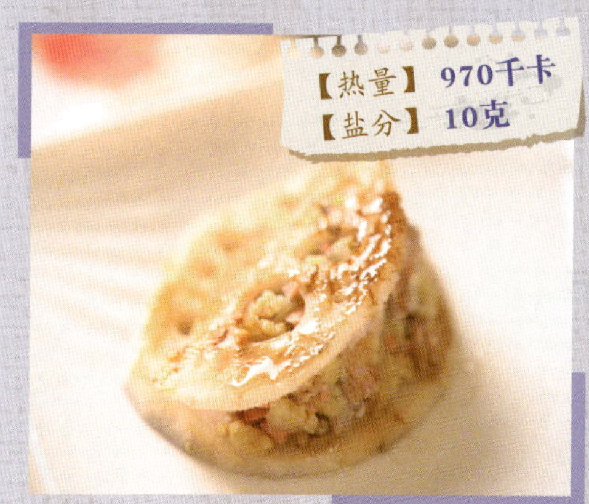

【热量】970千卡
【盐分】10克

炒鳝段…

【原料】

鳝鱼……2条
青辣椒、红辣椒……各1个

【调料】

料酒、植物油……各1大匙
醋、淀粉……各少许
豆豉……3大匙
胡椒粉……1小匙
蒜末……适量

【做法】

1. 鳝鱼加少许醋、淀粉抓洗，除去鳝鱼身上的黏液后，去内脏，切小段。青辣椒、红辣椒分别洗净，去蒂、去籽，切菱形片。豆豉用水洗净。

2. 炒锅烧热，加植物油，四成热时倒入鳝段，并淋料酒，炒匀后盛出。

3. 炒锅烧热，加植物油，六成热时倒入蒜末爆香，加豆豉、青辣椒片、红辣椒片翻炒，最后放入鳝段、胡椒粉一起翻炒均匀即可。

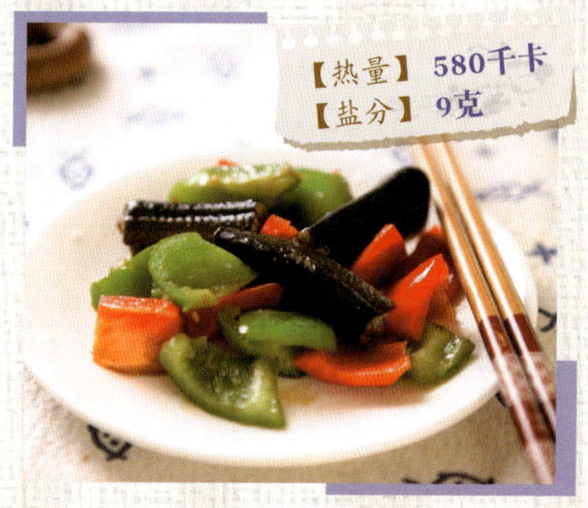

【热量】580千卡
【盐分】9克

水产食谱

茶香清蒸鲫鱼...

【热量】685千卡
【盐分】7克

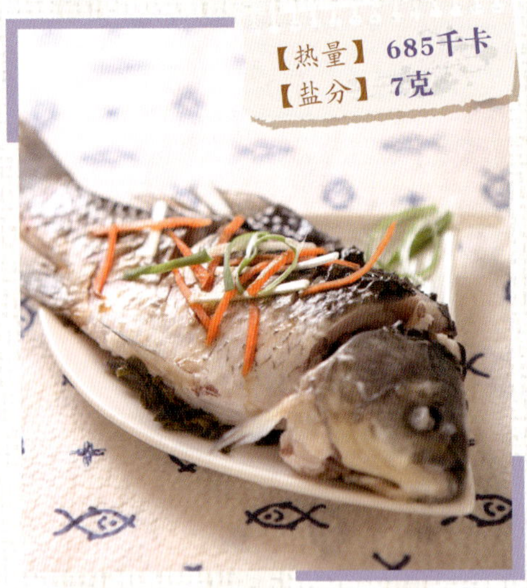

【原料】

鲫鱼 ……………………………………1条

【调料】

精盐 ……………………………………1小匙
烧酒、植物油 ……………………各1大匙
绿茶 ……………………………………适量
葱段、姜片 ……………………………各适量

【做法】

1. 鲫鱼去腮、去内脏，刮净鱼鳞，洗净。将绿茶洗净，用热水泡一下，沥干，装入鱼腹中。

2. 炒锅加入足量清水，大火煮沸后，将鲫鱼在沸水中焯一下，然后捞出放在大盘上，

3. 在鱼身上、下垫上葱段、姜片，撒上精盐，加烧酒、绿茶水、植物油，上屉蒸20分钟至鱼熟透，即可食用。

泥鳅炖豆腐...

【原料】

泥鳅 ……………………………………10条
豆腐 ……………………………………1块

【调料】

酱油、料酒、水淀粉 ………各1大匙
高汤 ……………………………………1杯
胡椒粉 …………………………………1小匙
植物油 …………………………………300克
葱花、生姜末 ………………………各1小匙

【做法】

1. 将豆腐切方丁，放入沸水中焯一下，捞出投凉。泥鳅用沸水焯一下，除去鱼身上的黏液，用凉水洗净，放入碗中，加料酒、酱油腌渍10分钟。

2. 炒锅烧热，加植物油，七成热时下入泥鳅，炒成金黄色后，捞出沥油。炒锅留少许底油，下葱花、生姜末爆香，放入豆腐、泥鳅，加料酒、高汤，煮沸后放入酱油，再次烧滚后，淋水淀粉勾薄芡，撒上胡椒粉，即可食用。

【热量】935千卡
【盐分】3克

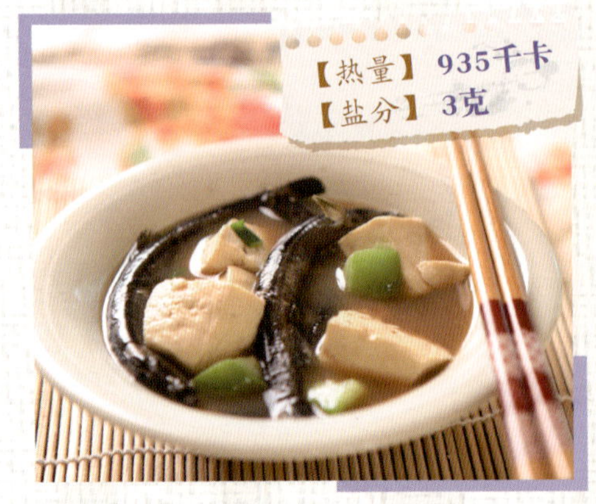

 1千卡=4.184千焦

汆鱼丸...

【原料】

鲮鱼 ………1条　　腊肠 ………1根
虾仁 ………50克　　粉丝 ……300克
生菜 ………180克　　香菜末 ……适量

【调料】

高汤 …………1杯　　葱花 ………适量
香油、料酒、精盐 …………各1小匙
葱姜汁 ……………………1/2大匙
胡椒粉 ……………………少许
水淀粉、植物油 ……………各1大匙

【做法】

1. 将鲮鱼刮去鱼鳞，去骨取肉，剁成鱼肉茸。虾仁剁成茸，腊肠切小丁，将虾茸、腊肠丁、香菜末、葱花和鱼肉茸拌匀，加葱姜汁、料酒、精盐，搅打上劲。

2. 将高汤倒入汤锅中，大火煮沸，将拌好的肉茸挤成鱼丸下到汤中，汆熟后捞出。将粉丝、生菜放入汤锅中，加植物油、精盐、香油稍煮，将汆好的鱼丸摆在上面，用水淀粉勾芡，撒上胡椒粉即可。

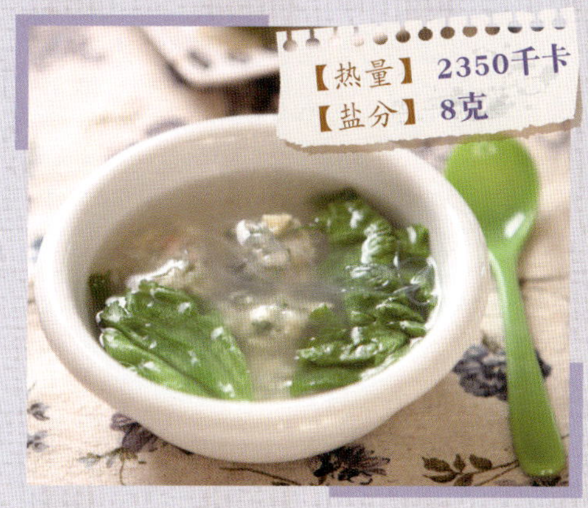

【热量】2350千卡
【盐分】8克

油菜炒虾仁...

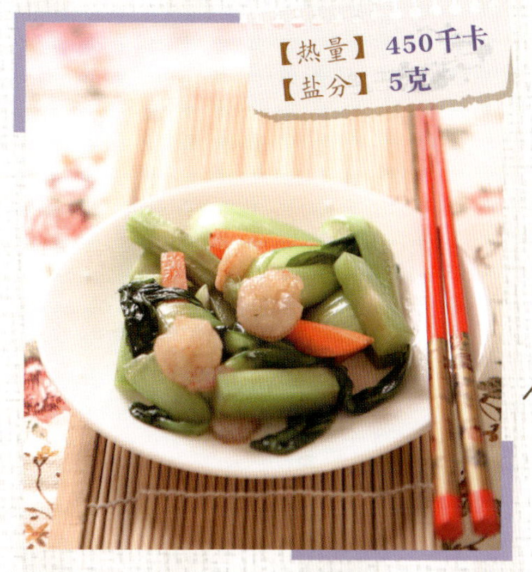

【热量】450千卡
【盐分】5克

【原料】

虾仁 ……200克　　油菜 ……250克
胡萝卜 ……50克　　莴笋 ……150克

【调料】

精盐 ……………………1小匙
水淀粉 …………………2小匙
植物油 …………………1大匙
葱花 ……………………适量

【做法】

1. 将胡萝卜、莴笋洗净，切成长条。虾仁挑去虾线，洗净。油菜择净，用清水洗净。

2. 胡萝卜条、莴笋条、虾仁、油菜用沸水焯3分钟，捞出投凉。

3. 炒锅烧热，加入植物油，六成热时放葱花爆香，加入胡萝卜条、莴笋条、虾仁、油菜，加精盐翻炒均匀，出锅前用水淀粉勾芡，即可食用。

彩色虾仁…

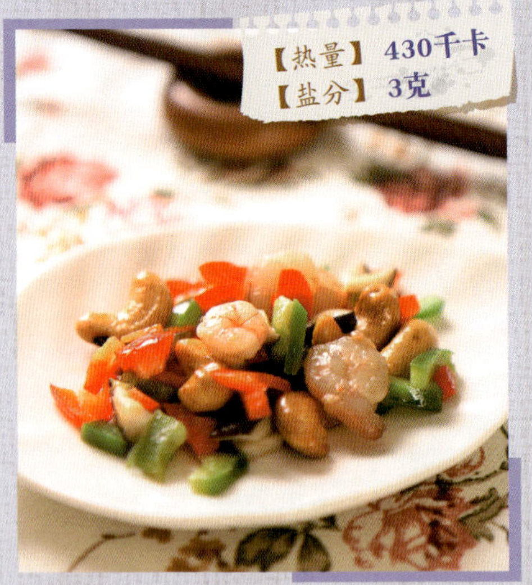

【热量】430千卡
【盐分】3克

【原料】

虾仁……300克
青辣椒、红辣椒……各1个
香菇……5朵
腰果……适量

【调料】

精盐、胡椒粉、香油、料酒……各1/2小匙
葱、姜……各适量

【做法】

1. 将青辣椒、红辣椒去蒂洗净，去籽后切成丁。香菇洗净，切成丁。葱、姜切末。

2. 炒锅烧热，加植物油，六成热时下葱、姜爆香，放入虾仁、辣椒丁翻炒，再加入料酒、精盐、胡椒粉，最后加香菇翻炒片刻，出锅前撒入腰果，淋香油，即可食用。

海鲜口蘑汤…

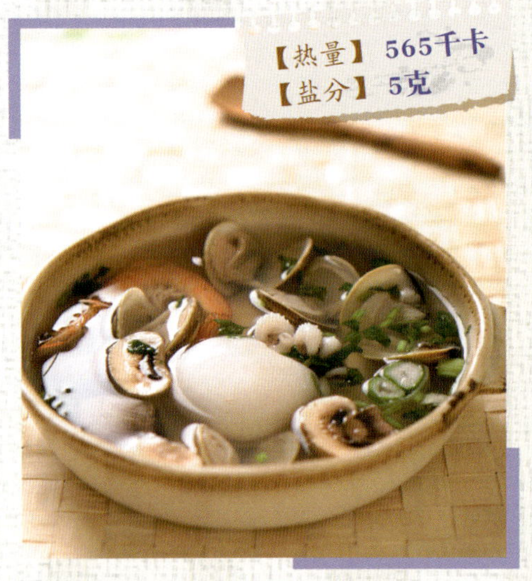

【热量】565千卡
【盐分】5克

【原料】

蛤蜊、墨鱼……各150克
鲜虾……5只　口蘑……200克

【调料】

料酒……1大匙　胡椒粉……适量
高汤……2杯　大葱……1/2根
精盐、鱼露……各1小匙
香菜末……少许

【做法】

1. 鲜虾洗净，剪去虾须、虾枪，在背部划一刀，挑去虾线。蛤蜊泡入淡盐水中，使蛤蜊吐净泥沙，洗净。墨鱼去头，切开，洗净后剞十字花刀。口蘑洗净，切成片。大葱洗净，斜切成段。

2. 汤锅中加入高汤，大火煮沸后下入全部原料，再煮沸后加葱段、精盐、鱼露、料酒调味，煮5分钟，出锅前撒入香菜末、胡椒粉。

内有乾坤…

【热量】1265千卡
【盐分】5克

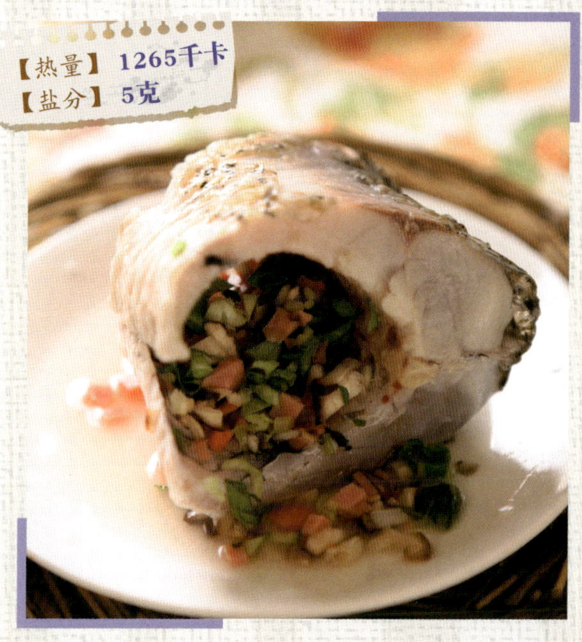

【原料】

鲤鱼 ····1条　　虾仁 ····150克
香菇、火腿 ····················各50克

【调料】

精盐 ····1小匙　　料酒 ····1大匙
香油 ····························1/2小匙

【做法】

1. 鲤鱼去腮、去内脏，刮净鱼鳞，洗净。在鱼身上抹匀精盐、料酒、香油，腌渍10分钟。

2. 香菇、火腿切丁。虾仁剁成茸，拌入香菇丁、火腿丁、精盐、料酒、香油，搅打上劲，装入鱼腹中装盘。蒸锅内加水烧开，放入大盘蒸20分钟即可。

指环虾仁…

【热量】320千卡
【盐分】5克

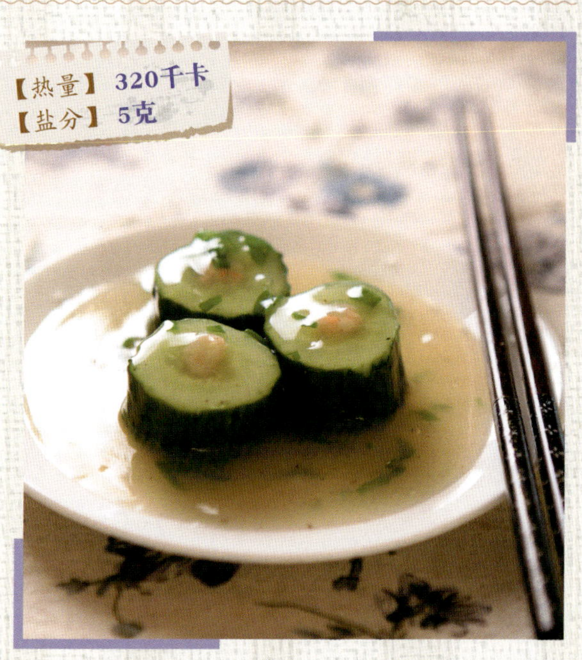

【原料】

虾仁 ····200克　　黄瓜 ·········1根

【调料】

精盐、料酒 ················ 各1小匙
水淀粉、植物油 ······· 各1/2小匙
葱花 ····························· 适量

【做法】

1. 虾仁洗净，挑去虾线。黄瓜切段，掏空，塞上虾仁。

2. 炒锅烧热，加植物油，六成热时下葱花爆香，倒入黄瓜段，虾仁变色后加精盐、料酒调味，加少许清水稍煮，出锅前用水淀粉勾芡炒匀，即可食用。

蚕豆炒虾仁…

【原料】

虾仁 ……………………………… 100克
鲜蚕豆仁 ………………………… 125克
熟瘦火腿 ………………………… 50克
香菇 ……………………………… 3朵

【调料】

精盐 ……………………………… 1小匙
料酒、植物油 …………………… 各1大匙
葱花、姜末 ……………………… 各适量

【做法】

1. 香菇洗净、去梗，切丁。火腿切小丁。虾仁洗净，挑去虾线。蚕豆仁洗净，掰开。

2. 炒锅烧热，加植物油，四成热时放入虾仁滑开，捞出沥油。油温升至五成时，再放入火腿滑散，捞出沥油。

3. 炒锅内留少许底油，放葱花、姜末爆香，加入火腿、虾仁、蚕豆仁、香菇翻炒均匀，加精盐、料酒炒熟，即可食用。

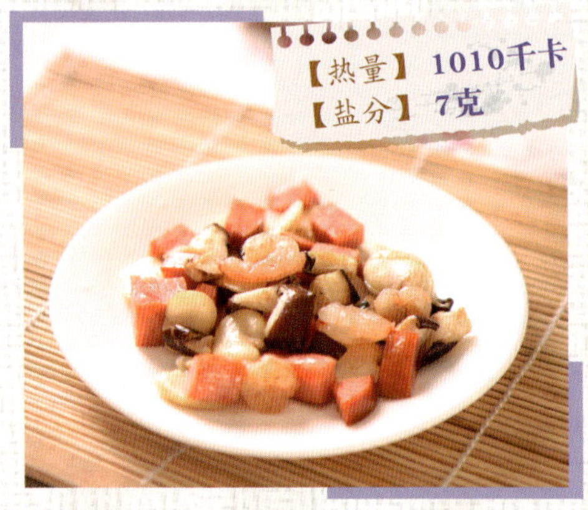

【热量】1010千卡
【盐分】7克

炒三鲜肉…

【原料】

猪瘦肉 ……200克　　鸡蛋 ……… 2个
虾仁、海参、油菜 ………… 各100克

【调料】

精盐、酱油、料酒 ………… 各1小匙
醋 ………………………………… 1/2小匙
植物油 ……………… 500克（实耗25克）
葱花、姜末、干淀粉 ………… 各适量

【做法】

1. 猪瘦肉切成细丝，虾仁洗净，分别加1个蛋清、精盐、料酒、淀粉上浆。海参切片，用沸水焯一下，捞出控水。油菜洗净，切段。

2. 炒锅烧热，加植物油，四成热时放入虾仁滑开，捞出沥油。油温升至五成时，再放入肉丝滑散，捞出沥油。

3. 炒锅内留少许底油，放葱花、姜末爆香，加入肉丝、虾仁、海参、油菜翻炒均匀，加精盐、酱油、料酒、醋炒熟，即可食用。

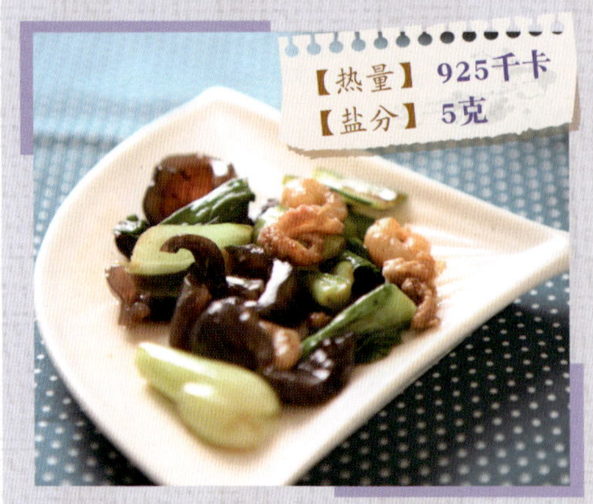

【热量】925千卡
【盐分】5克

白菜鲜虾汤…

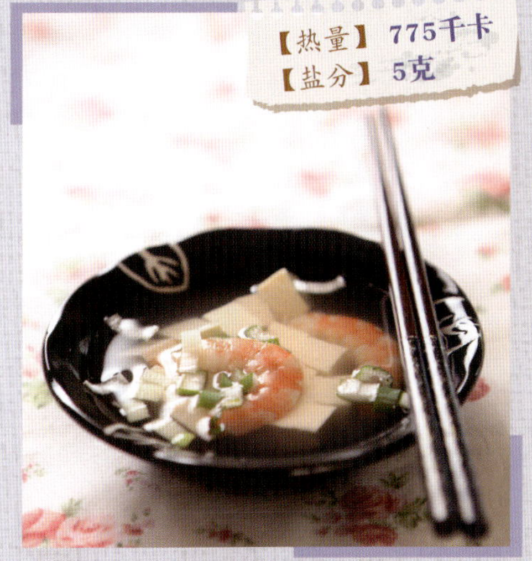

【热量】775千卡
【盐分】5克

【原料】

鲜虾……500克
白菜……1棵
香菜……30克

【调料】

精盐、香油……各1小匙
植物油……1大匙
葱、姜、胡椒粉……各适量

【做法】

1. 将鲜虾洗净，剪去虾须、虾枪，在背部划一刀，挑去虾线。大白菜掰掉老帮留菜心，切大块。香菜切3厘米长的段。

2. 炒锅烧热，加植物油，六成热时加入葱、姜爆香，放入鲜虾两面煎一下，然后加精盐、香油、适量的水，烧开后加入白菜，用慢火炖至菜叶软烂虾熟，出锅前撒上胡椒粉、香菜段，即可食用。

鲜虾豆腐汤…

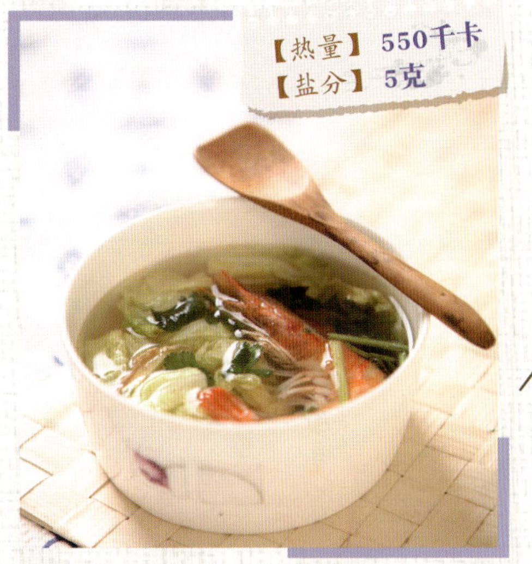

【热量】550千卡
【盐分】5克

【原料】

虾仁……250克
豆腐……1块

【调料】

精盐……1小匙
高汤……2杯
葱花……少许

【做法】

1. 豆腐切成块，用沸水焯一下，捞出投凉。虾仁洗净，用沸水焯一下，捞出投凉。

2. 汤锅中加入高汤，再放入豆腐块、虾仁烧沸，撇去浮沫，然后加入精盐煮5分钟，出锅前撒入葱花，即可食用。

冬瓜虾仁汤...

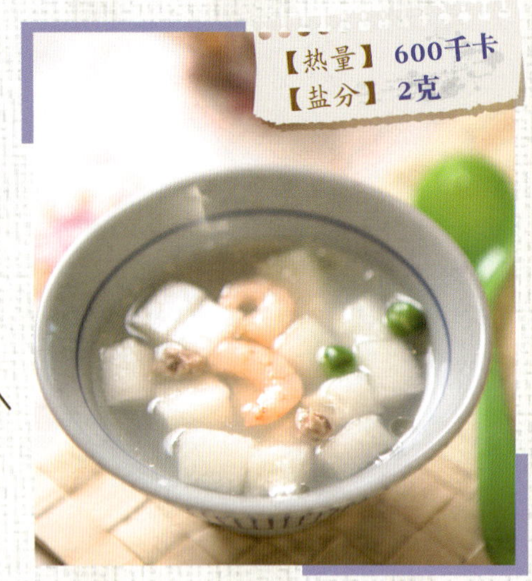

【热量】600千卡
【盐分】2克

【原料】

冬瓜 ………………………… 400克
猪瘦肉 ……………………… 200克
虾仁 ………………………… 150克
豌豆 ………………………… 适量

【调料】

精盐、白胡椒粉 ……………… 各适量

【做法】

1. 将冬瓜洗净、去皮，切成菱形块。豌豆、虾仁洗净。猪瘦肉切成块，用沸水焯一下，捞出沥水。

2. 炒锅烧热，加足量清水烧开，放入冬瓜块、瘦肉块、虾仁、豌豆，大火煮沸后小火煲40分钟，出锅前加精盐、白胡椒粉调味，即可食用。

煨大虾...

【原料】

鲜虾 ………………………… 600克
胡萝卜 ……………………… 1根

【调料】

精盐 ………………………… 1小匙
花椒水 ……………………… 2小匙
料酒、酱油、淀粉、高汤…… 各1大匙
植物油 ……………………… 1大匙
白糖 ………………………… 少许
葱花、姜丝 ………………… 各适量

【做法】

1. 将鲜虾洗净，剪去虾须、虾枪，在背部划一刀，挑去虾线。胡萝卜洗净，切片。

2. 炒锅烧热，加植物油，六成热时下入葱花、姜丝爆香，再放入虾、胡萝卜片翻炒一下，放精盐、酱油、白糖、料酒、花椒水、高汤，盖上锅盖，烧开后转小火上煨至收干汤汁，出锅前用水淀粉勾芡，即可食用。

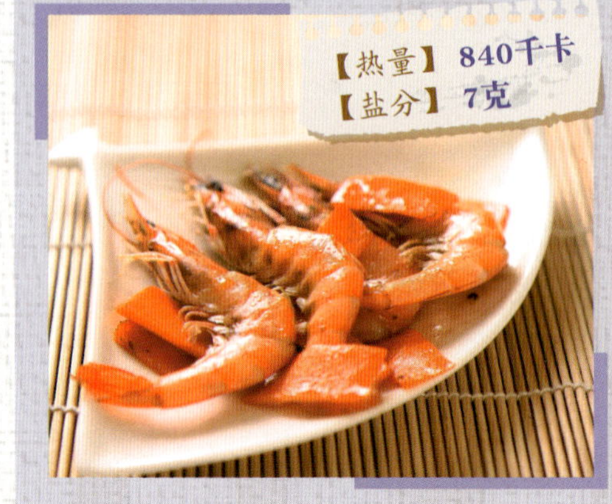

【热量】840千卡
【盐分】7克

海参西蓝花汤…

【原料】

海参 ……………………………… 300克
西蓝花 …………………………… 50克

【调料】

精盐 ………………………………1小匙
鲍鱼汁 ……………………………1小匙
料酒 ………………………………1大匙
高汤 ……………………………… 2杯
姜片 ……………………………… 少许

【做法】

1. 将海参逐个洗净泥沙，撕去腹内的黑膜，片成大片，再放入沸水中焯一下，捞出沥水。西蓝花放入盐水中浸泡15分钟，洗净，切成小朵。

2. 汤锅中加高汤烧沸，放入海参、姜片、精盐、鲍鱼汁、料酒大火煮沸，转小火煲煮至海参入味，放入西蓝花煮3分钟，即可食用。

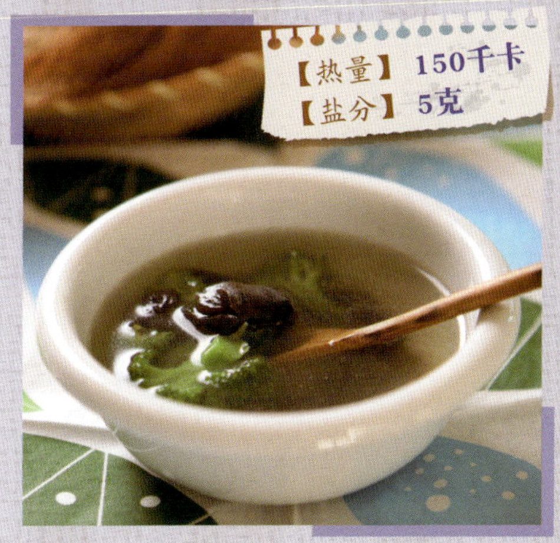

【热量】150千卡
【盐分】5克

红烧大虾…

【热量】570千卡
【盐分】12克

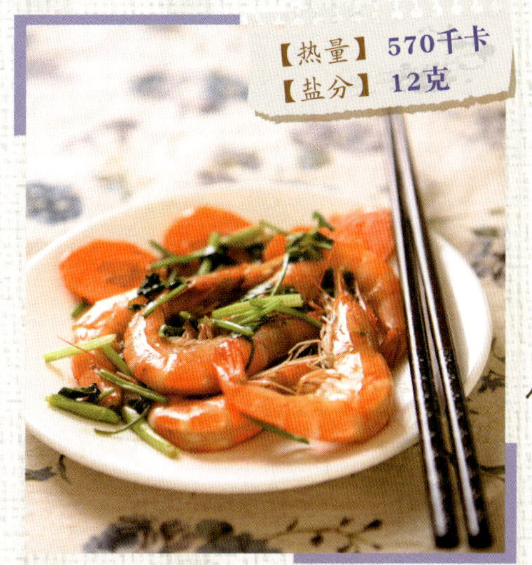

水产食谱

【原料】

鲜虾 ……………………………… 250克
胡萝卜 ……50克 香菜 ………1把

【调料】

绍酒、酱油 ………………… 各1大匙
精盐、醋、花椒水 …………… 2小匙
植物油 ………………………… 2大匙
葱丝、姜丝、水淀粉 ……… 各1小匙

【做法】

1. 鲜虾洗净，剪去虾枪、虾须，在背部划开挑除虾线。胡萝卜切成圆片。香菜洗净，切成长段。

2. 炒锅烧热，加植物油，六成热时下葱丝、姜丝爆香，加绍酒、醋、酱油，放入虾、胡萝卜片翻炒，虾变色之后加入精盐、花椒水，添适量水大火烧开，盖上锅盖，转小火焖烧3分钟，再转大火，用水淀粉勾芡，出锅前撒香菜段，即可食用。

1千卡=4.184千焦

青瓜炒虾仁…

【热量】570千卡
【盐分】5克

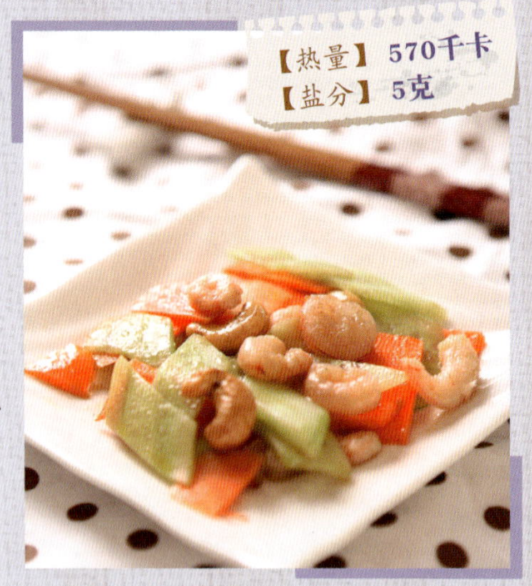

【原料】

黄瓜……250克
腰果……50克
虾仁……150克
胡萝卜……1根

【调料】

精盐……1小匙
植物油……1大匙
葱花……适量

【做法】

1. 黄瓜洗净，去皮，切成片。胡萝卜洗净，切成同黄瓜片大小相仿的片。虾仁用沸水焯一下，捞出控水。

2. 炒锅烧热，加植物油，油温至八成热时，放葱花爆香，倒入黄瓜片、胡萝卜片、腰果、虾仁翻炒均匀，最后加精盐调味，即可食用。

鲫鱼炖豆腐…

【热量】690千卡
【盐分】5克

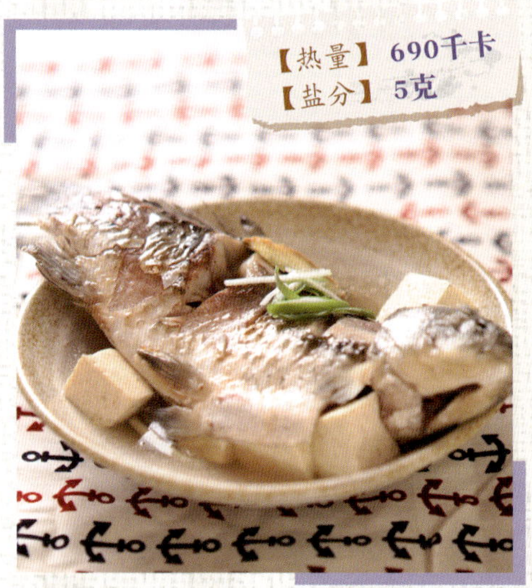

【原料】

新鲜鲫鱼……1条
豆腐……1块

【调料】

料酒、精盐……各1小匙
胡椒粉……少许
植物油……1大匙
姜片、蒜末……各适量

【做法】

1. 鲫鱼去鳞、去腮、去内脏，用清水冲洗干净。豆腐切成小方块，在沸水中焯一下，捞出投凉。

2. 炒锅烧热，加植物油，油温稍热时放入鲫鱼两面煎一下，然后倒入料酒，加姜片，添适量热水，大火烧5分钟，放入豆腐块、精盐，继续煮至豆腐块浮上汤面，出锅前撒胡椒粉、蒜末，即可食用。

 1千卡=4.184千焦

家常黄鱼汤...

【原料】

黄花鱼 …………………………… 300克
猪五花肉 ………………………… 50克
胡萝卜 …………………………… 1根

【调料】

酱油、绍酒 ……………………各2大匙
醋、植物油 ……………………各1大匙
精盐 ……………………………… 1小匙
花椒、大料、葱段、姜块 ……各适量

【做法】

1. 将黄花鱼去鳞、去鳃、去内脏，用清水洗净，在鱼身两侧划几刀，以便入味。猪五花肉切小片。胡萝卜切片。

2. 炒锅烧热，加植物油，用葱段、姜块、花椒、大料，爆出香味后捞出，放入五花肉片、胡萝卜片翻炒，加绍酒、醋、酱油、精盐，添适量水大火烧开，放入黄花鱼，撇净浮沫，转小火炖15分钟，汤汁稠浓时转大火收汁，即可食用。

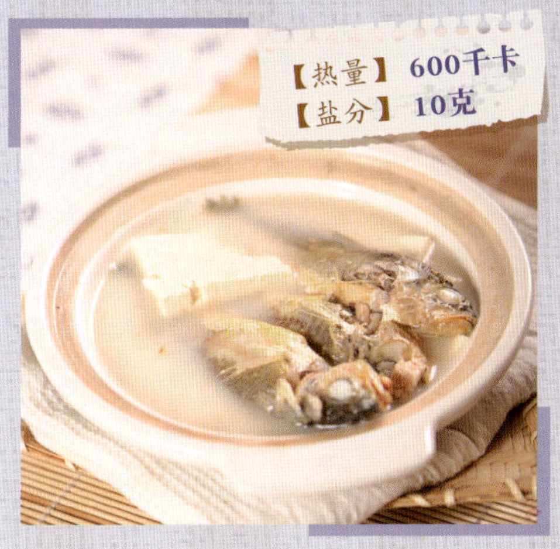

【热量】600千卡
【盐分】10克

韭黄溜鳝鱼丝...

【原料】

鳝鱼 ………… 2条　　韭黄 …… 150克
笋 …………… 20克　　香菇 ……… 3朵

【调料】

精盐 ……… 1小匙　　酱油 …… 2大匙
植物油 …… 2大匙　　胡椒粉 …… 少许
料酒、香油 ……………………各1大匙
醋、水淀粉 …………………各1/2大匙
姜末、蒜末 ……………………各适量

【做法】

1. 将鳝鱼洗净，切丝。韭黄洗净，切小段。笋、香菇切丝。

2. 炒锅烧热，加植物油，放入鳝鱼丝、韭黄段、笋丝、香菇丝翻炒，加料酒、酱油、醋、精盐、胡椒粉和水淀粉，翻炒均匀后盛出。在炒好的鳝鱼上撒姜末、蒜末，再将香油、少许植物油烧热淋在上面，拌匀，即可食用。

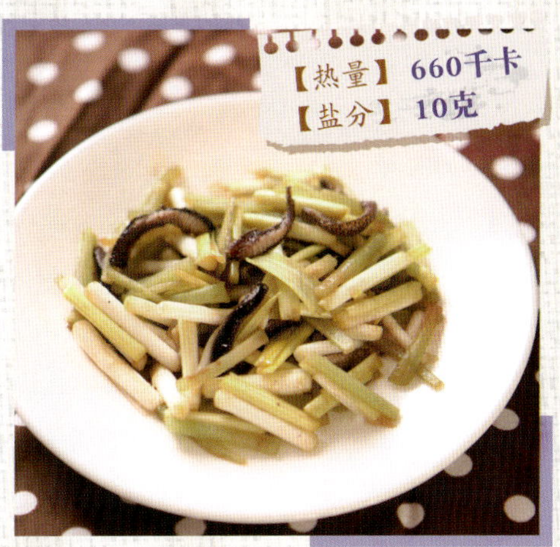

【热量】660千卡
【盐分】10克

莴笋烧鱼条...

【原料】

草鱼 ………1条　　莴笋 ……100克

【调料】

精盐 ………1小匙　　酱油 ……1小匙
料酒 ………1大匙　　高汤 ……半杯
胡椒粉 ………………………………少许
郫县豆瓣酱 ……………………3大匙
水淀粉、植物油 ……………各2大匙
姜片、蒜片、葱段 …………各适量

【做法】

1. 莴笋去皮，切条，过沸水焯熟，捞出投凉。草鱼去鳞洗净，剔骨取肉，切条，用料酒、精盐、胡椒粉腌渍15分钟，加水淀粉拌匀。

2. 炒锅烧热，加植物油，六成热时下鱼条炸熟，捞出沥油。炒锅留少许底油，放入豆瓣酱炒出红色，加姜片、蒜片、葱段、高汤、酱油、精盐、料酒、胡椒粉，放入鱼条烧至入味，起锅前用水淀粉勾芡。莴笋加汤、精盐烧入味，浇在盘中即可。

【热量】1370千卡
【盐分】12克

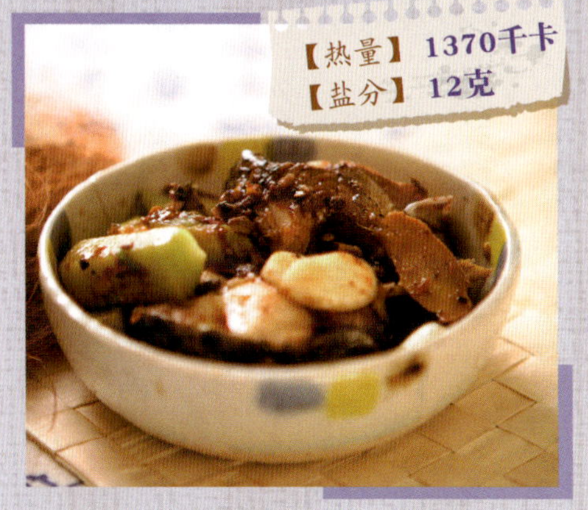

酱香草鱼...

【原料】

新鲜草鱼 ……………………………1条

【调料】

精盐 ………1小匙　　白糖 ……少许
香醋 ………1小匙　　高汤 ……3大匙
番茄酱、水淀粉 ……………各2大匙
干淀粉 ……………………………5大匙
植物油 …………1000克（约耗20克）
葱末、蒜末 ……………………各适量

【做法】

1. 草鱼去鳞、去腮、去内脏，用清水洗净。将鱼剖成两片，皮朝下，切“井”字花刀，斜片至鱼皮，不要切断。鱼肉粘上干淀粉，抖去余粉，制成菊花鱼坯。将香醋、白糖、精盐、番茄酱、高汤、水淀粉一起放入碗中，调成味汁。

2. 炒锅烧热，加植物油，七成热时将鱼坯抖散，皮朝下放入锅内，炸至黄色时，捞出装盘。炒锅留少许底油，下葱末、蒜末爆香，倒入味汁搅匀，浇在鱼上即可。

【热量】1280千卡
【盐分】5克

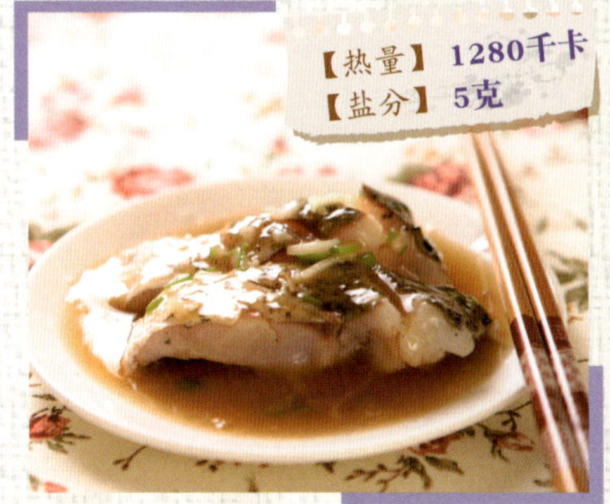

家常鲤鱼汤...

【原料】

净鲜鱼肉 ……250克　冬笋 ……100克
蒜苗 ……适量　鸡蛋 ……2个

【调料】

料酒、精盐 ……各2大匙
香油 ……1大匙　胡椒粉 ……少许
植物油 ……2大匙
干淀粉、姜片、葱段、香菜段…各适量

【做法】

1. 鸡蛋取蛋清。鲤鱼去鳞、去腮、去内脏，沿脊骨片下鱼肉，带皮切成大片，用清水漂净血水，挤干水分，加鸡蛋清、料酒、精盐、干淀粉，抓匀上浆。冬笋切薄片，蒜苗切丝。

2. 炒锅烧热，加植物油，六成热时下姜片、葱段爆香，添适量清水，放入鱼头和骨架，炖至汤汁乳白时，拣出葱段、姜片，放入笋片、鱼片、蒜苗，鱼肉熟透时，加精盐、胡椒粉调味，出锅前淋香油、撒香菜段，即可食用。

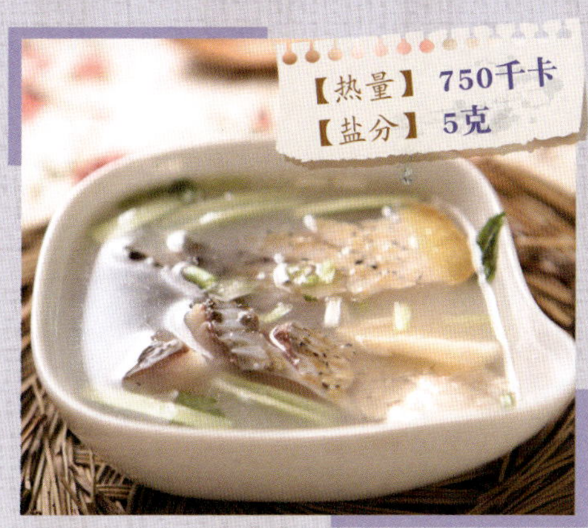

【热量】750千卡
【盐分】5克

熘鱼段...

【原料】

净鲜鱼肉 ……250克　洋葱 …… 半个
胡萝卜 ……1根　鸡蛋 ……1个

【调料】

精盐 …1小匙　绍酒、酱油…各1大匙
醋、淀粉、葱、姜、蒜 …… 各适量
植物油 ……1000克（约耗25克）

【做法】

1. 草鱼去鳞、腮及内脏，洗净，去骨取鱼肉，切成3厘米长的菱形段，装碗内，加入精盐、绍酒腌渍片刻。洋葱洗净，切碎。胡萝卜洗净，切片。将精盐、酱油、醋、水淀粉调制成芡汁。

2. 鸡蛋打散，将腌好的鱼段挂满蛋糊。炒锅烧热，加植物油，七成热时下入鱼段，炸至表皮稍硬，捞出磕散，倒入油内炸透，外皮金黄色时，捞出沥油。锅中留少许底油，下葱、姜、蒜爆香，下入洋葱末、胡萝卜片翻炒，加绍酒，再下炸好的鱼段，泼入芡汁翻熘均匀。

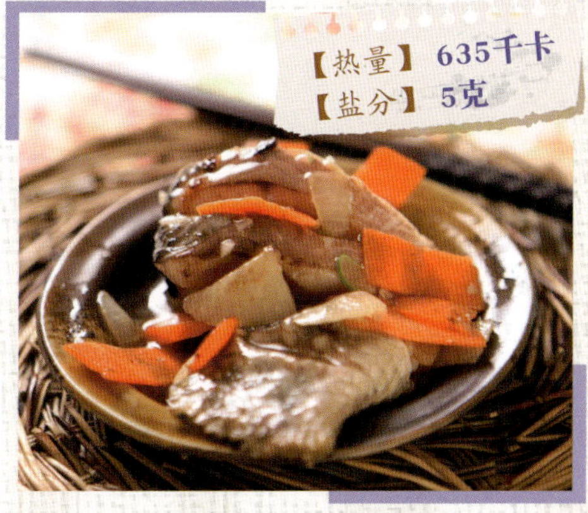

【热量】635千卡
【盐分】5克

蒜烧带鱼…

【原料】

带鱼 …… 300克
猪五花肉 …… 80克
腊八蒜、豆腐干 …… 各50克

【调料】

精盐、酱油 …… 各1小匙
醋、面粉 …… 各50克
植物油 …… 2大匙
大料 …… 适量

【做法】

1. 将带鱼洗净，切成大段，用醋腌几分钟，去掉腥味。豆腐干切片。猪五花肉切片。腊八蒜去皮。

2. 腌带鱼段两面蘸面粉。炒锅烧热，加植物油，四成热时放入带鱼段，煎至两面金黄色后取出。

3. 炒锅留少许底油，放入大料爆香，加入猪肉片、豆腐干、酱油、精盐、醋翻炒，再放入带鱼，烧入味后加入腊八蒜，烧至汁浓，即可食用。

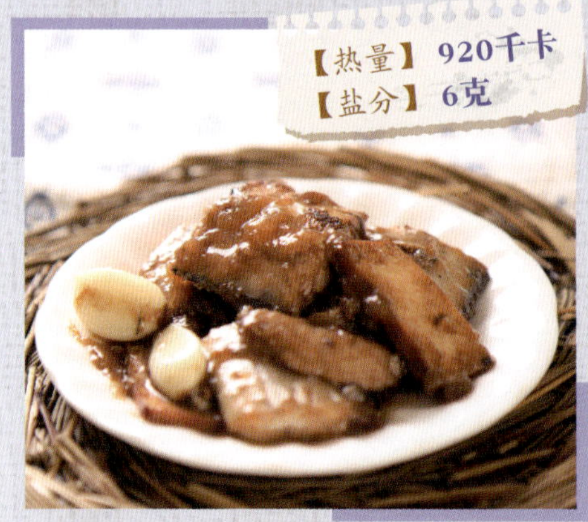

【热量】920千卡
【盐分】6克

蘑菇蛤蜊汤…

【原料】

蛤蜊 …… 400克
猪瘦肉 …… 200克
蟹味菇 …… 100克
蕨菜 …… 150克

【调料】

精盐 …… 适量
生姜 …… 1块

【做法】

1. 将蛤蜊泡入淡盐水中，使蛤蜊吐净泥沙，洗净。蟹味菇去蒂，洗净。蕨菜洗净，切成段。生姜去皮、洗净，切成丝。

2. 猪瘦肉切成块，放入沸水中焯烫，捞出控水。

3. 汤锅中加入适量清水，大火烧开，下入猪瘦肉大火煮20分钟，再放入蛤蜊、蟹味菇、蕨菜、姜丝煮30分钟，最后加入精盐调味，即可食用。

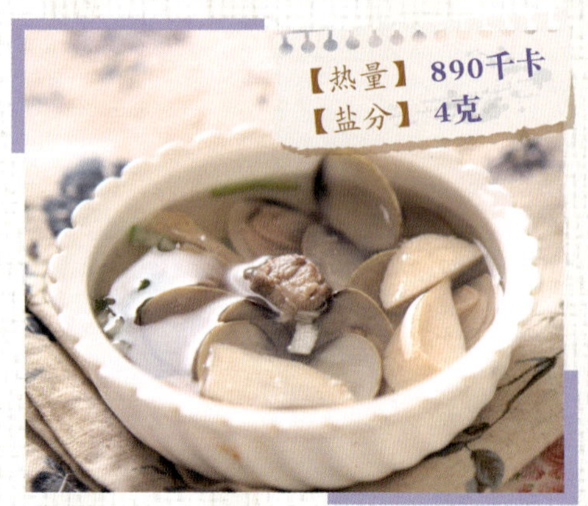

【热量】890千卡
【盐分】4克

 1千卡=4.184千焦

芹菜炒鳝丝…

【原料】

鳝鱼 ………… 2条　蒜苗 ……… 50克
芹菜心 …… 40克　泡辣椒 …… 2根

【调料】

绍酒、米醋 …………………… 各2小匙
精盐 ……… 1小匙　花椒面 …… 少许
水淀粉、高汤 ………………… 各3大匙
酱油、植物油、生姜 ………… 各适量

【做法】

1. 芹菜心、蒜苗切段。鳝鱼用清水洗净，切成丝。泡辣椒去蒂、去籽，切成丝。生姜切成细丝。

2. 将鳝丝放碗中，加水淀粉、精盐拌匀。精盐、绍酒、酱油、水淀粉、米醋、高汤调成味汁。

3. 炒锅烧热，加植物油，六成热时下入鳝鱼丝炒散，再放入泡辣椒丝、蒜苗丝、芹菜丝、姜丝翻炒，然后倒入味汁炒匀，起锅后撒上花椒面，即可食用。

【热量】485千卡
【盐分】7克

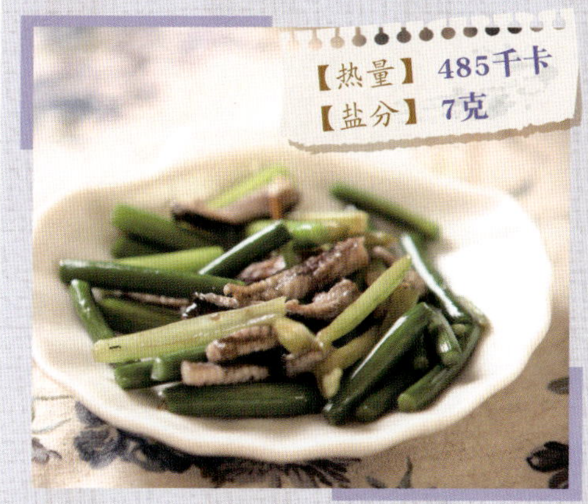

鱼丁小炒…

【原料】

草鱼 ………… 1条　鸡蛋 …… 2个
青辣椒、红辣椒 ……………… 各1个

【调料】

醋、精盐 …………………… 各1小匙
绍酒 ……… 2大匙　胡椒粉 …… 少许
植物油 ………… 750克（约耗50克）
葱、姜、蒜、干淀粉、鲜汤 …… 各适量

【做法】

1. 草鱼去鳞、腮及内脏，洗净，去骨取鱼肉，切丁，加精盐、绍酒、胡椒粉、干淀粉腌渍。青辣椒、红辣椒去蒂，洗净，切丁。精盐、醋、适量鲜汤调成味汁。

2. 鸡蛋打散，将腌好的鱼丁挂满蛋糊。炒锅加植物油，烧至五成热时，倒入鱼丁滑散、滑透，盛出沥油。炒锅留少许底油，下葱、姜、蒜爆香，加绍酒，下入青辣椒丁、红辣椒丁翻炒，再下入鱼丁，淋入味汁，翻炒均匀，即可食用。

【热量】1600千卡
【盐分】5克

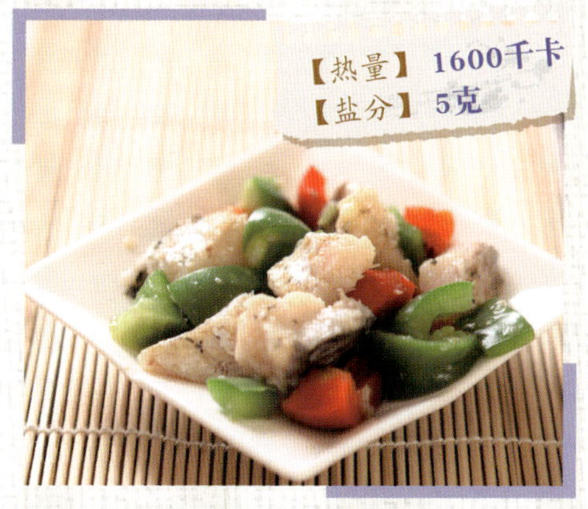

1千卡=4.184千焦

干贝炖冬瓜…

【热量】320千卡
【盐分】2克

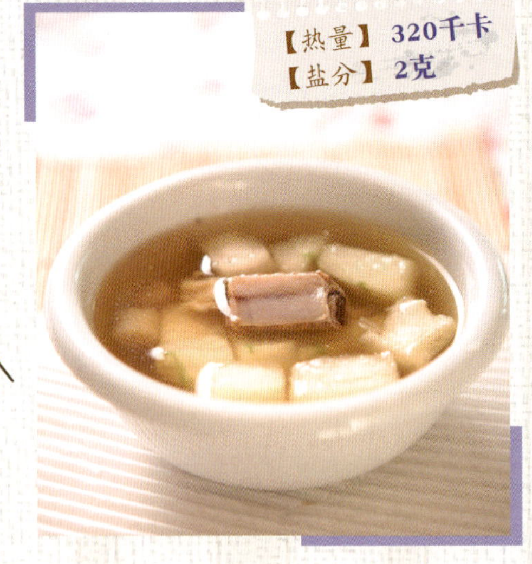

【原料】

冬瓜 ……………………………… 300克
干仙贝 …………………………… 80克
猪骨 ……………………………… 1根

【调料】

料酒 ……………………………… 2大匙
精盐、胡椒粉 …………………… 各适量
姜丝 ……………………………… 少许

【做法】

1. 将干仙贝洗净，放入温水中浸涨。冬瓜去皮，切成菱形块。
2. 将猪骨洗净，斩成几段，放入沸水中焯熟，撇净浮沫，再继续煮40分钟，捞出猪骨。
3. 猪骨高汤烧开，下入干仙贝、冬瓜片、姜丝，小火炖40分钟，出锅前加精盐、胡椒粉、料酒调味，即可食用。

蛤蜊时蔬汤…

【原料】

蛤蜊 ……… 200克　　丝瓜 ……… 1根
香菇、紫菜 ……………………… 各50克

【调料】

精盐、胡椒粉 …………………… 各1/2小匙
白酒 ……………………………… 1小匙
高汤 ……………………………… 2杯
料酒、植物油 …………………… 各1大匙
姜丝 ……………………………… 适量

【做法】

1. 蛤蜊泡入淡盐水中，使蛤蜊吐净泥沙，洗净。香菇洗净，切成丝。丝瓜洗净去瓤，切成小块。紫菜洗净，撕碎。
2. 炒锅烧热，加植物油，四成热时放入姜丝爆香，再下入蛤蜊翻炒，加白酒翻炒2分钟，盛到盘中。
3. 炒锅烧热，加植物油，四成热时放入香菇、丝瓜翻炒一下，加高汤，放入蛤蜊、紫菜煮5分钟，加精盐、胡椒粉、料酒调味即可。

【热量】385千卡
【盐分】3克

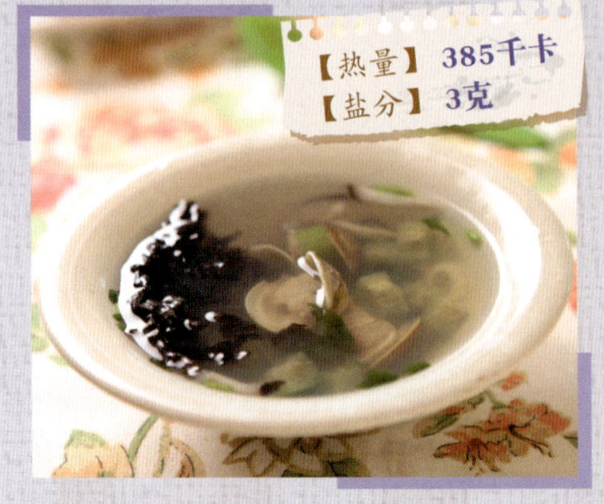

仙贝豆角汤...

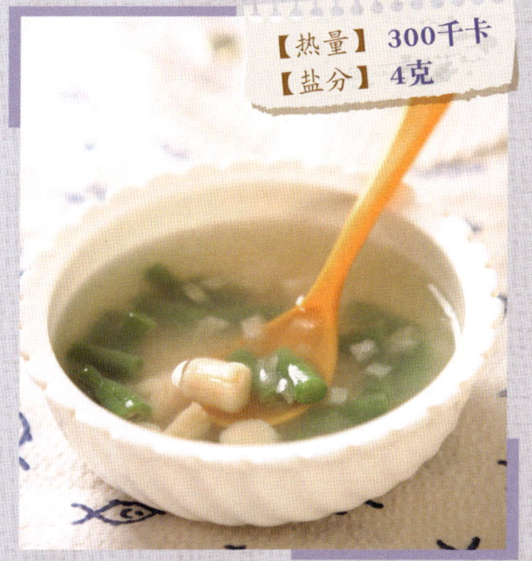

【热量】300千卡
【盐分】4克

【原料】

豆角 …………………………300克
干仙贝 ………………………50克
洋葱 …………………………半个

【调料】

精盐 …………………………适量
蚝油 …………………………1小匙
高汤 …………………………2杯
植物油 ………………………1大匙

【做法】

1. 将豆角择洗干净，切成段。干仙贝用温水泡软，撕成丝。洋葱去皮、洗净，切成丁。

2. 炒锅烧热，加植物油，四成热时下入洋葱丁炒软，再放入豆角炒至变色断生，然后倒入高汤，加入干仙贝丝、精盐、蚝油，煮至入味，即可食用。

蚬尖拌双瓜...

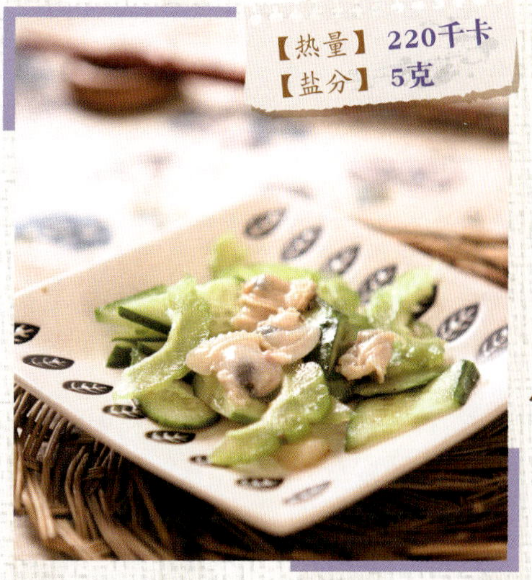

【热量】220千卡
【盐分】5克

【原料】

蚬尖 …………………………100克
黄瓜、苦瓜 …………………各1根

【调料】

精盐 …………………………1小匙
醋 ……………………………2小匙
香油 …………………………1小匙
姜、蒜 ………………………适量

【做法】

1. 蚬尖用温水泡发，洗净。苦瓜、黄瓜洗净，去瓤，切成片。姜切成末，蒜捣碎成茸。黄瓜切片，用精盐腌一下去水分。

2. 炒锅内加适量清水烧开，放入苦瓜烫一下去苦味，捞出投凉。

3. 将蚬尖和苦瓜片、黄瓜片放入碗中，加入姜末、蒜茸、精盐、醋、香油拌匀，即可食用。

1千卡-4.184千焦

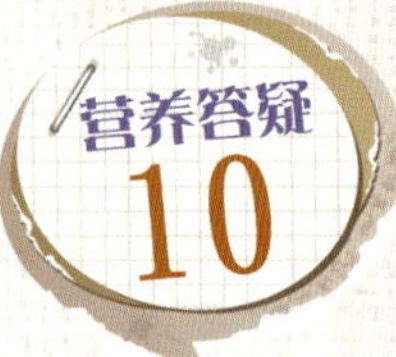

乳类、蛋类、豆制品怎么吃才更有营养

营养答疑

一枚鸡蛋，可以孵化出一只小鸡；刚刚出生的小牛，牛妈妈的乳汁是它全部的食物；一颗豆子，可以萌发成一株茁壮的植物。所以，蛋类、乳类和豆类都是营养非常丰富而全面的食物。乳类和蛋类食物是优质动物蛋白质的来源，而豆类食物及其制品含有丰富的植物蛋白质，都对糖尿病患者有很好的补益作用。科学食用乳类、蛋类、豆类食物及其制品，非常有益患者的健康。

健康笔记

【一、糖尿病患者合理补充蛋白质对健康十分重要】

蛋白质是主要的营养物质，食用蛋白质后，在人体内分解成氨基酸，而后氨基酸又根据身体的需要合成新的蛋白质，参与生命的活动。糖尿病患者除了糖类代谢紊乱之外，蛋白质的代谢同样受到很大的影响。正常情况下，每人每天摄取50克蛋白质就能满足身体的需要，但是糖尿病患者因为体内蛋白质合成受阻，常常出现负氮平衡（消耗大于合成），使得免疫力下降，容易诱发多种疾病。所以，糖尿病患者在控制总能量摄入和减少糖分外，应多吃些低脂肪、高蛋白、高纤维的食物。一般来说，糖尿病患者每日每千克体重应摄入蛋白质1克。病情控制不好或消瘦者，可增至1.2～1.5克。也就是说，对于一位体重70千克的患者，他需要每天摄取70克蛋白质。如果他体形消瘦，或病情控制不好，蛋白质的摄取就要达到每天84～105克。

健康笔记

【二、糖尿病患者如何正确食用豆制品】

豆类及其制品的血糖生成指数均较低，为20～30，能改善血糖生成反应。大豆的膳食纤维含量较高，特别是豆皮，食用含纤维的豆类食品可以延缓糖的吸收、降低餐后血糖、明显降低血清胆固醇、降血脂、改善大肠功能、通便、增加饱腹感。豆类及制品中脂肪组成的特点、富含膳食纤维和含有抗氧化的生物活性物质这些因素都对糖尿病患者有益。糖尿病患者的膳食纤维摄入量以每日30克左右为宜，摄入过多会引起胃肠道不适反应。而对于肾脏病、糖尿病肾病，特别是Ⅲ期以后的糖尿病患者，需要优质的低蛋白质食物，由于豆类及其制品蛋白质含量较高，所以应减少食用量。

健康笔记

【三、糖尿病患者应吃多少蛋类】

蛋类是动物蛋白质的来源之一。此外，蛋类的维生素、矿物质、卵磷脂等营养成分的含量也很丰富。鸡蛋是我们最常食用的蛋类。食用一个鸡蛋，摄取的热量大概与半个苹果或半杯牛奶的热量相当。根据测定，每100克鸡蛋中的蛋白质含量高达12.8克，而且约98%可以被人体吸收。但同时鸡蛋中的脂类含量也比较高，为11～15克，所以两者兼顾，不能一次食用太多。每天吃一个鸡蛋就可以了。如果糖尿病患者的血脂也有异常，鸡蛋的食用也要酌情减量。

健康笔记

【四、多吃乳制品能减少患糖尿病的危险】

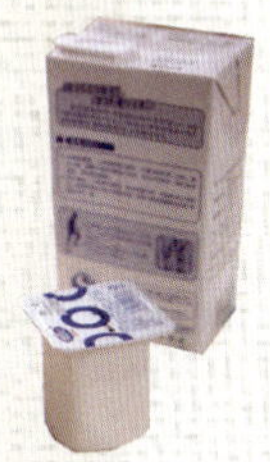

乳类及其制品的蛋白质、钙的含量都很高，不仅有利于骨骼健康，而且还有可能会降低体重超重者患2型糖尿病的危险。

研究发现，乳制品摄入量高的人，患胰岛素耐受综合征的可能性，要远远低于那些乳制品摄入不多，或从不摄入乳制品的同龄人。而且摄入乳制品，特别是低脂乳制品，还可降低男性患2型糖尿病的概率。

【适宜糖尿病患者食用的乳、蛋及豆制品】

【种　类】	【营养分析】
牛　奶	糖尿病患者钙质流失会抑制钙离子对胰岛β细胞的刺激作用，从而导致胰岛素分泌减少，进一步加重糖尿病病情。而牛奶中富含钙，且钙磷比例合理，所以糖尿病患者饮用牛奶有助于弥补体内钙的流失。此外，牛奶还能补充患者膳食中蛋白质和热量的不足，也有利于糖尿病的治疗。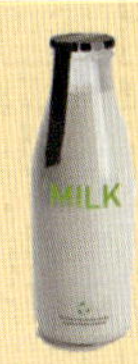
鹌鹑蛋	蛋类食物中，鹌鹑蛋含有丰富的卵磷脂，是高级神经活动不可缺少的营养物质，具有健脑的作用。鹌鹑蛋还含有能降血压的芦丁等物质，对于心血管系统具有很好的保护作用。食用鹌鹑蛋对很多疾病都有辅助治疗的作用，也是糖尿病患者的优质食物。
豆　腐	豆腐是由黄豆加工而成，是高蛋白、低脂肪的保健物，有益气补虚等作用。美中不足的是，豆腐的蛋白质中缺少蛋氨酸，如果单独食用，蛋白质利用率低。可以搭配蛋类、肉类等蛋氨酸含量较高的食物食用，能提高豆腐中蛋白质的利用率。

八宝海鲜汤…

【原料】

豆腐 ………1块　鸡蛋 ………1个
水发海参、鱿鱼须、午餐肉、
冬笋、香菇、豌豆 ……………各适量

【调料】

精盐、味精 ……………………各1小匙
水淀粉 ……1大匙　高汤 ………1杯
植物油 ……………………………1大匙

【做法】

1. 将海参、冬笋、香菇、鱿鱼须分别洗净，切丁。午餐肉切片，改刀切丁。豌豆放入沸水中焯熟，捞出投凉。鸡蛋磕入碗中，打散。

2. 将豆腐剁成泥，加入鸡蛋液、植物油、精盐、味精、水淀粉，顺一个方向搅拌上劲。在盘子底部涂抹少许油，将拌好的豆腐泥铺在盘底，入蒸锅用小火蒸，至豆腐泥熟烂取出，凉凉后切成小丁。

3. 炒锅中倒入高汤，大火煮沸，倒入所有丁，加精盐烧至入味，出锅前用水淀粉勾薄芡即可。

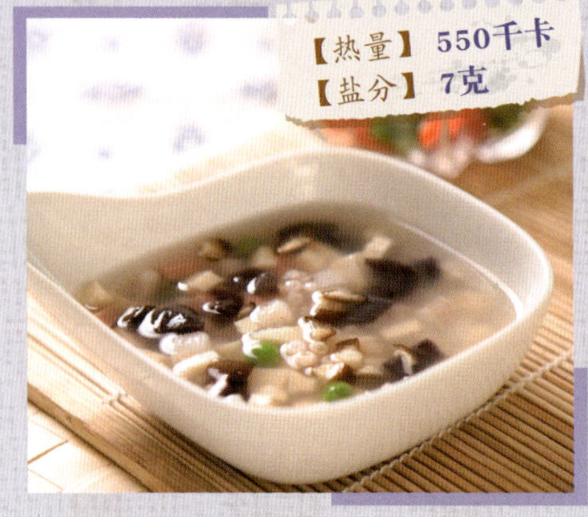

【热量】550千卡
【盐分】7克

家常扒豆腐…

【原料】

豆腐 ………1块　鸡蛋 ………2个
蘑菇、火腿、笋 ………………各适量

【调料】

精盐 ………1小匙　料酒 ……1大匙
姜汁 ……1/2大匙　高汤 ………1杯
水淀粉 ……………………………2小匙
植物油 …………1000克（约耗20克）

【做法】

1. 将豆腐切片，放沸水锅中汆烫一下，捞出控水。蘑菇、火腿、笋切片。

2. 鸡蛋取蛋清，加水淀粉搅成糊。炒锅中加植物油烧至七成热，将汆好的豆腐片放入蛋糊内蘸匀，下入油锅炸至定形，捞出沥油。

3. 将炒锅留适量油，大火烧热，加入高汤、姜汁、精盐、料酒烧沸，然后放入豆腐片、蘑菇片、火腿片、笋片，小火焖烧至豆腐入味，转大火收汁。出锅前用水淀粉勾芡，即可食用。

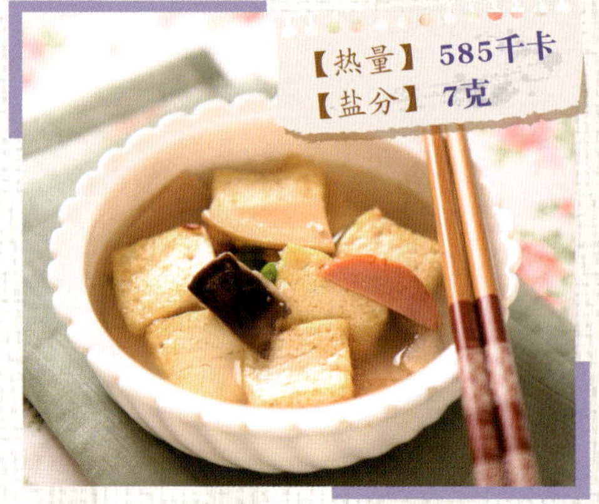

【热量】585千卡
【盐分】7克

1千卡=4.184千焦

五香豆腐干

【热量】620千卡
【盐分】8克

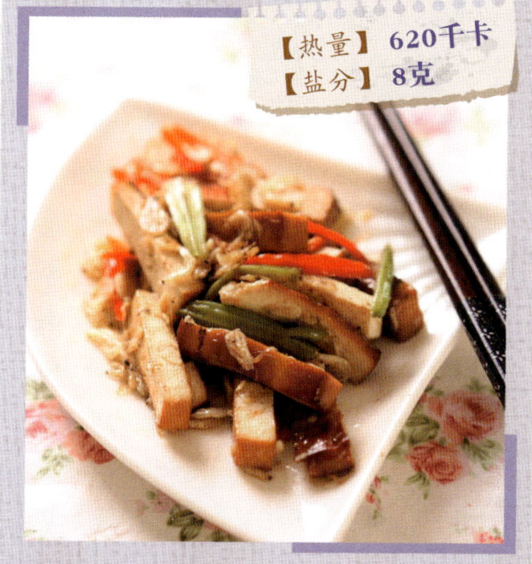

【原料】

五香豆腐干 ……5小块
虾米 ……25克
芹菜 ……30克
红辣椒 ……1个

【调料】

精盐、红油 ……各1小匙
植物油 ……1大匙
葱末、姜末、蒜末 ……各适量

【做法】

1. 将五香豆腐干切成粗丝。芹菜择洗净，切成菱形段。红辣椒洗净，去蒂、去籽，切成细丝。

2. 炒锅烧热，加植物油，放入葱末、姜末、蒜末爆香，然后放入芹菜、虾米、五香豆腐干丝、红辣椒丝、精盐、红油翻炒均匀，即可食用。

双蛋烧南瓜

【热量】400千卡
【盐分】5克

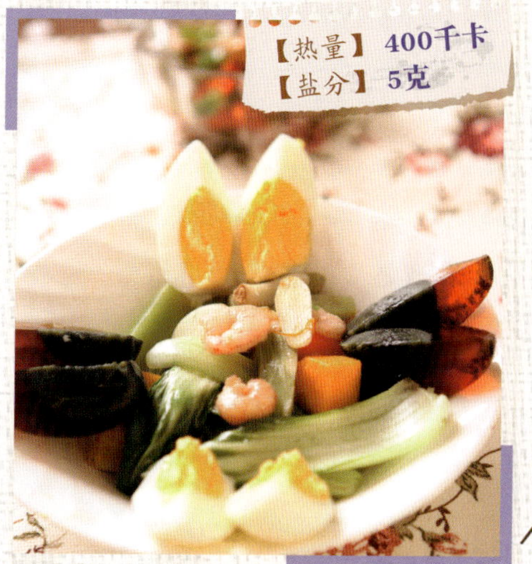

【原料】

大蒜 ……5粒
南瓜 ……300克
鸭蛋 ……1个
松花蛋 ……1个

【调料】

精盐、料酒 ……各1小匙
植物油 ……1大匙

【做法】

1. 大蒜剥去外皮，切成薄片。南瓜洗净，切成小方块。鸭蛋、松花蛋去壳，用“米”字刀切成瓣。

2. 炒锅烧热，加入植物油，投入蒜片爆香，然后放入南瓜翻炒炒匀，加入精盐、料酒及适量热水煮滚，再转小火焖煮至南瓜熟透，最后加入鸭蛋、松花蛋，烧2分钟收汁，即可食用。

烘香椿蛋饼…

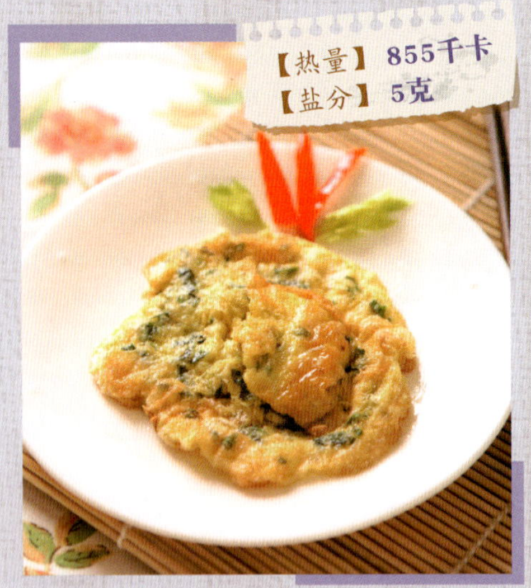

【热量】855千卡
【盐分】5克

【原料】

鸡蛋 ……………………………… 3个
香椿芽尖 ………………………… 15克

【调料】

精盐 ……………………………… 1小匙
水淀粉 …………………………… 1大匙
植物油 …………………………… 75克

【做法】

1. 鸡蛋磕入碗中，加水淀粉、精盐、清水，顺一个方向搅打1分钟，加精盐、香椿芽尖搅打均匀。

2. 炒锅烧热，放入植物油50克，烧至冒烟时关火，将蛋液倒入锅中，用大碗扣在锅中的蛋液上，再分次将剩余的植物油从锅的四周淋下，扣10分钟。用筷子插入蛋饼，如果筷子上是干的，就烘好了。然后拿走大碗，沥去余油，将蛋饼盛入盘中，即可食用。

五香茶叶蛋…

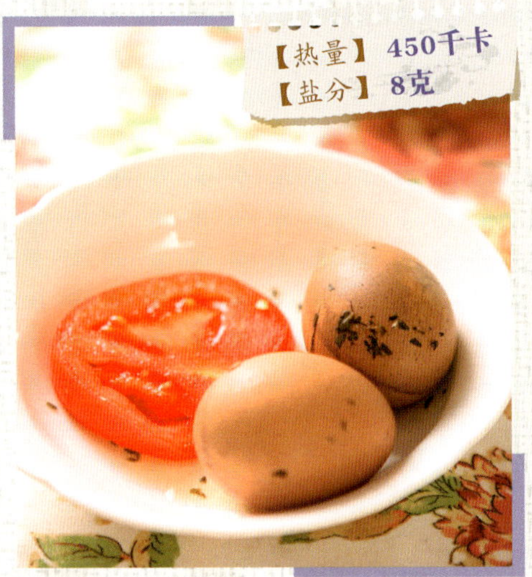

【热量】450千卡
【盐分】8克

【原料】

鸡蛋 ……………………………… 5枚

【调料】

生抽 ……………………………… 1大匙
精盐 ……………………………… 1小匙
大料 ……………………………… 2个
花椒 ……………………………… 10粒
茉莉花茶、红茶 ………………… 各适量

【做法】

1. 鸡蛋煮熟，取出，用勺子背将蛋壳轻轻磕碎。

2. 将鸡蛋放入汤锅中，加适量清水，大火烧开。

3. 茉莉花茶、红茶、大料、花椒、生抽、精盐一起放入锅中，盖上盖，小火焖至汤快烧干，捞出凉凉，即可食用。

拌三丝

【热量】720千卡
【盐分】4克

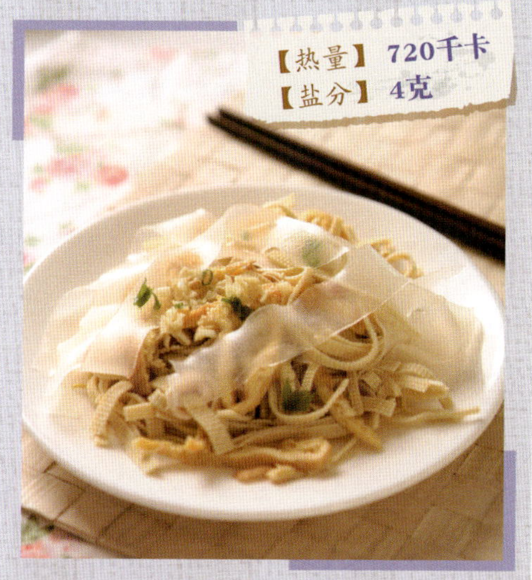

【原料】

干豆腐……300克
粉皮……50克
鸡蛋……1个

【调料】

酱油……1小匙
香醋……1/2小匙
香油、红油、精盐……各1/3小匙
蒜泥、葱末、姜末……各适量

【做法】

1. 干豆腐切丝，用沸水焯一下，捞出控水。粉皮也焯一下，捞出控水，切细丝。鸡蛋磕入碗中，打散，入热油锅摊成蛋皮，切丝。

2. 将干豆腐丝、粉皮丝、蛋皮丝装盘。把酱油、香油、红油、香醋、蒜泥、葱末、姜末、精盐在碗中拌匀，淋在三丝上，即可食用。

东坡豆腐

【原料】

豆腐…1块　鸡蛋…1个　面粉…适量
笋、莴笋、香菇……各100克

【调料】

高汤……1杯
番茄沙司……1大匙
胡椒粉、精盐……各1小匙
植物油……800克（实耗40克）

【做法】

1. 笋、莴笋剥去外皮，切成大小相仿的块，用沸水煮5分钟，捞出控水。香菇去蒂，切成片。鸡蛋磕入碗中，加精盐、面粉、胡椒粉、番茄酱打散，抹在豆腐上。

2. 炒锅烧热，加入植物油，烧至七成热时，将豆腐下锅炸至金黄色，捞出沥油。豆腐上划成格子块，注意不要切断。

3. 炒锅内留少许底油，下笋块、莴笋块、香菇片翻炒，加高汤大火烧开，加精盐调味后，将豆腐入锅煮至入味，大火收汁即可。

【热量】725千卡
【盐分】6克

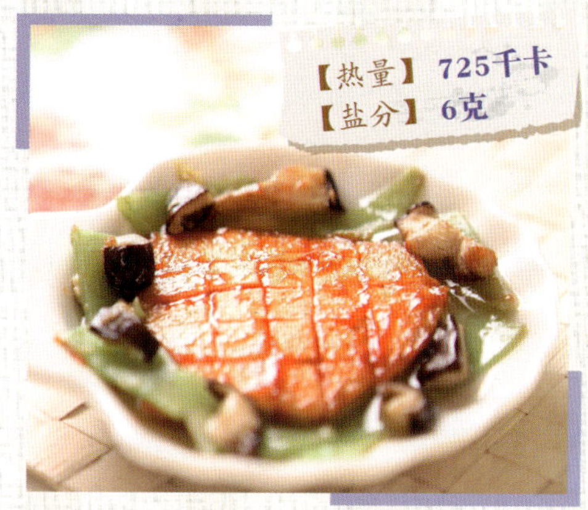

丝瓜蛋汤…

【热量】330千卡
【盐分】2克

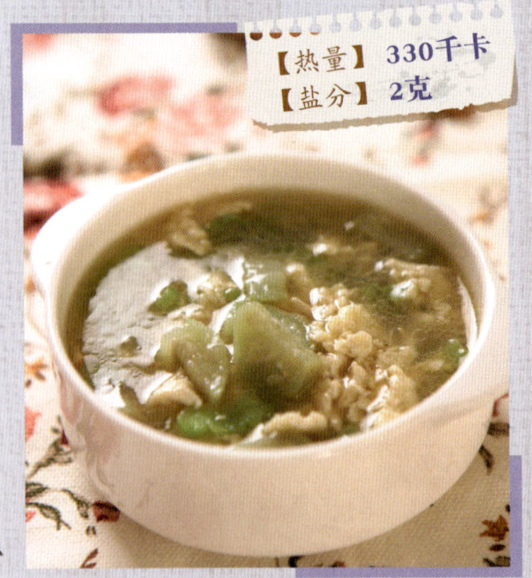

【原料】

丝瓜 ……………………………250克
鹌鹑蛋 …………………………10个

【调料】

高汤 ……………………………适量
植物油、香油、盐、鸡精 ……各少许

【做法】

1. 将丝瓜去皮和蒂，洗净切块；鹌鹑蛋磕到碗中，搅打均匀。

2. 锅中油烧至七成热时，放入丝瓜块翻炒数下，加入高汤、盐和鸡精，用大火烧开，再淋入鹌鹑蛋液，最后淋入香油即可。

黄金豆腐…

【热量】540千卡
【盐分】5克

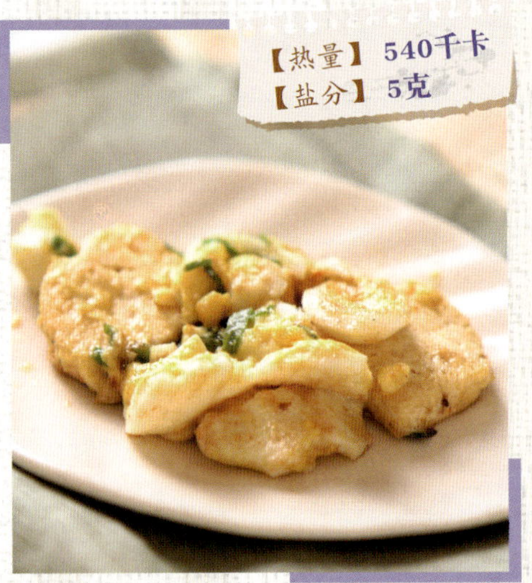

【原料】

豆腐 ……………………………1块
熟鸭蛋黄 ………………………2个

【调料】

精盐、料酒 ………………各1小匙
水淀粉 …………………………10克
植物油 ………………………1大匙
葱末 ……………………………5克

【做法】

1. 将豆腐切成大片。炒锅烧热，加入植物油，油温五成热时，放入豆腐片，两面煎成金黄色时，捞出沥油。

2. 炒锅内留少许底油，下葱末爆香，将煎好的豆腐片放入锅内，煸炒后倒入料酒、精盐，添适量热水烧开，用水淀粉勾芡，将熟鸭蛋黄下锅研碎，翻炒均匀即可。

 ●1千卡=4.184千焦

家常豆腐汤...

【热量】470千卡
【盐分】6克

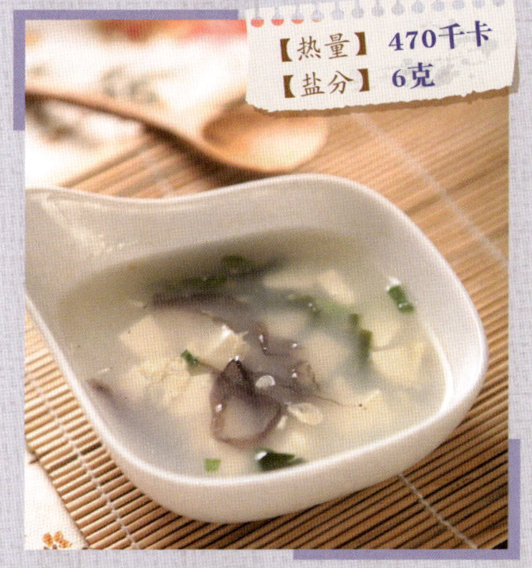

【原料】

豆腐 ……………………………… 1块
鸡蛋 ……………………………… 1个
海带 ……………………………… 100克
紫菜 ……………………………… 50克
虾米 ……………………………… 15克

【调料】

精盐、胡椒粉 ………………… 各1小匙
植物油 ………………………… 1大匙
葱末、姜末 …………………… 各适量

【做法】

1. 炒锅烧热，倒入植物油，六成热时下葱末、姜末爆香，添适量热水，然后放入豆腐块、海带、虾米煮10分钟。

2. 鸡蛋磕入碗中，打散后淋入锅中，待蛋花浮出，放入紫菜、葱花、精盐、胡椒粉调味，即可食用。

蒜苗扒鹌鹑蛋...

【热量】440千卡
【盐分】7克

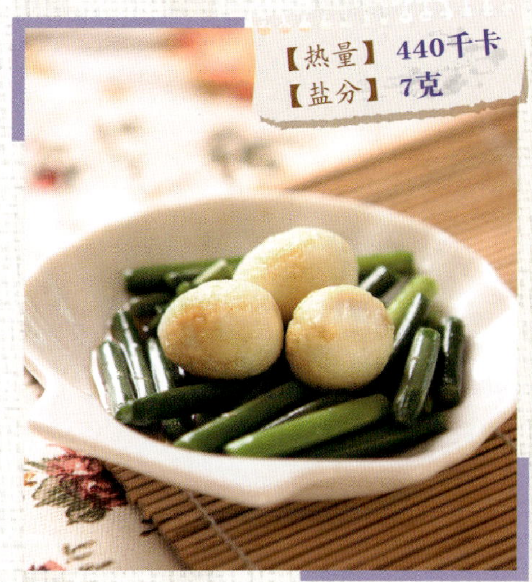

【原料】

蒜苗 ……………………………… 400克
鹌鹑蛋 …………………………… 5个

【调料】

精盐 ……………………………… 1小匙
生抽、酱油 …………………… 2小匙
干淀粉、水淀粉 ……………… 1小匙
植物油 ………… 500克（实耗20克）

【做法】

1. 蒜苗择净，洗净。鹌鹑蛋煮熟，投凉后剥去蛋壳，加入少许精盐、生抽、酱油，腌渍几分钟。

2. 将腌过的鹌鹑蛋蘸淀粉，放入六成热的油锅内，炸至金黄色时，捞起沥油。

3. 蒜苗放入沸水中焯一下，捞起控水。炒锅烧热，加精盐炒熟，用水淀粉勾粉成盘，将炸好的鹌鹑蛋放在蒜苗上，即可食用。

芦笋鹌鹑蛋汤

【热量】350千卡
【盐分】5克

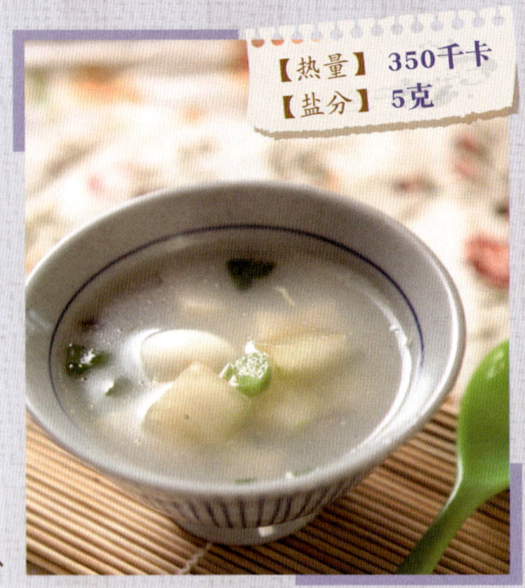

【原料】

鹌鹑蛋 ……………………10个
冬瓜 ……………………200克
芦笋 ……………………5根

【调料】

精盐、胡椒粉 ……………各1小匙
姜汁、白醋 ……………各1/2小匙
高汤 ……………………2杯

【做法】

1. 冬瓜洗净，去皮、去瓤，切成菱形条。芦笋洗净，切斜刀片。

2. 将鹌鹑蛋洗净，煮熟后投凉，剥去蛋壳。

3. 在汤锅中加入高汤，大火煮沸，下入冬瓜条、芦笋片、鹌鹑蛋，加精盐、胡椒粉、姜汁、白醋调味，改小火煮至冬瓜片呈透明状，即可食用。

翡翠豆腐

【原料】

豆腐 ………150克　鸡蛋 ………2个
菠菜汁 ……50克　香菇 ………3朵
西红柿 ……………………1个

【调料】

精盐 ………1小匙　高汤 ………适量
水淀粉 ……………………2大匙
植物油 …………1000克（约耗20克）

【做法】

1. 鸡蛋取蛋清。豆腐捣成泥，加蛋清、精盐、水淀粉、菠菜汁调成稀糊。西红柿洗净，切成大片。香菇切片。

2. 炒锅烧热，倒入植物油，烧至四成热时，用勺蘸一下油，刮取豆腐茸，散放在油锅四周，边放边用手勺推动，防止豆腐茸粘在一起。待豆腐茸上浮，捞出沥油。

3. 炒锅烧热，倒入高汤、精盐、西红柿片、香菇片翻炒均匀，淋入水淀粉勾薄芡，最后放入炸好的豆腐，翻炒几下起锅即可。

【热量】600千卡
【盐分】5克

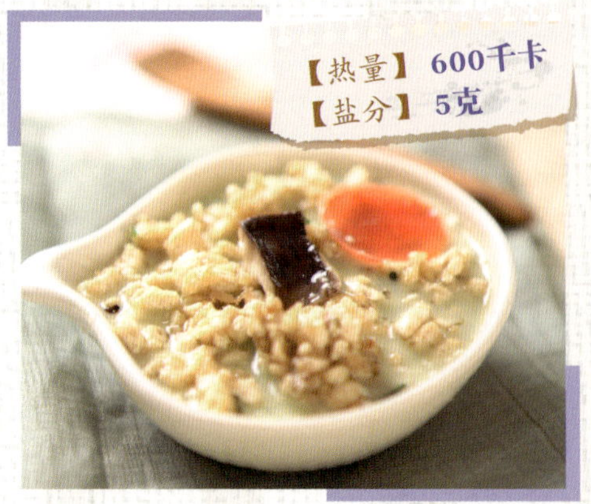

芙蓉豆腐...

【原料】

豆腐 ………1块　　鸡蛋 ……… 2个
猪五花肉 …………………………… 25克
香菇、笋、菠菜 ………………… 各适量

【调料】

精盐 ………1小匙　　料酒 ……1大匙
水淀粉 …1/2大匙　　高汤 ………1杯
植物油 …………1500克（实耗30克）

【做法】

1. 鸡蛋取蛋清。菠菜洗净。香菇、笋洗净，切片。将豆腐、猪五花肉分别剁成茸，放在碗中，加精盐、料酒、鸡蛋清，搅成豆腐茸。

2. 炒锅烧热，倒入植物油，烧至四成热时，用勺蘸一下油，刮取豆腐茸，散放在油锅四周，一边放一边用手勺推动，防止豆腐茸粘在一起。待豆腐茸上浮，捞出沥油。

3. 炒锅内留少许底油，放入高汤、香菇片、笋片、精盐、菠菜，烧沸后用水淀粉勾芡，倒入炸好的豆腐，翻炒均匀装盘，即可食用。

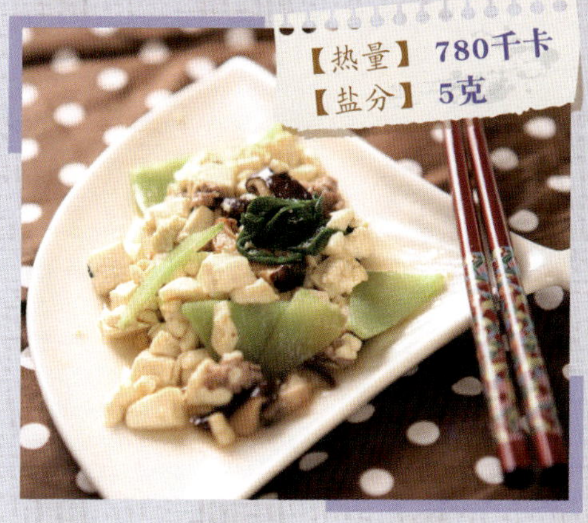

【热量】 780千卡
【盐分】 5克

牛肉丁豆腐...

【原料】

豆腐 ………1块　　牛肉 ……50克
鸡蛋 ………………………………… 1个

【调料】

料酒、酱油 ………………… 各2小匙
精盐 ……………………………… 1小匙
豆瓣酱 …………………………2小匙
植物油 ……………700克（实耗35克）
葱末、姜末、水淀粉 ………… 各适量

【做法】

1. 将豆腐切成丁，用沸水焯一下，捞出控水。

2. 鸡蛋取蛋清。牛肉切方丁，放入碗中，加酱油、料酒、蛋清、精盐、水淀粉，腌渍15分钟。炒锅烧热，倒入植物油，五成热时放牛肉丁，炸至酥松，捞出沥油。

3. 炒锅内留少许底油，放葱末、姜末、豆瓣酱爆香，再放豆腐丁、牛肉丁，翻炒炒匀，出锅前用水淀粉勾芡，即可食用。

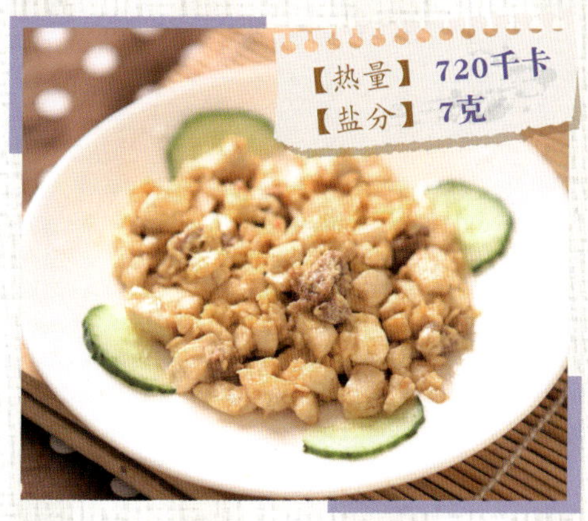

【热量】 720千卡
【盐分】 7克

素炒三丝…

【热量】380千卡
【盐分】6克

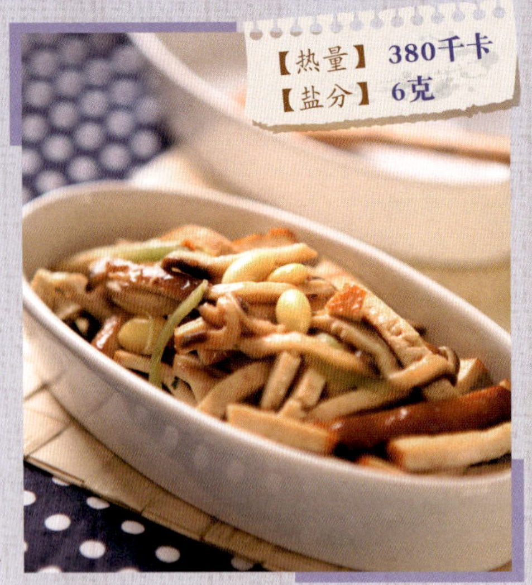

【原料】

五香豆腐干……5块
莴笋……100克
香菇……3朵

【调料】

精盐、酱油……各1小匙
水淀粉、植物油……各1大匙

【做法】

1. 莴笋洗净剥壳，切成细丝，用沸水焯一下，断生后捞出，控水。五香豆腐干、香菇分别切丝。

2. 炒锅烧热，倒入植物油，八成热时放入五香豆腐干丝、莴笋丝、香菇丝翻炒，加入酱油、精盐、少许水，烧沸后用水淀粉勾芡，即可食用。

麻婆豆腐…

【原料】

豆腐……1块
蒜苗……25克
猪肉末……50克

【调料】

豆瓣辣酱……1小匙
豆豉、精盐……各1/2小匙
水淀粉、植物油……各1大匙
花椒粉、葱、姜……各适量

【做法】

1. 豆腐切成小块，用沸水焯一下，捞出控水。蒜苗切成小段。豆瓣辣酱、豆豉调匀。

2. 炒锅烧热，加入植物油，待油热后放入猪肉末，炒熟捞出。

3. 炒锅烧热，加入植物油，放入姜、葱爆香，再放入精盐、豆瓣辣酱、豆豉、花椒粉炒匀，添入适量清水，倒入豆腐块，煮3分钟。最后放入蒜苗和炒好的猪肉末，翻炒均匀，出锅前勾芡，即可食用。

【热量】460千卡
【盐分】5克

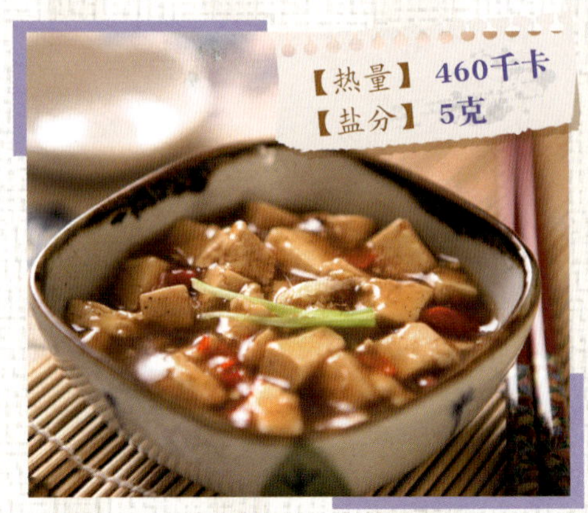

香葱拌豆腐干…

【热量】300千卡
【盐分】4克

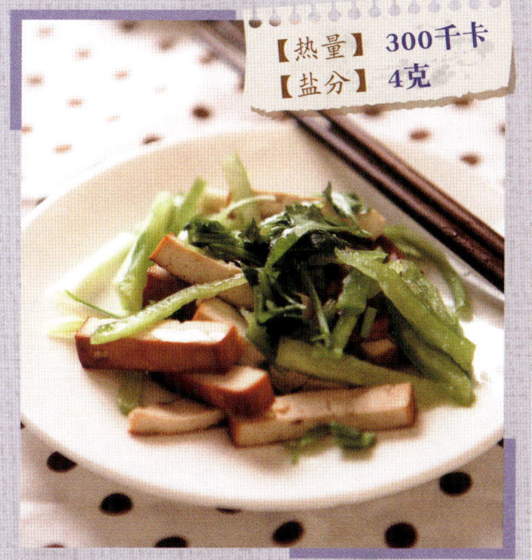

【原料】

五香豆腐干……………………………3块
香葱……………………………………50克
辣椒丝…………………………………10克
花生、香菜…………………………各适量

【调料】

蚝油……………………………………1/2大匙
精盐、醋、香油……………………各少许

【做法】

1. 五香豆腐干切成细丝，放入沸水中汆烫一下，捞起沥干。香葱洗净切段。

2. 将五香豆腐干丝、香菜、花生、辣椒丝、香葱段一起放在大碗中，淋上蚝油、醋、香油，撒上精盐，拌匀，即可食用。

什锦大拌菜…

【原料】

干豆腐…………………………………1张
莴笋……………………………………100克
青辣椒、红辣椒、红萝卜、
白萝卜、粉丝、香菜………………各适量

【调料】

酱油、香醋…………………………各2小匙
葱油……………………………………5克
辣椒油…………………………………1小匙
精盐、蒜泥…………………………各少许

【做法】

1. 将干豆腐切成细丝，放入沸水中焯一下，捞出投凉，控水。香菜洗净，切成末。青辣椒、红辣椒洗净，去蒂、去籽，分别切成细丝。莴笋洗净，去皮，切成丝。红萝卜、白萝卜洗净，切成细丝。

2. 将各种原料丝放入大碗，淋上葱油、酱油、香醋、辣椒油，撒上精盐、蒜泥，拌匀，即可食用。

【热量】360千卡
【盐分】3克

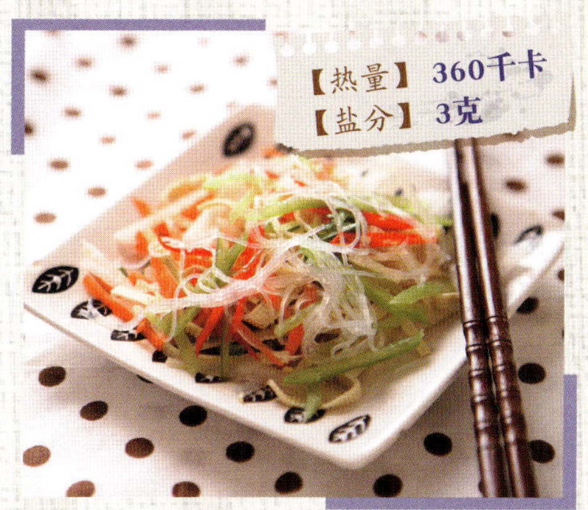

海带豆腐汤…

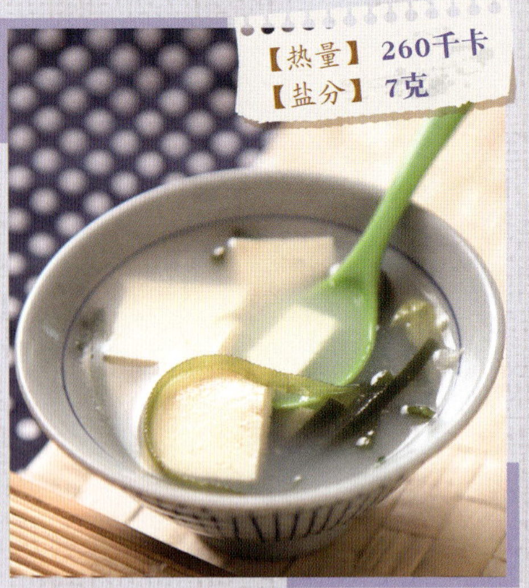

【热量】260千卡
【盐分】7克

【原料】

豆腐 …… 1块
圆白菜 …… 80克
海带 …… 30克

【调料】

精盐、酱油 …… 各1小匙
料酒 ……1大匙　高汤 ……2杯
植物油 …… 适量

【做法】

1. 豆腐切厚片，用沸水焯一下，捞出控水。圆白菜洗净，切成丝。海带切成丝。

2. 炒锅烧热，加入植物油，烧至七成热时，下豆腐片，炸至外皮金黄色，捞出沥油，凉凉后切丝。

3. 汤锅中加高汤大火煮沸，放入海带、精盐、酱油、料酒，煮至入味，加入豆腐丝、圆白菜丝，再煮5分钟，即可食用。

熘豆腐…

【原料】

豆腐 …… 1块
鸡蛋 …… 2个
面粉 …… 20克

【调料】

精盐、酱油、醋 …… 各1小匙
高汤 …… 1杯
水淀粉 …… 2大匙
植物油 ……1000克（实耗30克）
葱、姜、蒜末 …… 各适量

【做法】

1. 将水淀粉、面粉加水调匀，打入鸡蛋，加精盐打散，制成蛋糊。豆腐切成片，摆在盘内，将蛋糊浇在豆腐上。

2. 炒锅烧热，加入植物油，烧至七成热时，下入豆腐片，炸至外皮金黄色时，捞出沥油。

3. 炒锅内留少许底油，加葱、姜、蒜末爆香，加入高汤、醋、酱油，大火煮沸，开锅后勾芡，将豆腐下锅拌匀，即可食用。

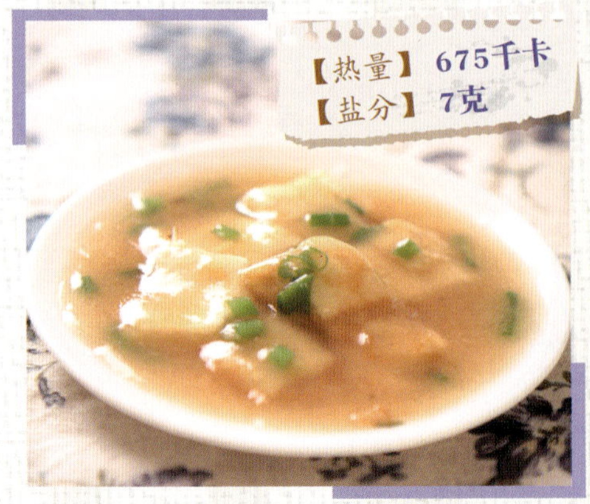

【热量】675千卡
【盐分】7克

 ● 1千卡=4.184千焦

松花蛋拌豆腐...

【热量】350千卡
【盐分】3克

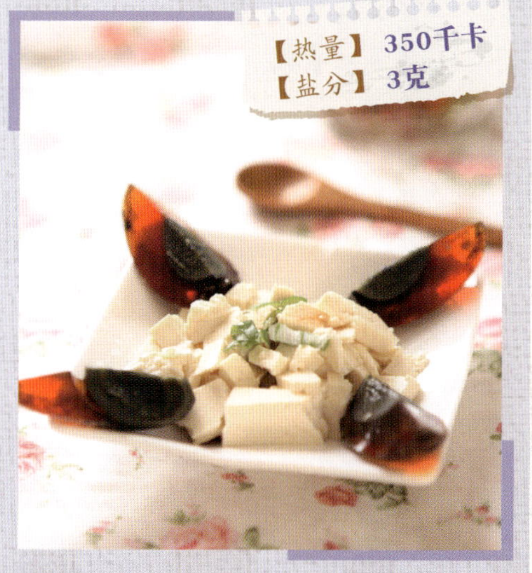

【原料】

嫩豆腐 ……………………………… 1块
松花蛋 ……………………………… 2个

【调料】

香油 ……………………………… 1/2大匙
精盐、姜末 ……………………… 各少许

【做法】

1. 豆腐用沸水焯一下，捞出后放入凉开水中浸一下，捞出控水。

2. 将松花蛋洗净，剥去蛋壳，切成橘子瓣，和豆腐一起摆放在盘子中。

3. 在豆腐、松花蛋上淋香油，撒上姜末、精盐，即可食用。

松花杂菌汤...

【原料】

松花蛋 ……………………………… 4个
杏鲍菇、蟹味菇 ………………… 各100克
口蘑、木耳 ……………………… 各50克

【调料】

精盐 ……………………………… 1小匙
植物油 …………………………… 1大匙
蒜片 ……………………………… 适量

【做法】

1. 将松花蛋剥去蛋壳，切成橘子瓣。口蘑、蟹味菇去蒂，洗净。杏鲍菇切薄片。木耳用清水泡发，去蒂洗净。

2. 炒锅烧热，倒入植物油烧热，下入蒜片爆香，下入杏鲍菇、蟹味菇、口蘑翻炒，添入适量开水，再放入松花蛋、木耳，加精盐调味，小火焖煮几分钟，即可食用。

【热量】675千卡
【盐分】5克

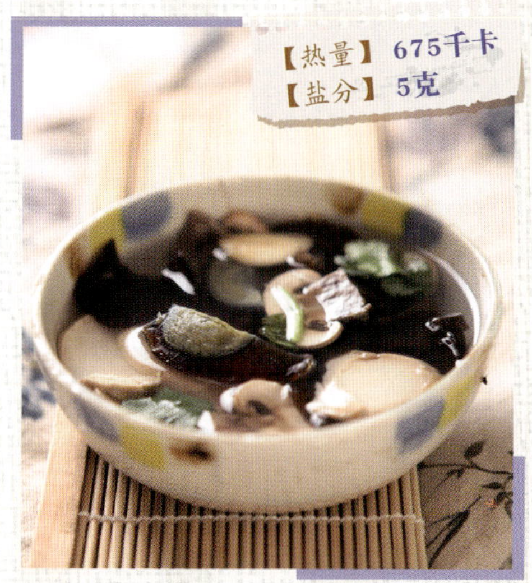

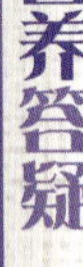

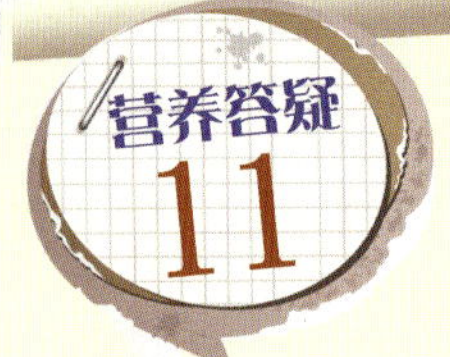

“无糖”食品适合糖尿病患者吗

如今，各种低糖、无糖食品在市场上涌现，无论是希望控制体重的女性，还是要控制血糖和血脂的中老年人及糖尿病患者，都感觉食用后对健康有益。然而，低糖和无糖食品是否真会为身体带来健康呢？

健康笔记

【一、什么是无糖食品】

无糖食品的关键在“糖”的定义上。糖可以专门指白糖，也可以指各种有甜味的、能够在人体中转变成为葡萄糖的食品成分，比如麦芽糖、葡萄糖、果糖、果葡糖浆等。甚至，广义来说，哪怕没有甜味，只要能够被人体消化吸收转化为葡萄糖，也可以称为“糖类物质”。

按通用概念，无糖食品不能含有蔗糖和来自淀粉水解物的糖，包括葡萄糖、麦芽糖、果糖、淀粉糖浆、葡萄糖浆、果葡糖浆等。但是，它必须含有相当于糖的替代物，一般采用糖醇或低聚糖等不升高血糖的甜味剂品种。

健康笔记

【二、无糖食品并非都适合糖尿病患者】

无糖食品是糖尿病患者的专属食物吗？无糖食品就可以无所顾忌地享用吗？答案是否定的。所谓的无糖食品，一般是指不含有蔗糖、葡萄糖、麦芽糖的甜味食品，它的甜味来自人工甜味剂。无糖食品并没有降糖的效果，只能用于调剂饮食种类。

目前常用的人工甜味剂有两类，一类仅含微量热能或不含热能，如糖精、阿斯巴甜、蛋白糖、舒卡糖等；另一类含有一定热量，如木糖醇、山梨醇、麦芽糖醇、果糖、乳糖等。食用前，要看清食品说明，看其中使用的是哪种甜味剂。如果是食用果糖、乳糖等，由于其中热量并未减少，所以也不能大量食用。

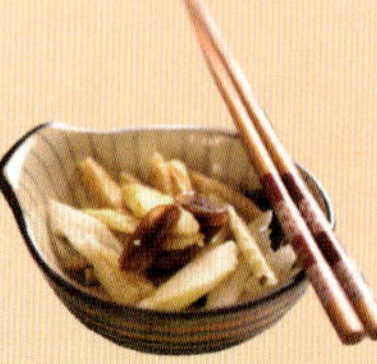

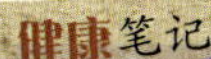

健康笔记

【三、无糖食品到底含不含糖】

首先，无糖食品里可能含有淀粉水解物类作为甜味来源，也就是淀粉糖浆、果葡糖浆、麦芽糖之类。这些糖浆升高血糖、变成热量的效率，未必会比蔗糖慢。曾有这样的产品：添加了葡萄糖浆或淀粉糖浆，还号称无糖食品。而这些配料，升高血糖的速度甚至可能快于白糖。

其次，我国大部分无糖产品都用的是高效甜味剂，特别是合成甜味剂，比如安塞蜜、甜蜜素、糖精、阿斯巴甜等。但是，这些东西的甜度是蔗糖的几百倍。那么如原来的配方中，100克产品要加40克蔗糖，现在只需加零点几克甜味剂就够了，用什么来凑体积呢？一般来说，用来做填充的大都是淀粉、淀粉水解物或糊精之类。

无糖食品的主要卖点，就是低热量、升血糖慢这两个好处。然而，只要有糊精或来自大米白面的精制淀粉，就会有热量，就会升高血糖。因为它们既和白糖一样会快速升高血糖，又和白糖一样容易令人发胖。对于糖尿病患者和减肥者来说，一样是大麻烦。

没有加入糖，并不等于某种食品对人有好处。哪怕是既不升高血糖也不变成热量的高效甜味剂，研究也发现它们可能具有刺激食欲、促进肥胖的作用。它们本身没有营养价值，应用于食品当中，甚至可能带来额外的麻烦。比如国外报道，部分消费者对阿斯巴甜敏感，可能引起多达八十多种的不良反应。就算被许多人看好的糖醇类，也不全是优点，因为大部分糖醇在过量摄入后可能引起腹泻，少数糖醇腹泻效应虽小，吸收后从尿中排泄出去也会加重肾脏负担。

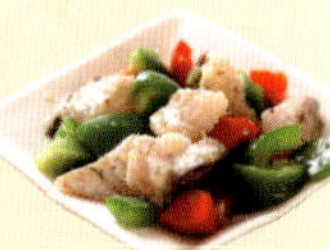

健康笔记

【四、购买无糖食品要先确认配料】

在选购无糖食品时，要仔细查看食品标签上的配料表，确认是否含有“糊精”“麦芽糖”“淀粉糖浆”“玉米糖浆”等成分。可优先选择含有低聚糖和糖醇的产品，尽量不选择含有“阿斯巴甜”“甜蜜素”“安塞蜜”等甜味剂的产品。不要因为某种食品上标着“无糖”就购买，避免食用营养价值不高的无糖食物和无糖饮料。

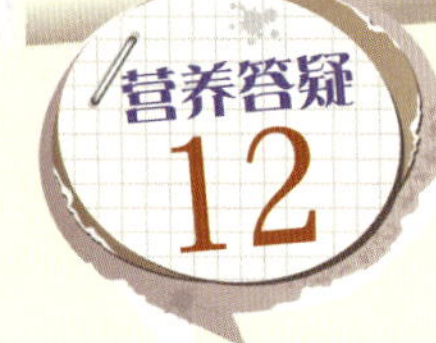

糖尿病患者到底能不能饮酒

饮酒会干扰糖尿病患者体内的糖类、脂肪、蛋白质代谢，阻滞降糖药的分解与排泄，还易引起低血糖、损害胰腺。那么，糖尿病患者真的就必须滴酒不沾吗？

健康笔记

【一、可适量的饮酒】

糖尿病患者并非一定要滴酒不沾，但饮酒一定要适量。因为饮酒后会造成血糖忽高忽低，对病情控制非常不利。而且饮酒的患者通常饮食会比平时少，而酒精产生热量很快，分解也很快，不能长时间维持血糖水平，因此饮酒患者发生低血糖的可能性更大。

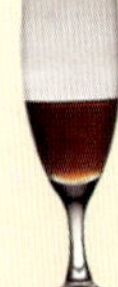

健康笔记

【二、根据病情来调控】

病情稳定且较轻的患者，可适当饮酒，且最好是含糖少的干红、干白葡萄酒。饮酒的患者应该满足以下条件：血糖控制良好，空腹血糖在正常值以下；体重正常；无糖尿病以外其他严重慢性疾病；无糖尿病并发症；不需服用口服降糖药及注射胰岛素；肝功能正常。这些患者可以少量饮酒，但应以不影响正常进食、不引起不良症状为度。而且患者不要空腹饮酒，以防发生低血糖。

健康笔记

【三、血糖稳定的患者也应合理饮用】

病情轻、血糖稳定的患者饮酒时，每次最好不超过10克酒精，每周饮用次数不超过3次。而且不要饮用酒精浓度高的烈酒，以及酒精含量虽低但热量高的啤酒。如果饮用啤酒，最好不超过100毫升，而且需减少主食。

如饮用10°的酒，一次饮用为100毫升，酒精量就应为100×10÷100×0.8＝8克。合理的酒精量的计算方法如下：

饮酒体积×饮酒度数÷100×0.8＝酒精量（单位：克）

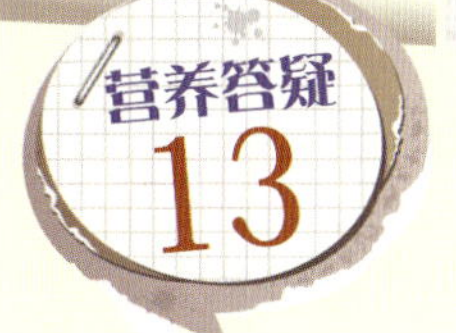

外出就餐时糖尿病患者要注意什么

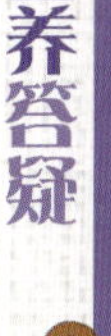

在外就餐很容易打乱正常的进餐习惯，食物摄入量也容易控制不好。餐馆的烹调方法也与家里有很大区别，所以一定要掌握饮食原则。

健康笔记

【一、外出就餐时控制油脂摄入量的窍门】

餐馆里，同样的食材，烹调方法也与平常家里有很大区别，尤其是油脂的添加、摄入明显高于家中。油炸、油煎、油炒等烹调方式会更多一些。即使是蒸、煮、炖等做法，餐厅在烹调时也会额外加入一些特制的高汤来调味。因此，外出就餐，脂肪的摄入量不可避免地会有所增多。由于脂肪吃得多，总能量摄入会超标，血糖就可能升高。点菜时，应该多考虑那些清淡的菜式。但是从营养平衡的角度来说，可以选择在下一餐时，适当地减少一些热量的摄入。如果餐桌上的菜肴确实含油脂很多，食用时可以准备一杯白开水，把食物在杯中稍微涮一下再吃，或者挑选一种面食，把菜肴表面的油拭去一些再吃。

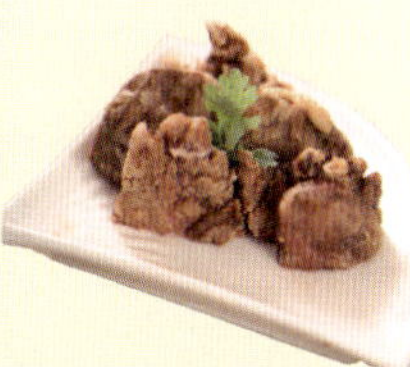

健康笔记

【二、糖尿病患者要少喝饮料、少吃水果】

饮料，尤其是碳酸饮料，含有很高的热量。所以在就餐时，最好饮用热水或茶水。如果血糖控制得好，可以偶尔少量饮酒，而且必须是在吃过东西之后再饮用。因为酒精能增加空腹热量的消耗，容易引起低血糖反应。因此，糖尿病患者应注意，饮酒时要选择啤酒或葡萄酒，避免饮用白酒。水果类的食物也不要摄入过多，最好一次不超过半斤，同时适当少吃一些主食。

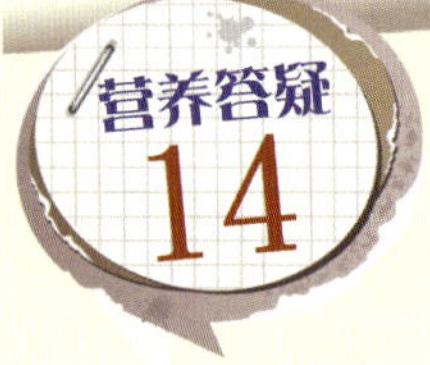

如何减轻糖尿病患者的饥饿感

糖尿病患者由于要控制饮食、限制热量的摄入，因此会经常出现饥饿感。如何解决这个问题呢？

健康笔记

【一、控制饮食应该循序渐进】

糖尿病患者要科学计算每日的食量，不宜过分减少食量。饮食过少，尤其是主食食用过少，不仅容易饿，而且易出现低血糖，一下子从吃得很多降至300克以下，难以耐受，对机体恢复也不利。在控制饮食时应循序渐进，可每周减少主食100～200克，一般1个月左右应限制到每日300克左右。

健康笔记

【二、合理地分配一日三餐】

糖尿病患者可以少食多餐，将三餐分出部分在加餐时食用。加餐可以选择热量低的水果。晚饭后的加餐也很重要，不仅可以缓解饥饿感，而且可以避免夜间低血糖的出现。可以适当加些高蛋白的食物，如豆腐干、鸡蛋，因为蛋白质释放能量的速度较慢，可以防止后半夜低血糖的出现。

健康笔记

【三、调整饮食结构可以减轻饥饿感】

糖尿病患者多吃低热量的食物，如黄瓜、大白菜、豆芽、菠菜、冬瓜、、青椒、莴笋、茄子、菜花及菌类、豆腐等；多用粗杂粮代替细粮，如红豆粥、莜麦面及玉米面馒头、面条等。高纤维食物，如麦麸、玉米皮、甜菜、海藻类植物等，可使胃排空延缓，改变肠运转时间，同时可以增加耐饥力，并可预防心血管病、胆囊炎、便秘、高脂血症、肠癌等并发症。

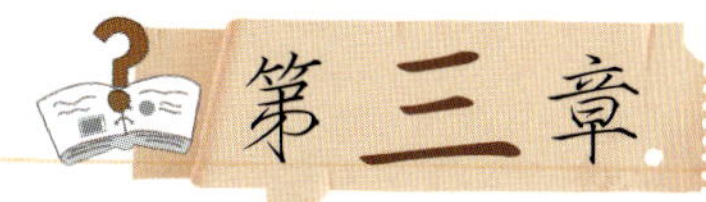

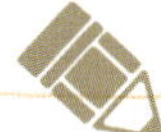

健康，从正确认识糖尿病开始

听中医专家怎么说：糖尿病的中医保健

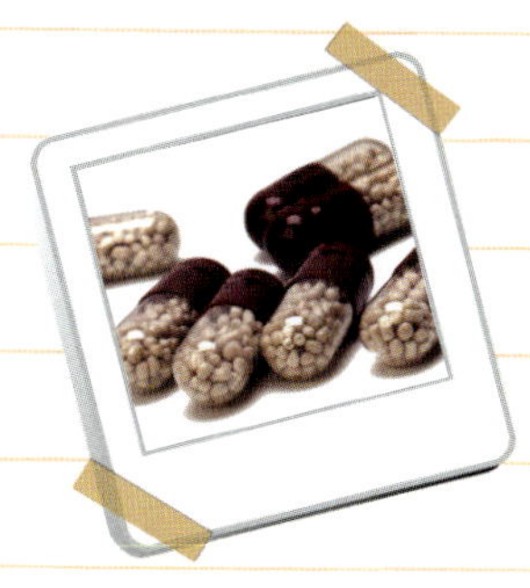

糖尿病从中医来看属于“消渴”的范畴，就是“消瘦”、“口渴”的意思。与西医的治疗方法不同，中医治疗糖尿病的方法更加多样，而且大多数是自然疗法，对人体的伤害比较小。

使用中医疗法，可以作为对药物疗法的补充，减少药物对身体的伤害。糖尿病患者不妨体验一下中医疗法，一定会得到意想不到的收获。

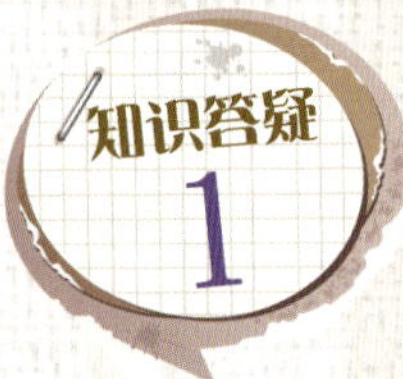

中医如何认识糖尿病

知识答疑

中医与西医属于不同的医学体系，对于疾病的认识和治疗的理念都有根本的不同。下面，让我们来看看中医是如何认识糖尿病的。

健康笔记

【一、三焦是什么意思】

三焦，是上焦、中焦、下焦的合称。中医将躯干划分为3个部位，横膈以上内脏器官为上焦，包括心、肺；横膈以下至脐内脏器官为中焦，包括脾、胃、肝、胆等内脏；脐以下内脏器官为下焦，包括肾、大肠、小肠、膀胱。

健康笔记

【二、糖尿病的三消是什么意思】

糖尿病自古有之，但那时并不叫“糖尿病”这个名字。中医将具有“三多一少”和糖尿特征的病症归为“消渴”，糖尿病也就是“消渴病”。

中医讲究“辨证施治”，将消渴病（糖尿病）分为“三消”，即上消、中消和下消，是根据三焦来分型论治的。

在临床上，这三消的区别常常并不明显，往往兼而有之，只是表现出来的侧重不同而已，因此在治疗上应该三消同治、三焦兼顾。三消具有不同的特点，见下表：

【三消具有的不同特点】

【类　型】	【症状分析】
上　消（燥热伤肺）	心烦口渴，饮水量多，口干咽燥，多食易饥，小便量多，大便干结，舌质红，苔薄黄。
中　消（胃燥津伤）	多食，易饥，大便干结，口干、欲饮，形体消瘦，舌红，苔黄。
下　消（肾阴亏损）	尿频量多，尿液混浊如脂膏，头晕目眩，耳鸣，视物模糊，口干唇燥，心烦失眠，舌红，无苔。

对于经络和穴位的正确认识

经络和穴位看不见、摸不着，却是我们的祖先数千年来对生命活动的高度总结，是中医独特的见识，也是与西医的重要区别。

健康笔记

【一、经络是纵横人体的网络】

经络学说，是中医理论基础的核心之一，已经有数千年的历史。中医认为，经络是遍布人体的运行气血、联系脏腑、沟通机体内外与上下的通路，是人体的中枢调控系统。

经络是经脉和络脉的统称，“经”有“路径”的意思，是主要路径，存在于机体内部，可贯穿上下、沟通内外；“络”则是支路，存在于机体表面，它遍布全身。经络主要包括十二经脉、奇经八脉、十五络脉、十二经别、十二经筋、十二皮部等。这些经络纵横交错，将人体联系成为一个有机的整体。

经络的功能主要在于沟通表里上下，联系脏腑器官；通行气血，濡养脏腑组织；感应传导；调节脏腑器官的机能活动4个方面。

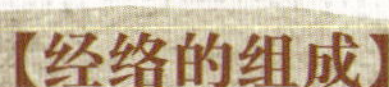

【经络的组成】

【经　脉】				
十二经脉	手三阴经	·手太阴肺经	·手厥阴心包经	·手少阴心经
	手三阳经	·手阳明大肠经	·手少阳三焦经	·手太阳小肠经
	足三阴经	·足太阴脾经	·足厥阴肝经	·足少阴肾经
	足三阳经	·足阳明胃经	·足少阳胆经	·足太阳膀胱经
奇经八脉	·督脉 ·任脉 ·冲脉 ·带脉 ·阴维脉 ·阳维脉 ·阴跷脉 ·阳跷脉			

【络　脉】					
十五络脉	·手太阴络脉	·手少阴络脉	·手厥阴络脉	·手太阳络脉	·手阳明络脉
	·手少阳络脉	·足太阳络脉	·足少阳络脉	·足阳明络脉	·足太阴络脉
	·足少阴络脉	·足厥阴络脉	·任脉之络	·督脉之络	·脾之大络

知识答疑

健康笔记

【二、穴位是经气出入的部位】

穴位，中医上称为“腧穴”，是指人体脏腑经络之气输注出入体表的特殊部位，是针灸、按摩、拔罐等疗法的施术部位。穴位并不只是体表的点，而是与内部脏腑密切联系、相通的。穴位既可以从内向外地反映病痛，又可以从外向内地接受刺激。所以说，穴位既是疾病的反应点，又是临床治疗的刺激点。

【人体的穴位分类】

1．经　穴

又称十四经穴，分布于十二经脉和任、督二脉，是穴位的主要组成部分。

2．奇　穴

又称经外奇穴，是未归入十四经脉，是有穴名和明确定位及治疗作用的穴位。

3．阿是穴

又名不定穴、天应穴、压痛点，既没有具体名称，又没有固定位置，以病痛局部或与病痛有关的压痛或缓解点为穴。

穴位可以沟通体表与体内脏腑，内在脏腑气血的病理变化可以反映于穴位，因此临床上常常用穴位来诊断和治疗疾病。出现病变的脏腑对应的穴位常会出现压痛、酸楚、麻木、结节、肿胀、变色、丘疹、凹陷等改变，通过观察这些改变可以诊断出脏腑的变化。比如同时压迫足三里穴，左侧穴位敏感者可能患有胃病，而右侧穴位敏感者可能患有十二指肠疾病。

当然，穴位最常用的用途还是治疗疾病。通过针刺、灸疗、点按等刺激，可以通过穴位疏通瘀阻的经络、调节脏腑失衡气血，达到治病的目的。

健康笔记

【三、经络和穴位组成通往健康的道路】

在我国古代医学巨著《黄帝内经》中，经络的概念始终贯穿全书。人体的五脏六腑、四肢百骸，都通过经络来进行沟通，使人体成为一个有机的整体。而人体的经络之气输注于体表，就成为了“腧穴”，也就是平常所说的穴位。经络和穴位是我们的祖先对人体的深刻认识，是独一无二的。

但是我们也应该想到，经络既然是人体的通路，不仅气血通过经络运行，病邪也可以通过经络侵入人体。寒、热、湿邪阻塞经络，使得气血无法流通，人就会生病。所以中医有“通则不痛，痛则不通”的说法。现代人很多都处于亚健康状态，这和经络不通畅就有很大关系。

如何打通不通的经络？可采用的方法其实很多。按摩、刮痧、艾灸……这些都是有效的方法。按摩因手法简单、徒手可做、简单易学而成为家庭健康自助的首选。无论是什么手段，都要持之以恒。只有坚持疏通经络，才能打通人体健康的通路。

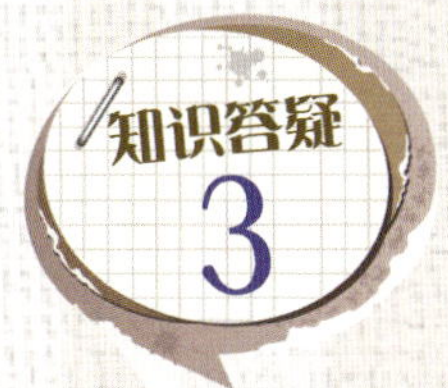

了解中医疗法中基础的经络体系

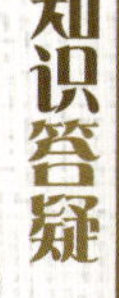

中医疗法是通过人体经脉来发挥作用的。十二正经是经络的主体，使用最多。而任脉和督脉分别位于人体的前后正中线，在治疗和保健中也经常使用，这里也一并介绍。

【一、手太阴肺经】

手太阴肺经的穴位主治咳、喘、咯血、咽喉痛等肺病，以及经脉循行部位的其他疾病。

【主要穴位】

云门 位于胸外侧部，肩胛骨喙突上方，距前正中线6寸

中府 位于云门下1寸

天府 位于臂内侧面，肱二头肌桡侧缘，腋前纹头下3寸

侠白 位于臂内侧面，肱二头肌桡侧缘，腋前纹头下4寸

尺泽 位于肘横纹中，肱二头肌腱桡侧凹陷处

孔最 位于前臂掌面桡侧，腕横纹上7寸处

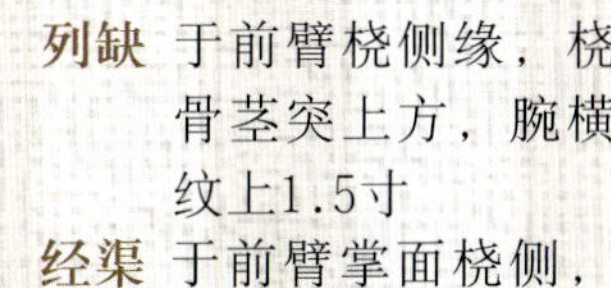

列缺 于前臂桡侧缘，桡骨茎突上方，腕横纹上1.5寸

经渠 于前臂掌面桡侧，桡骨茎突与桡动脉之间凹陷处

太渊 位于腕掌侧横纹桡侧，桡动脉搏动处

鱼际 位于手部拇指本节（第1掌指关节）后凹陷处

少商 位于手拇指末节桡侧，距指甲角0.1寸

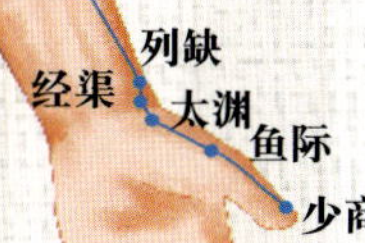

【二、手少阳三焦经】

手少阳三焦经的穴位主治头、目、耳、颊、咽喉、胸胁病和热病，以及经脉循行经过部位的其他病症。

知识答疑

【主要穴位】

关冲 位于手环指末节尺侧，距指甲角0.1寸

液门 位于手背部，当第4、5指间，指蹼缘后方赤白肉际处

中渚 位于手背部，环指本节的后方，第4、5掌骨间凹陷处

阳池 位于腕背横纹中，指总伸肌腱的尺侧缘凹陷处

外关 位于前臂背侧，腕背横纹上2寸，尺骨与桡骨之间

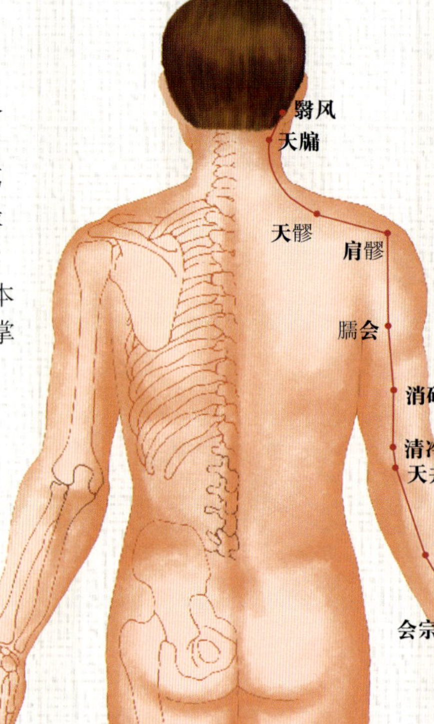

支沟 位于前臂背侧，腕背横纹上3寸，尺骨与桡骨之间

会宗 位于前臂背侧，腕背横纹上3寸，尺骨的桡侧缘

三阳络 位于前臂背侧，腕背横纹上4寸，尺骨与桡骨之间

四渎 位于前臂背侧，肘尖下5寸，尺骨与桡骨之间

天井 位于臂外侧，屈肘时，当肘尖直上1寸凹陷处

清冷渊 位于臂外侧，屈肘时，当肘尖直上2寸，即天井上1寸

消泺 位于臂外侧，当清冷渊与臑会连线中点处

臑会 位于臂外侧，当肘尖与肩髎的连线上，肩髎下3寸，三角肌的后下缘

肩髎 位于肩部，当臂外展时，于肩峰后下方呈现凹陷处

天髎 位于肩胛部，肩井与曲垣的中间，当肩胛骨上角处

天牖 位于颈侧部，当乳突的后下方，胸锁乳突肌的后缘

翳风 位于耳垂后方，当乳突与下颌角之间的凹陷处

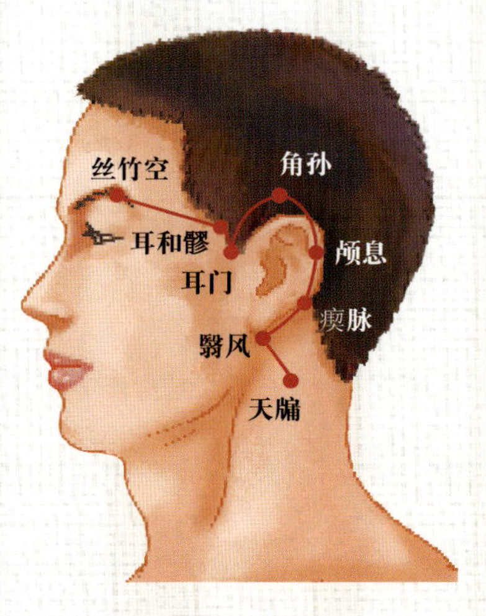

瘈脉 位于头部，耳后乳突中央，当角孙与翳风之间，沿耳轮连线的中、下1/3的交点处

颅息 位于头部，沿耳轮连线的上、中1/3的交点处

角孙 位于头部，折耳廓向前，当耳尖直上入发际处

耳门 位于面部，下颌骨髁状突后缘，张口有凹陷处

耳和髎 位于头侧部，当鬓发后缘，平耳廓根之前方

丝竹空 位于面部，当眉梢凹陷处

知识答疑

【三、手少阴心经】

手少阴心经穴位主治心、胸、神志及经脉循行部位的其他病症。

【主要穴位】

极泉 位于腋窝顶点，腋动脉搏动处，胸大肌的外下缘

青灵 位于臂内侧，肘横纹上3寸，肱二头肌的内侧沟中处

少海 屈肘，当肘横纹内侧端与肱骨内上髁连线的中点处

灵道 位于前臂掌侧，当尺侧腕屈肌腱的桡侧缘，腕横纹上1.5寸

通里 位于前臂掌侧，当尺侧腕屈肌腱的桡侧缘，腕横纹上1寸

阴郄 位于前臂掌侧，当尺侧腕屈肌腱的桡侧缘，腕横纹上0.5寸

神门 位于腕掌侧横纹尺侧端，尺侧腕屈肌腱的桡侧凹陷处

少府 位于手掌，第4、5掌骨之间，握拳时，小指尖处

少冲 位于小指末节桡侧，距指甲角0.1寸

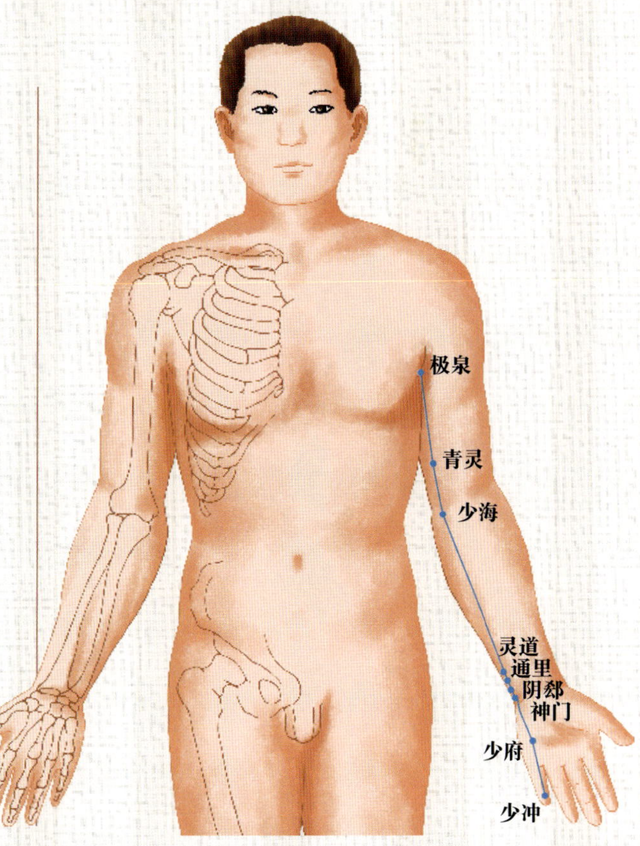

【四、手太阳小肠经】

手太阳小肠经的穴位主治咽喉痛、项强、肩背部疼痛、乳房疾病、耳鸣等。

知识答疑

【主要穴位】

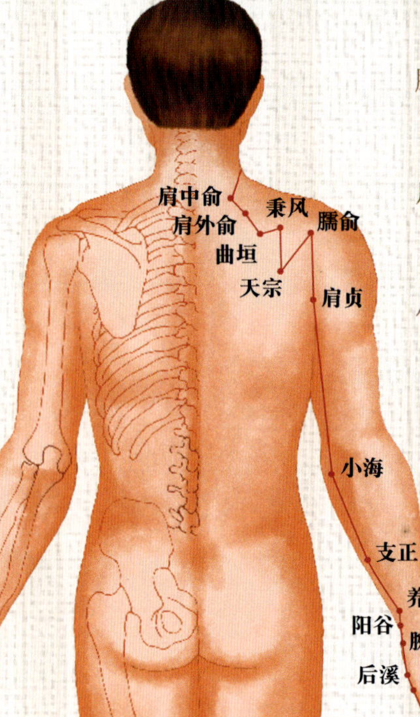

肩中俞 位于背部，当第7颈椎棘突下，旁开2寸处

肩外俞 位于背部，当第1胸椎棘突下，旁开3寸处

曲垣 位于肩胛部，臑俞与第2胸椎棘突连线的中点处

秉风 位于肩胛部，岗上窝中央，天宗直上，举臂有凹陷处

天宗 位于肩胛部，岗下窝中央凹陷处，与第4胸椎相平

臑俞 位于肩部，腋后纹头直上，肩胛冈下缘凹陷中处

肩贞 位于肩关节后下方处，臂内收时，腋后纹头上1寸处

小海 位于肘内侧，尺骨鹰嘴与肱骨内上髁之间凹陷处

支正 位于前臂背面尺侧，腕背横纹上5寸处

养老 位于前臂背面尺侧，尺骨小头近端桡侧凹缘中处

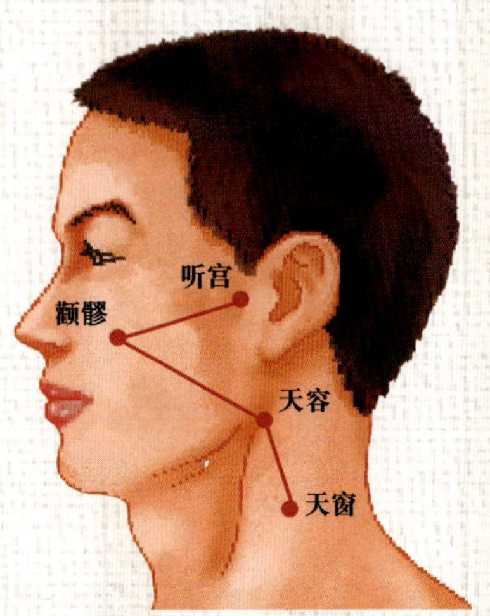

少泽 位于小指末节尺侧，距指甲角0.1寸

天窗 位于颈外侧部，胸锁乳突肌的后缘，扶突后，与喉结相平

天容 位于颈外侧部，当下颌角的后方，胸锁乳突肌的前缘凹陷处

颧髎 位于面部，目外眦直下，颧骨下缘凹陷处

听宫 位于面部，耳屏前，下颌骨髁状突的后方，张口时呈凹陷处

阳谷 位于手腕尺侧，尺骨茎突与三角骨之间的凹陷处

腕骨 位于手掌尺侧，第5掌骨基底与钩骨之间凹陷处

后溪 位于手掌尺侧，微握拳，小指本节后的远侧掌横纹头赤白肉际

前谷 位于手掌尺侧，微握拳，小指本节前的掌指横纹头赤白肉际

【五、足太阴脾经】

足太阴脾经的穴位主治脾胃病、妇科病、前阴病及经脉循行部位的其他病症。

【主要穴位】

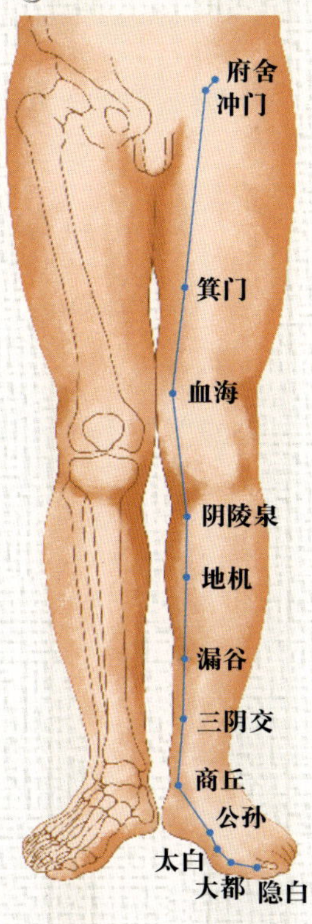

隐白 位于足大趾末节内侧，距趾甲角0.1寸

大都 位于足内侧缘，足大趾本节前下方赤白肉际凹陷处

太白 位于足内侧缘，足大趾本节后下方赤白肉际凹陷处

公孙 位于足内侧缘，第1跖骨基底部的前下方

商丘 位于足内踝前下方凹陷中，舟骨结节与内踝尖连线的中点处

三阴交 位于小腿内侧，足内踝尖上3寸，胫骨内侧缘后方

漏谷 位于小腿内侧，距内踝尖6寸

地机 位于小腿内侧，阴陵泉下3寸

阴陵泉 位于小腿内侧，胫骨内侧髁后下方凹陷处

血海 位于大腿内侧，髌底内侧端上2寸

箕门 位于大腿内侧，血海与冲门连线上，血海上6寸

冲门 位于腹股沟外侧，距耻骨联合上缘中点3.5寸

府舍 位于下腹部，脐中下4寸，距前正中线4寸

腹结 位于下腹部，大横下1.3寸，距离前正中线4寸

大横 位于腹中部，距脐中4寸

腹哀 位于上腹部，当脐中上3寸，距前正中线4寸

食窦 位于胸外侧部，当第5肋间隙，距前正中线6寸处

天溪 位于胸侧部，当第4肋间隙，距前正中线6寸

胸乡 位于胸侧部，当第3肋间隙，距前正中线6寸

周荣 位于胸侧部，当第2肋间隙，距前正中线6寸

大包 位于侧胸部，腋中线上，当第6肋间隙处

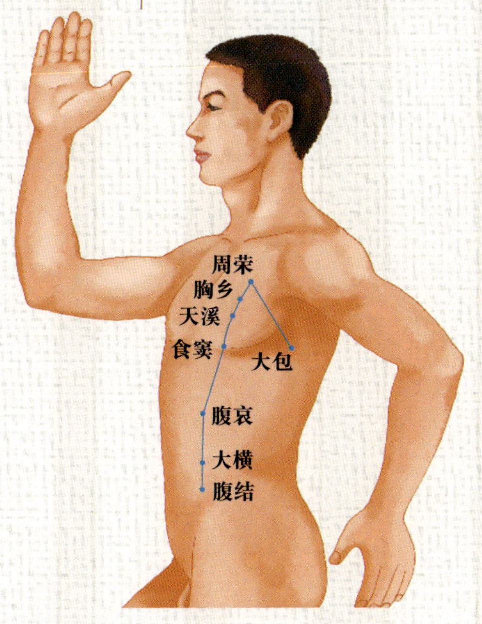

【六、足少阴肾经】

足少阴肾经的穴位主治妇科、前阴、肾、肺、咽喉病症，以及经脉循行部位的其他病症。

【主要穴位】

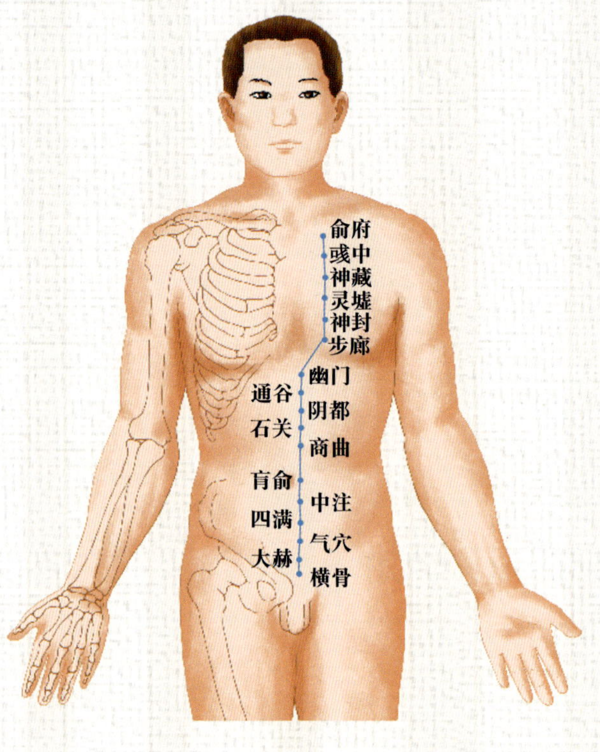

俞府 位于胸部，锁骨下缘，前正中线旁开2寸

彧中 位于胸部，第1肋间隙，前正中线旁开2寸

神藏 位于胸部，第2肋间隙，前正中线旁开2寸

灵墟 位于胸部，当第3肋间隙，前正中线旁开2寸

神封 位于胸部，当第4肋间隙，前正中线旁开2寸

步廊 位于胸部，当第5肋间隙，前正中线旁开2寸

幽门 位于上腹部，当脐中上6寸，前正中线旁开0.5寸

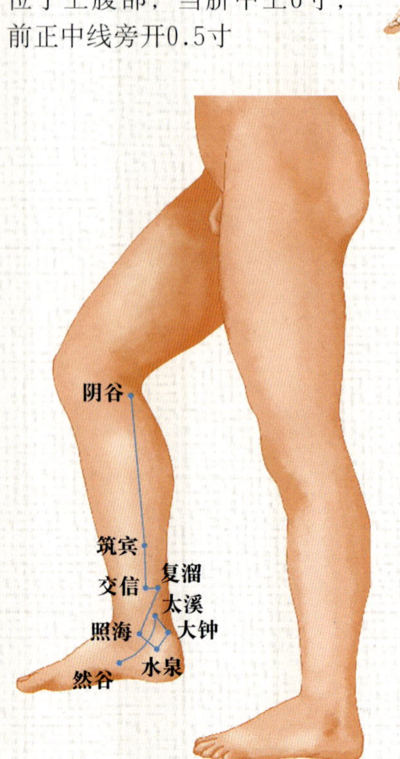

通谷 位于上腹部，当脐中上5寸，前正中线旁开0.5寸

阴都 位于上腹部，当脐中上4寸，前正中线旁开0.5寸

石关 位于上腹部，当脐中上3寸，前正中线旁开0.5寸

商曲 位于上腹部，当脐中上2寸，前正中线旁开0.5寸

肓俞 位于腹部中部，当脐中旁开0.5寸

中注 位于下腹部，当脐中下1寸，前正中线旁开0.5寸

四满 位于下腹部，当脐中下2寸，前正中线旁开0.5寸

气穴 位于下腹部，当脐中下3寸，前正中线旁开0.5寸

大赫 位于下腹部，当脐中下4寸，前正中线旁开0.5寸

横骨 位于下腹部，当脐中下5寸，前正中线旁开0.5寸

阴谷 位于窝内侧，半腱肌肌腱与半膜肌肌腱之间

筑宾 位于小腿内侧，太溪上5寸，腓肠肌肌腹的内下方

交信 位于小腿内侧，太溪直上2寸，胫骨内侧缘的后方

复溜 位于小腿内侧，太溪直上2寸，跟腱的前方

照海 位于足内侧，内踝尖下方的凹陷处

水泉 位于足内侧，内踝后下方，太溪直下1寸

大钟 位于足内侧，内踝下方，当跟腱附着部的内侧前方凹陷处

太溪 位于足内侧，内踝后方，当内踝尖与跟腱之间的凹陷处

然谷 位于足内侧缘，足舟骨粗隆下方，赤白肉际

涌泉 位于足底部，卷足时足前部凹陷处，约当第2、3趾趾指缝纹头端与足跟连线的前1/3与后2/3交点上

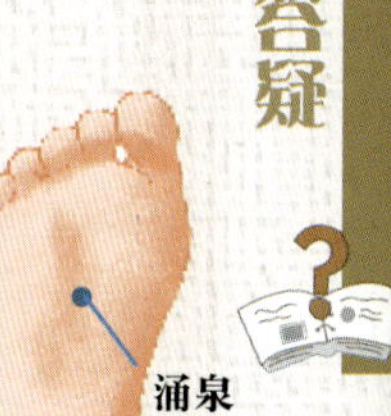

【七、手厥阴心包经】

手厥阴心包经的穴位主治心痛、心悸、胸肋痛、胃痛等。

【主要穴位】

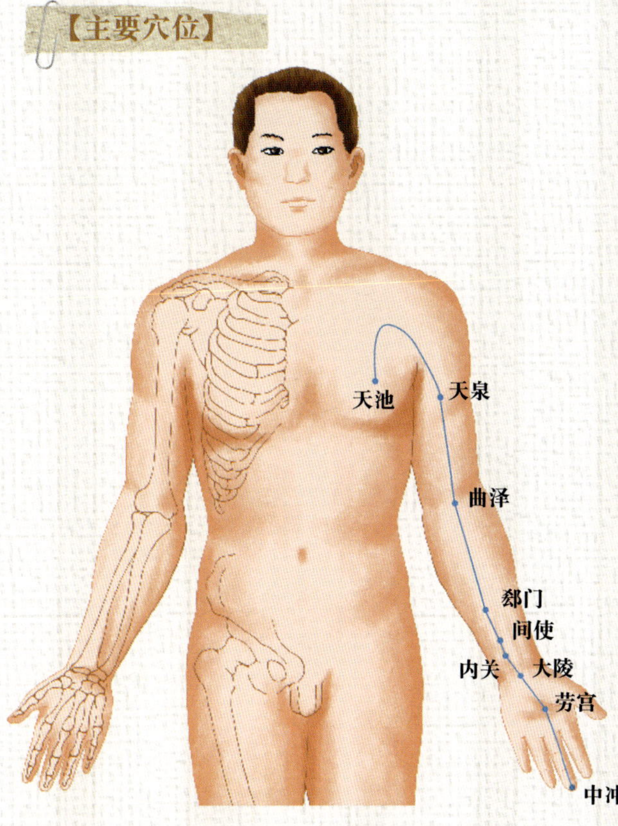

天池 位于腋窝顶点，腋动脉搏动处，胸大肌的外下缘

天泉 位于臂内侧，肘横纹上3寸，肱二头肌的内侧沟中处

曲泽 屈肘，当肘横纹内侧端与肱骨内上髁连线的中点处

郄门 位于前臂掌侧，当尺侧腕屈肌腱的桡侧缘，腕横纹上1.5寸

间使 位于前臂掌侧，当尺侧腕屈肌腱的桡侧缘，腕横纹上1寸

内关 位于前臂掌侧，当尺侧腕屈肌腱的桡侧缘，腕横纹上0.5寸

大陵 位于腕掌侧横纹尺侧端，尺侧腕屈肌腱的桡侧凹陷处

劳宫 位于手掌，第4、5掌骨之间，握拳时，小指尖处

中冲 位于小指末节桡侧，距指甲角0.1寸

【八、手阳明大肠经】

手阳明大肠经的穴位主治头面五官疾患、咽喉病、热病、皮肤病、肠胃病、神志病等及经脉循行部位的其他病症。

知识答疑

【主要穴位】

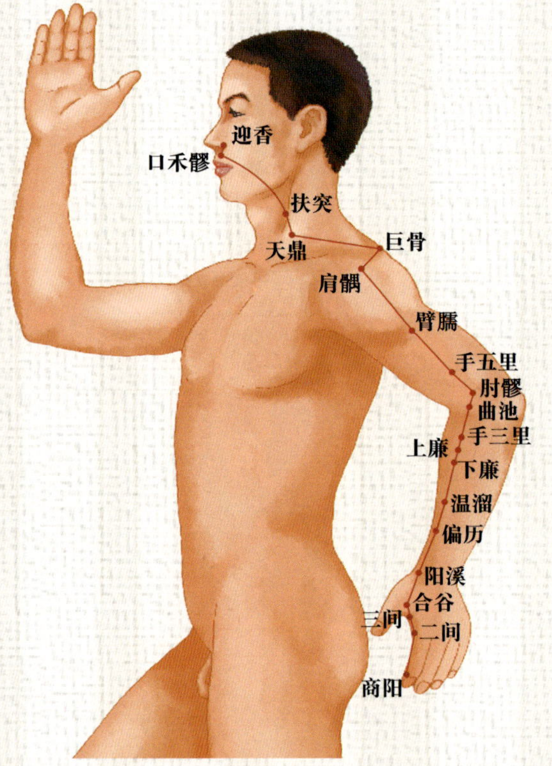

商阳 位于手食指末节桡侧，距指甲角0.1寸

二间 位于手掌，微握拳，手食指本节（第2掌指关节）前桡侧凹陷中

三间 位于手掌，微握拳，在手食指本节（第2掌指关节）后，桡侧凹陷处

合谷 位于手背，第1、2掌骨间，当第2掌骨桡侧的中点处

阳溪 位于腕背横纹桡侧，手拇指向上翘时，当拇短伸肌腱与拇长伸肌腱之间的凹陷中

偏历 位于前臂背面桡侧，阳溪与曲池连线上，腕横纹上3寸处

温溜 位于前臂背面桡侧，阳溪与曲池连线上，腕横纹上5寸处

下廉 位于前臂背面桡侧，阳溪与曲池连线上，肘横纹下4寸处

上廉 位于前臂背面桡侧，阳溪与曲池连线上，肘横纹下3寸处

手三里 位于前臂背面桡侧，阳溪与曲池连线上，肘横纹下2寸处

曲池 位于肘横纹外侧端，屈肘，当尺泽与肱骨外上髁连线中点处

肘髎 位于臂外侧，屈肘，曲池上方1寸，肱骨边缘处

手五里 位于臂外侧，曲池与肩髃连线上，曲池上3寸处

臂臑 位于臂外侧，三角肌止点处，曲池与肩髃连线上，曲池上七寸处

肩髃 位于臂外侧，三角肌上，臂外展时，肩峰前下方向凹陷处

巨骨 位于肩上部，锁骨肩峰端与肩胛冈之间凹陷处

天鼎 位于颈外侧部，胸锁乳突肌后缘，结喉旁，扶突与缺盆连线中点

扶突 位于颈外侧部，结喉旁，胸锁乳突肌前、后缘之间

口禾髎 位于上唇部，鼻孔外缘直下，平水沟穴

迎香 位于鼻翼外缘中点旁，鼻唇沟中间处

【九、足厥阴肝经】

足厥阴肝经的穴位主治肝胆病症、泌尿生殖系统、神经系统、眼科疾病，以及经脉循行部位的其他病症。

【主要穴位】

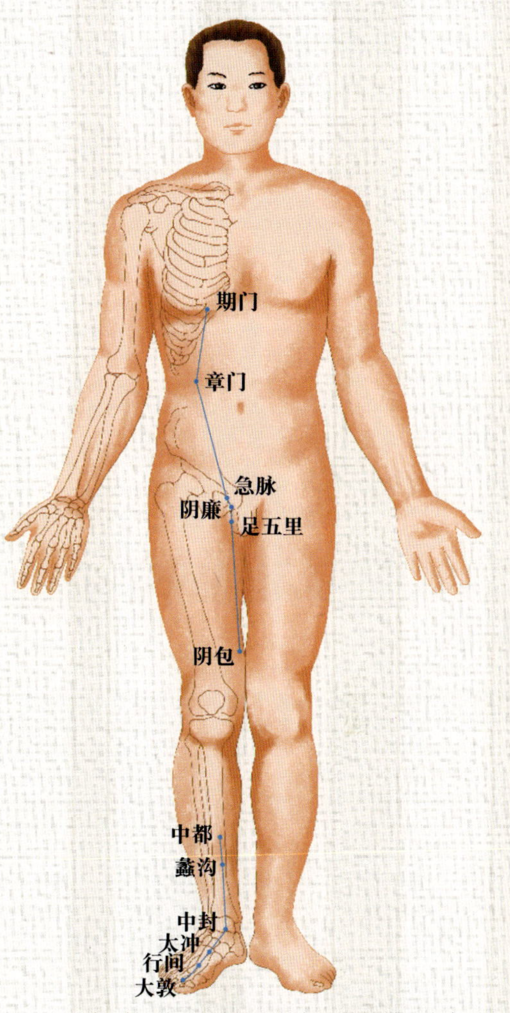

期门 位于胸部，乳头直下，第6肋间隙，前正中线旁开4寸

章门 位于侧腹部，第11肋游离端的下方

急脉 位于耻骨结节的外侧，气冲外下腹股沟股动脉搏动处，前正中线旁开2.5寸

阴廉 位于大腿的内侧，气冲直下2寸，耻骨结节的下方

足五里 位于大腿的内侧，气冲直下3寸，耻骨结节的下方

阴包 位于大腿内侧，股骨上髁上4寸，股内肌与缝匠肌之间

曲泉 位于膝内侧，股骨内侧髁的后缘，半腱肌、半膜肌止端的前缘凹陷处

膝关 位于小腿内侧，胫骨内髁的后下方，阴陵泉后1寸，腓肠肌内侧头的上部

中都 位于小腿内侧，足内踝尖上7寸，胫骨内侧面的中央处

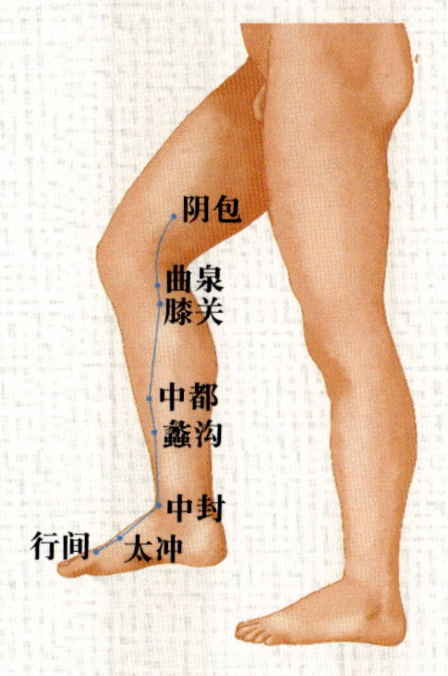

蠡沟 位于小腿内侧，足内踝尖上5寸，胫骨内侧面的中央处

中封 位于足背侧，足内踝前，商丘与解溪连线之间，胫骨前肌腱的内侧凹陷处

太冲 位于足背侧，当第1跖骨间隙的后方凹陷处

行间 位于足背侧，当第1、2趾间，趾蹼缘的后方赤白肉际处

大敦 足大趾末节外侧，距趾甲角0.1寸

【十、足少阳胆经】

足少阳胆经的穴位主治头面部、妇科病症，以及神志病。

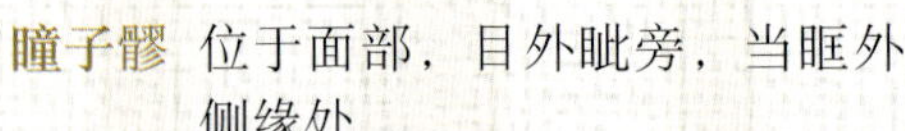

【主要穴位】

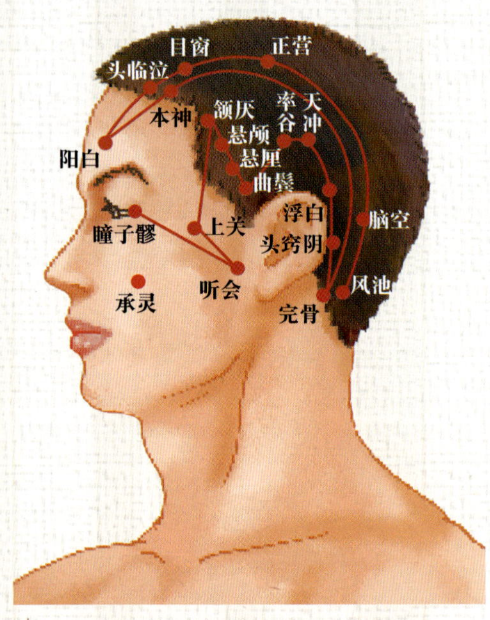

瞳子髎 位于面部，目外眦旁，当眶外侧缘处

听会 位于面部，耳屏间切迹的前方，下颌骨髁突的后缘，张口有凹陷处

上关 位于耳前，下关直下，颧弓的上缘凹陷处

颔厌 位于头部鬓发上，当头维与曲鬓弧形连线的上1/4与下3/4交点处

悬颅 位于头部鬓发上，当头维与曲鬓弧形连线的中点处

悬厘 位于头部鬓发上，当头维与曲鬓弧形连线的上3/4与下1/4交点处

曲鬓 位于头部，耳前鬓角发际后缘的垂线与耳尖水平线交点处

率谷 位于头部，当耳尖直上入发际1.5寸，角孙直上方

天冲 位于头部，当耳根后缘直上入发际2寸，率谷后0.5寸

浮白 位于头部，当耳后乳突的后上方，天冲与完骨的弧形连线的中1/3与上1/3交点处

头窍阴 位于头部，当耳后乳突的后上方，天冲与完骨的弧形连线的中1/3与下1/3交点处

完骨 位于头部，耳后乳突的后下方凹陷处

本神 位于头部，当前发际上0.5寸，神庭旁开3寸，神庭与头维连线的内2/3与外1/3交点处

阳白 位于前额部，当瞳孔直上，眉上1寸

头临泣 位于头部，当瞳孔直上入前发际0.5寸，神庭与头维连线的中点处

目窗 位于颈外侧部，胸锁乳突肌的后缘，扶突后，与喉结相平

正营 位于颈外侧部，当下颌角的后方，胸锁乳突肌的前缘凹陷处

承灵 位于面部，当目外眦直下，颧骨下缘凹陷处

脑空 位于头部，当枕外隆凸的上缘外侧，头正中线旁开2.25寸，平脑户

风池 位于项部，当枕骨之下，与风府穴相平，胸锁乳突肌与斜方肌上端之间的凹陷处

肩井 位于肩上，前直乳中，当大椎与肩峰端连线的中点上

渊腋 位于侧胸部，举臂，当腋中线上，腋下3寸，第4肋间隙中处

辄筋 位于侧胸部，渊腋前1寸，平乳头，第4肋间隙中

日月 位于上腹部，当乳头直下，第7肋间隙，前正中线旁开4寸

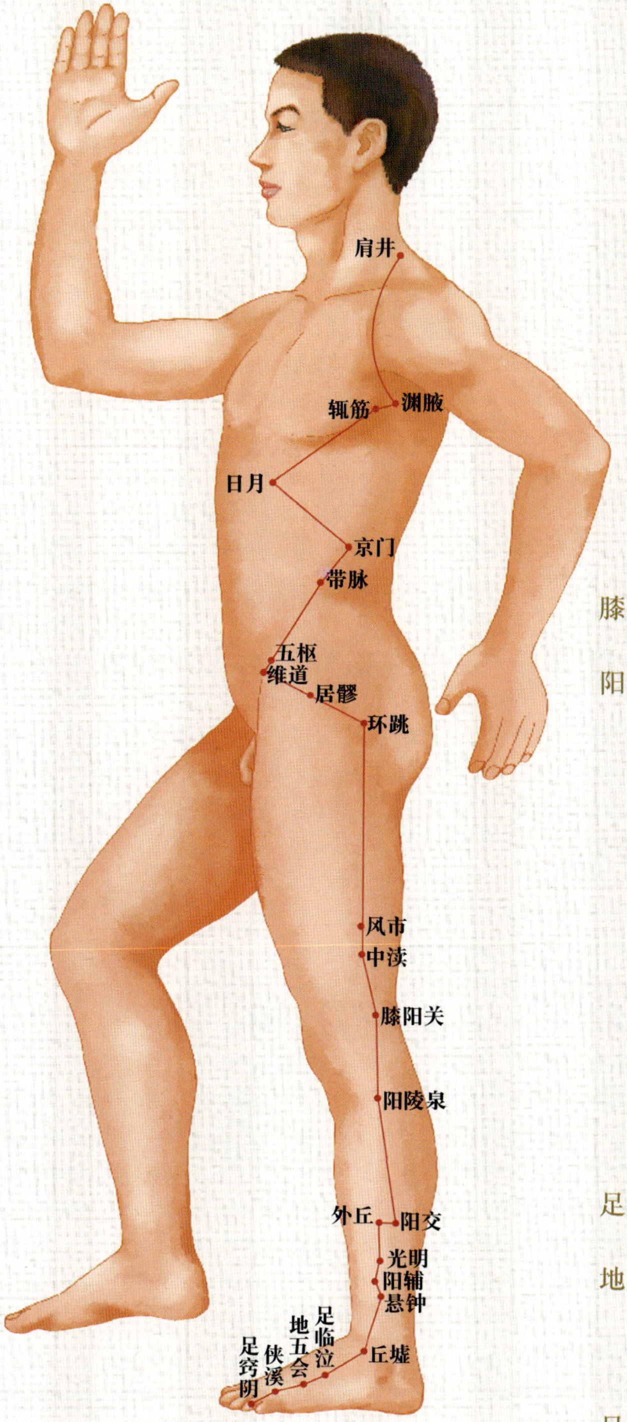

知识答疑

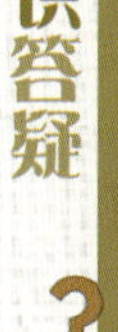

京门 位于侧腰部，章门后1.8寸，当十二肋骨游离端的下方

带脉 位于侧腹部，章门下1.8寸，当第12肋骨游离端下方垂线与脐水平线的交点上

五枢 位于侧腹部，当髂前上棘的前方，横平脐下3寸处

维道 位于侧腹部，当髂前上棘的前下方，五枢前下0.5寸

居髎 位于髋部，当髂前上棘与股骨大转子最凸点连线的中点处

环跳 位于股外侧部，侧卧屈股，当股骨大转子最凸点与骶管裂孔连线的外1/3与中1/3交点处

风市 位于在大腿外侧部的中线上，腘横纹上7寸

中渎 位于大腿外侧，风市下2寸

膝阳关 位于膝外侧，股骨外上髁上方的凹陷处

阳陵泉 位于小腿外侧，腓骨小头前下方凹陷处

阳交 位于小腿外侧，当外踝尖上7寸，腓骨后缘

外丘 位于小腿外侧，当外踝尖上7寸，腓骨前缘，平阳交

光明 位于小腿外侧，当外踝尖上5寸，腓骨前缘

阳辅 位于小腿外侧，当外踝尖上4寸，腓骨前缘稍前方

悬钟 位于小腿外侧，当外踝尖上3寸，腓骨前缘

丘墟 位于外踝的前下方，当趾长伸肌腱的外侧凹陷处

足临泣 位于足背外侧，小趾伸肌腱的外侧凹陷处

地五会 位于足背外侧，第4、5趾骨之间，小趾伸肌腱的内侧缘

侠溪 位于足背外侧，第4、5趾间，趾蹼缘后方赤白肉际处

足窍阴 位于第4趾末节外侧，距趾甲角0.1寸

【十一、足太阳膀胱经】

足太阳膀胱经的穴位主治头部、后颈部、眼部、背部、腰部、下肢部病证、神志病及经脉循行部位的其他病证。

知识答疑

【主要穴位】

睛明 位于面部，目内眦角上方凹陷处

攒竹 位于面部，当眉头陷中，眶上切迹处

眉冲 位于头部，当攒竹直上入发际0.5寸，神庭与曲差连线之间

曲差 位于头部，当前发际正中直上0.5寸，旁开1.5寸

五处 位于头部，当前发际正中直上1寸，旁开1.5寸

承光 位于头部，当前发际正中直上2.5寸旁开1.5寸

通天 位于头部，当前发际正中直上4寸，旁开1.5寸

络却 位于头部，当前发际正中直上5.5寸，旁开1.5寸

玉枕 位于后头部，当后发际正中直上2.5寸，旁开1.3寸

天柱 位于项部，斜方肌之外缘后发际中，约当后发际正中旁开1.3寸

大杼 位于背部，当第1胸椎棘突下，旁开1.5寸

风门 位于背部，当第2胸推棘突下，旁开1.5寸

肺俞 位于背部，当第3胸推棘突下，旁开1.5寸

厥阴俞 位于背部，当第4胸椎棘突下，旁开 1.5寸

心俞 位于背部，当第5胸椎棘突下，旁开1.5寸

督俞 位于背部，当第6胸椎棘突下，旁开 1.5寸

膈俞 位于背部，第7胸推棘突下，旁开1.5寸

肝俞 位于背部，当第9胸椎棘突下，旁开1.5寸

胆俞 位于背部，当第10胸椎棘突下，旁开1.5寸

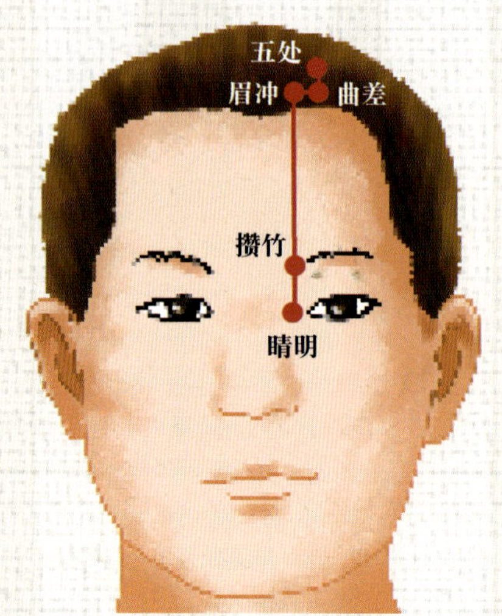

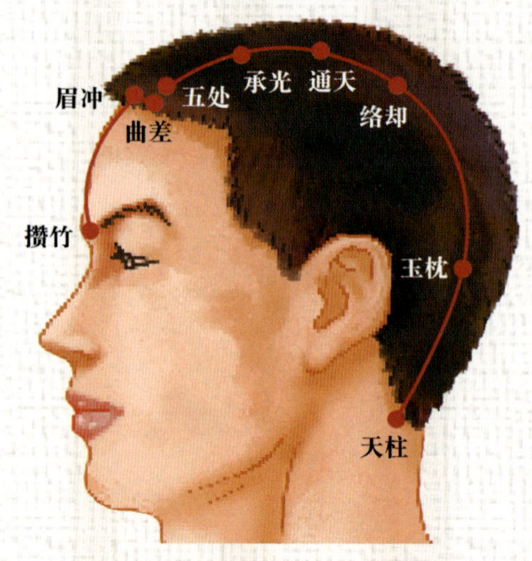

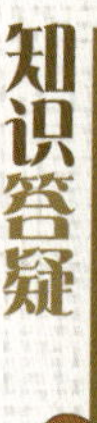

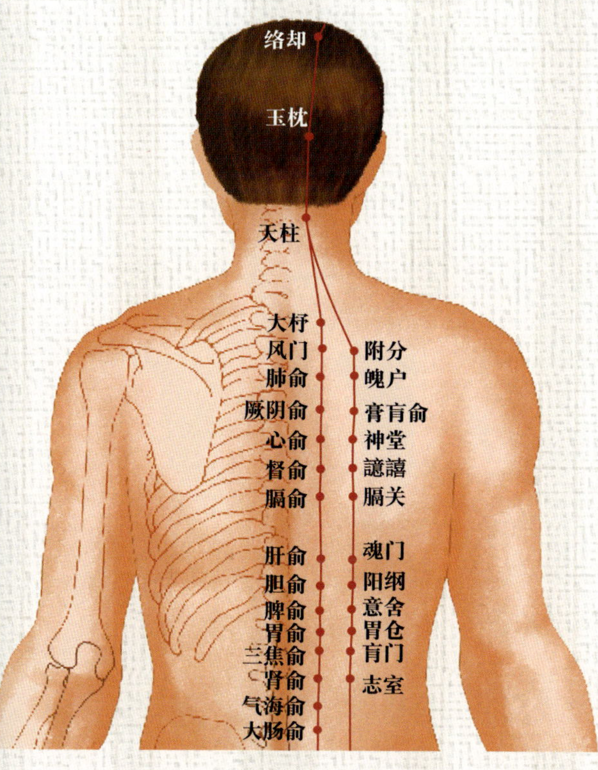

脾俞 位于背部，当第11胸椎棘突下，旁开1.5寸

胃俞 位于背部，当第12胸椎棘突下，旁开1.5寸

三焦俞 位于腰部，当第1腰椎棘突下，旁开1.5寸

肾俞 位于腰部，当第2腰椎棘突下，旁开1.5寸

气海俞 位于腰部，当第3腰椎棘突下，旁开1.5寸

大肠俞 位于腰部，当第4腰椎棘突下，旁开 1.5寸

关元俞 位于腰部，当第5腰椎棘突下，旁开 1.5寸

小肠俞 位于骶部，当骶正中嵴旁开1.5寸，平第1骶后孔

膀胱俞 位于骶部，当骶正中嵴旁1.5寸，平第2骶后孔

中膂俞 位于骶部，当骶正中嵴旁1.5寸，平第3骶后孔

白环俞 位于骶部，当骶正中嵴旁1.5寸，平第4骶后孔

上髎 位于骶部，当髂后上嵴与后正中线之间，适对第1骶后孔处

次髎 位于骶部，当髂后上棘内下方，适第2骶后孔处

中髎 位于骶部，当次髎内下方，适对第3骶后孔处

下髎 位于骶部，当中 内下方，适对第4骶后孔处

会阳 位于骶部，尾骨端旁开0.5寸

承扶 位于大腿后面，臀下横纹的中点

殷门 位于大腿后面，当承扶与委中的连线上，承扶下6寸

浮郄 位于腘横纹外侧端，委阳上1寸，股二头肌腱的内侧

委阳 位于腘横纹外侧端，当股二头肌腱的内侧

委中 位于腘横纹中点，当股二头肌腱与半腱肌腱的中间

附分 位于背部，当第2胸椎棘突下，旁开3寸

魄户 位于背部，当第3胸椎棘突下，旁开3寸

膏肓俞 位于背部，当第4胸椎棘突下，旁开3寸

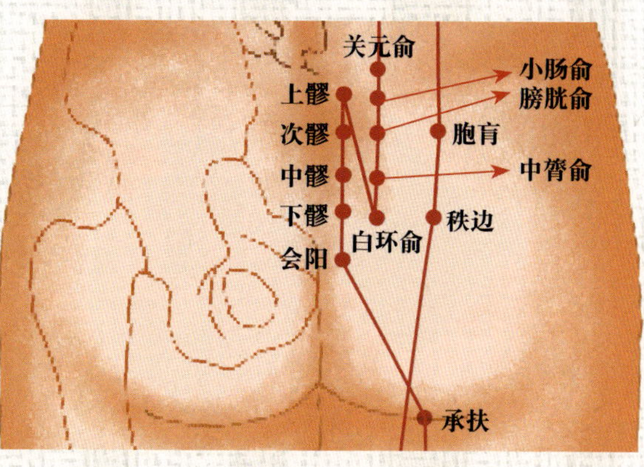

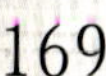

神堂 位于背部，当第5胸椎棘突下，旁开3寸

譩譆 位于第6胸椎棘突下，旁开3寸

膈关 位于背部，当第7胸椎棘突下，旁开3寸

魂门 位于背部，当第9胸椎棘突下，旁开3寸

阳纲 位于背部，当第10胸椎棘突下，旁开3寸

意舍 位于背部，当第11胸椎棘突下，旁开3寸

胃仓 位于背部，当第12胸椎棘突下，旁开3寸

肓门 位于腰部，当第1腰椎棘突下，旁开3寸

志室 位于腰部，当第2腰椎棘突下，旁开3寸

胞肓 位于臀部，平第2骶后孔，骶正中嵴旁开3寸

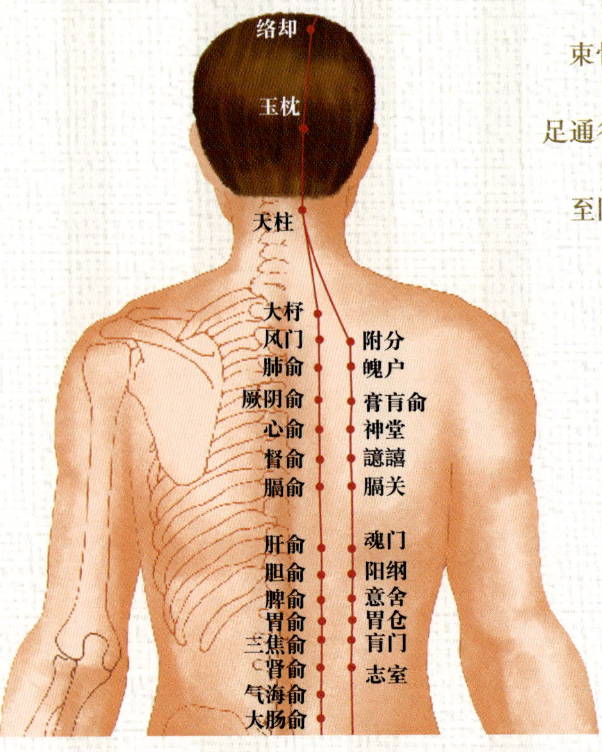

秩边 位于臀部，平第4骶后孔，骶正中嵴旁开3寸

合阳 位于小腿后面，当委中与承山的连线上，委中下2寸

承筋 位于小腿后面，当委中与承山的连线上，委中下5寸

承山 位于小腿后正中，足跟上提时，腓肠肌肌腹下出现尖角凹陷处

飞扬 位于小腿后面，当外踝后，昆仑穴直上7寸，承山外下方1寸处

跗阳 位于小腿后面，外踝后，昆仑穴直上3寸

昆仑 位于足部外踝后方，当外踝尖与跟键之间的凹陷处

仆参 位于足外侧部，外踝后下方，昆仑直下，跟骨外侧，赤白肉际处

申脉 位于足外侧，外踝直下方凹陷处

金门 位于足外侧，当外踝前缘直下，骰骨下缘处

京骨 位于足外侧，第5跖骨粗隆下方，赤白肉际处

束骨 位于足外侧，足小趾本节（第五跖趾关节）的后方，赤白肉际处

足通谷 位于足外侧，足小趾本节（第五跖趾关节）的前方，赤白肉际处

至阴 位于足小趾末节外侧，距趾甲角0.1寸（指寸）

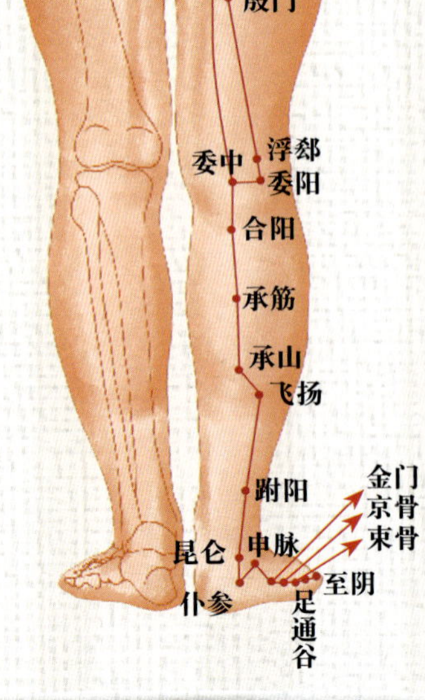

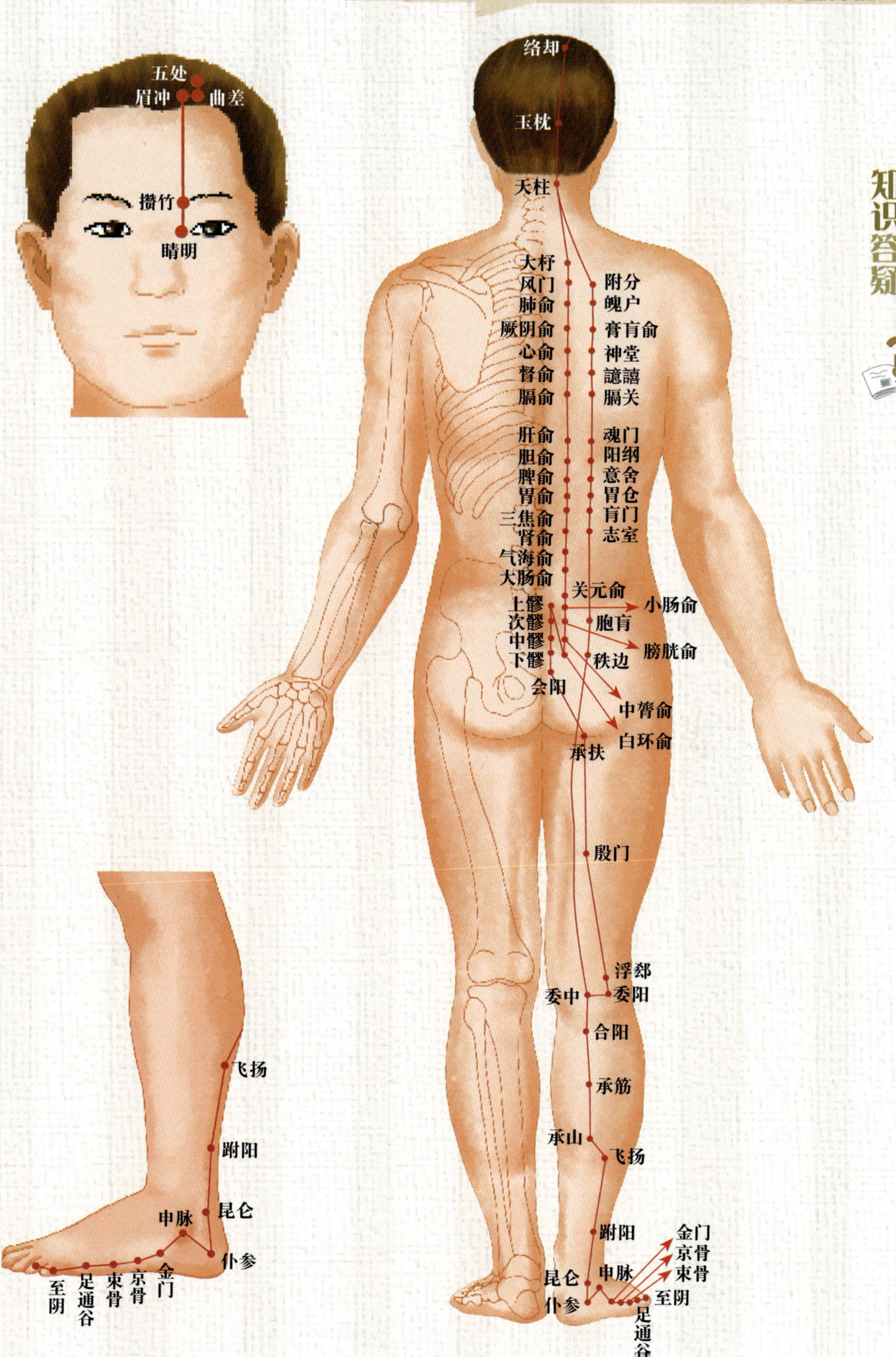
五处
眉冲
曲差
攒竹
睛明
络却
玉枕
天柱
大杼
风门
肺俞
厥阴俞
心俞
督俞
膈俞
肝俞
胆俞
脾俞
胃俞
三焦俞
肾俞
气海俞
大肠俞
上髎
次髎
中髎
下髎
会阳
附分
魄户
膏肓俞
神堂
譩譆
膈关
魂门
阳纲
意舍
胃仓
肓门
志室
关元俞
小肠俞
胞肓
膀胱俞
秩边
中膂俞
白环俞
承扶
殷门
浮郄
委中
委阳
合阳
承筋
承山
飞扬
跗阳
昆仑
申脉
仆参
金门
京骨
束骨
至阴
足通谷

【十二、足阳明胃经】

足阳明胃经的穴位主治消化系统、神经系统、呼吸系统、循环系统某些病症和咽喉、头面、口、牙、鼻等器官病症，以及经脉循行部位的其他病症。

知识答疑

【主要穴位】

承泣 位于面部，瞳孔直下，当眼球与眶下缘之间

四白 位于面部，瞳孔直下，当眶下孔凹陷处

巨髎 位于面部，瞳孔直下，平鼻翼下缘处，当鼻唇沟外侧

地仓 位于面部，口角外侧，上直对瞳孔

大迎 位于下颌角前方，咬肌附着部前缘，当面动脉搏动处

颊车 位于面颊部，下颌角前上方约1横指(中指)处

下关 位于面部耳前方，当颧弓与下颌切迹所形成的凹陷中

头维 位于头侧部，当额角发际上0.5寸，头正中线旁4.5寸

人迎 位于颈部，喉结旁，当胸锁乳突肌的前缘，颈总动脉搏动处

水突 位于颈部，胸锁乳突肌的前缘，当人迎与气舍连线的中点

气舍 位于颈部，当锁骨内侧端的上缘，胸锁乳突肌的胸骨头与锁骨头之间

缺盆 位于锁骨上窝中央，距前正中线4寸

气户 位于胸部，当锁骨中点下缘，距前正中线4寸

库房 位于胸部，当第1肋间隙，距前正中线4寸

屋翳 位于胸部，当第2肋间隙，距前正中线4寸

膺窗 位于胸部，当第3肋间隙，距前正中线4寸

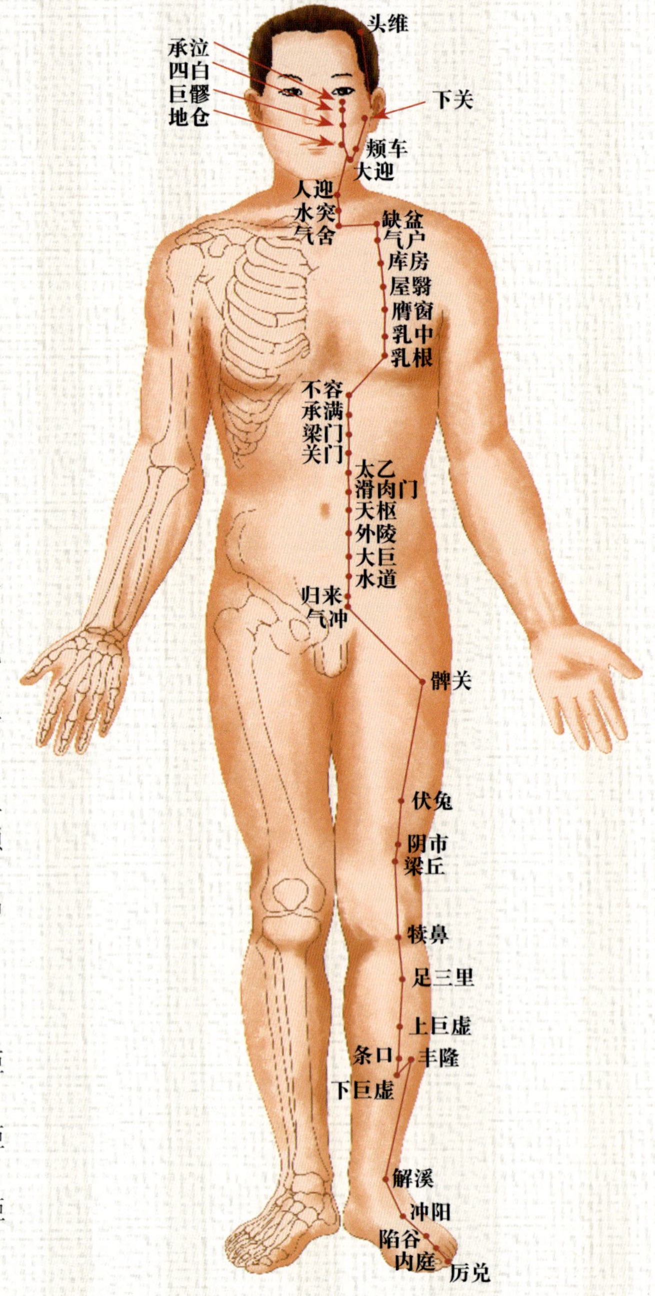

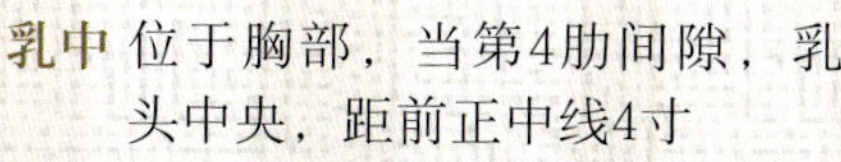

乳中 位于胸部，当第4肋间隙，乳头中央，距前正中线4寸

乳根 位于胸部，乳房根部，当第5肋间隙，距前正中线4寸

不容 位于上腹部，当脐中上6寸，距前正中线2寸

承满 位于上腹部，当脐中上5寸，距前正中线2寸

梁门 位于上腹部，当脐中上4寸，距前正中线2寸

关门 位于上腹部，当脐中上3寸，距前正中线2寸

太乙 位于上腹部，当脐中上2寸，距前正中线2寸

滑肉门 位于上腹部，当脐中上1寸，距前正中线2寸

天枢 位于腹中部，平脐中，距脐中2寸

外陵 位于下腹部，当脐中下1寸，距前正中线2寸

大巨 位于下腹部，当脐中下2寸，距前正中线2寸

水道 位于下腹部，当脐中下3寸，距前正中线2寸

归来 位于下腹部，当脐中下4寸，距前正中线2寸

气冲 位于腹股沟稍上方，当脐中下5寸，距前正中线2寸

髀关 位于在大腿前面，屈髋时，平会阴，居缝匠肌外侧凹陷处

伏兔 位于大腿前面，髂前上棘与髌底外侧端连线上，髌底上6寸

阴市 位于大腿前面，髂前上棘与髌底外侧端连线上，髌底上3寸

梁丘 位于大腿前面，髂前上棘与髌底外侧端连线上，髌底上2寸

犊鼻 位于膝部，髌骨与髌韧带外侧凹陷中

足三里 位于小腿的前外侧，犊鼻下3寸，距胫骨前缘一横指

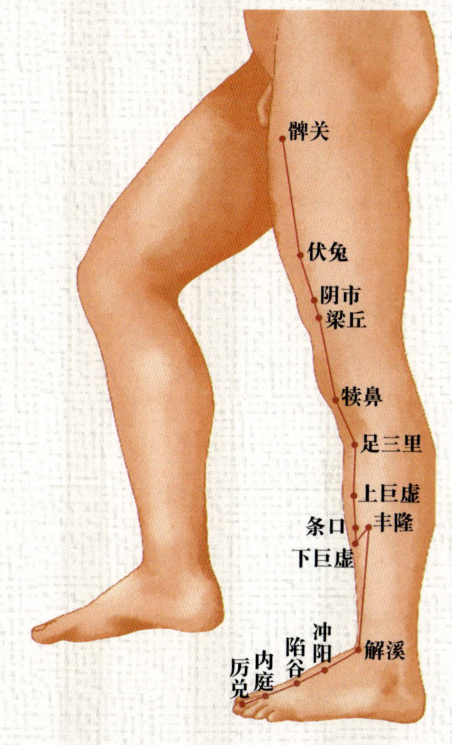

上巨虚 位于小腿的前外侧，犊鼻下6寸，距胫骨前缘一横指

条口 位于小腿的前外侧，犊鼻下8寸，距胫骨前缘一横指

下巨虚 位于小腿的前外侧，犊鼻下9寸，距胫骨前缘一横指

丰隆 位于小腿前外侧，外踝尖上8寸，距胫骨前缘二横指

解溪 位于足背与小腿交界处的横纹中央凹陷处，拇长伸肌腱与趾长伸肌腱之间

冲阳 位于足背最高处，拇长伸肌腱和趾长伸肌腱之间，足背动脉搏动处

陷谷 位于足背，第2、3跖骨结合部前方凹陷处

内庭 位于足背第2、3跖趾关节间前方凹陷中处

厉兑 位于足第2趾末节外侧，距趾甲角0.1寸

【十三、任 脉】

任脉的穴位主治腹部、胸部、颈部、头面部的局部病症及相应的内脏器官疾病。

【主要穴位】

承浆 位于面部，当颏唇沟的正中凹陷处

廉泉 位于颈部，当前正中线上，结喉上方，舌骨上缘凹陷处

天突 位于颈部，当前正中线上胸骨上窝中央处

璇玑 位于胸部，当前正中线上，天突下1寸处

华盖 位于胸部，当前正中线上，平第1肋间处

紫宫 位于胸部，当前正中线上，平第2肋间处

玉堂 位于胸部，当前正中线上，平第3肋间处

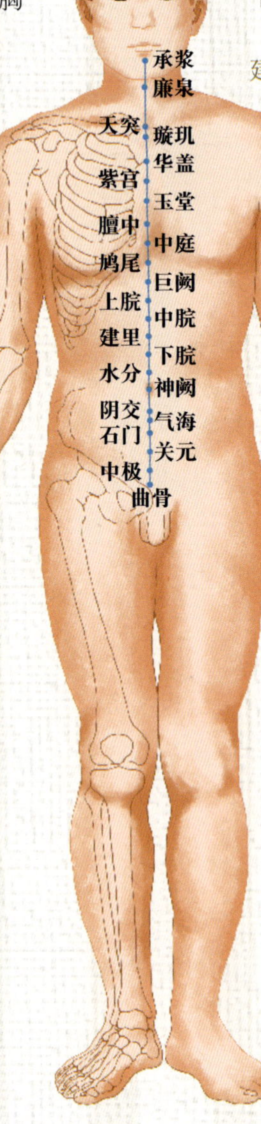

膻中 位于胸部，当前正中线上，平第4肋间，两乳头连线的中点

中庭 位于胸部，当前正中线上，平第5肋间，即胸剑结合部

鸠尾 位于上腹部，前正中线上，当胸剑结合部下1寸处

巨阙 位于上腹部，前正中线上，脐中上6寸处

上脘 位于上腹部，前正中线上，当脐中上5寸处

中脘 位于上腹部，前正中线上，当脐中上4寸处

建里 位于上腹部，前正中线上，当脐中上3寸处

下脘 位于上腹部，前正中线上，当脐中上2寸处

水分 位于上腹部，前正中线上，当脐中上1寸处

神阙 位于腹中部，脐中央处

阴交 位于下腹部，前正中线上，当脐中下1寸处

气海 位于下腹部，前正中线，脐中下1.5寸处

石门 位于下腹部，前正中线上，脐中下2寸处

关元 位于下腹部，前正中线上，脐中下3寸处

中极 位于下腹部，前正中线上，当脐中下4寸处

曲骨 位于下腹部，当前正中线上，耻骨联合上缘的中点处

会阴 位于会阴部，男性当阴囊根部与肛门连线的中点，女性当大阴唇后联合与肛门连线的中点

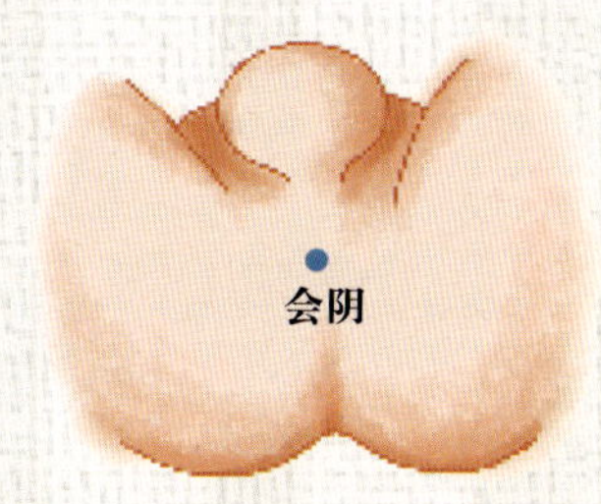

【十四、督 脉】

督脉的穴位主治神志病，热病，腰骶、背、头项局部病症及相应的内脏疾病。

【主要穴位】

龈交 位于上唇内，唇系带与上齿龈的相接处

兑端 位于面部，上唇的尖端，人中沟下端的皮肤与唇的移行部

水沟 位于面部，当人中沟的上1/3与中1/3交点处

素髎 位于面部，当鼻尖的正中央处

神庭 位于头部，当前发际正中直上0.5寸处

上星 位于头部，当前发际正中直上1寸处

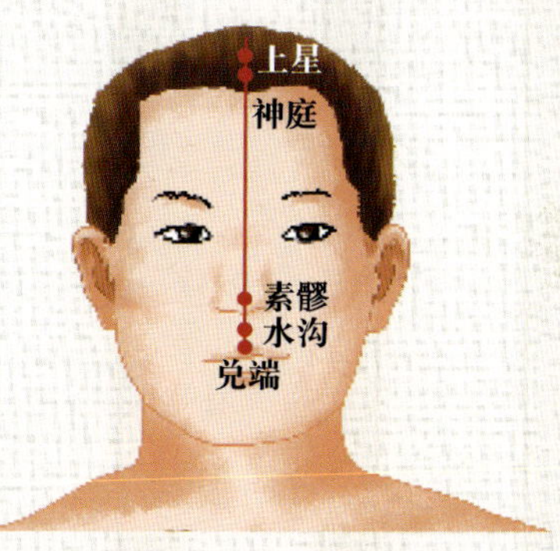

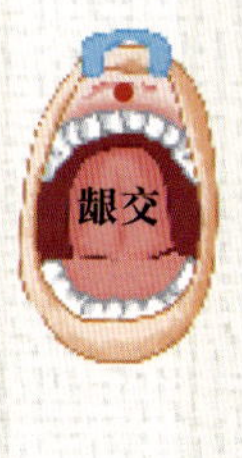

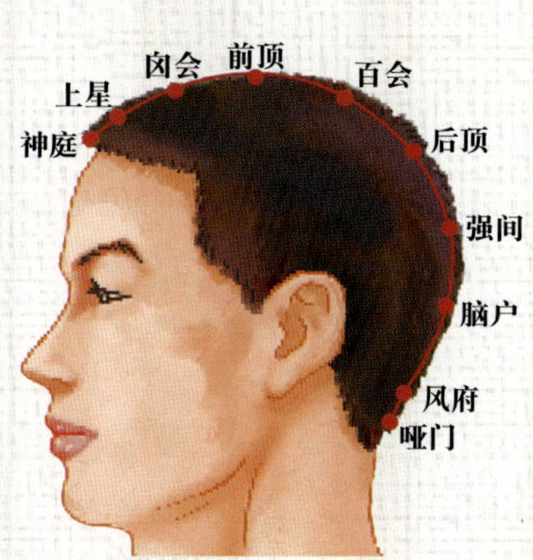

囟会 位于头部，当前发际正中直上2寸(百会前3寸)处

前顶 位于头部，当前发际正中直上5寸，或两耳尖连线中点处

百会 位于头部，当前发际正中直上5寸，或两耳尖连线中点处

后顶 位于头部，当后发际正中直上5.5寸(脑户上3寸)处

强间 位于头部，当后发际正中直上4寸(脑户上1.5寸)处

脑户 位于头部，后发际正中直上2.5寸，风府上1.5寸处

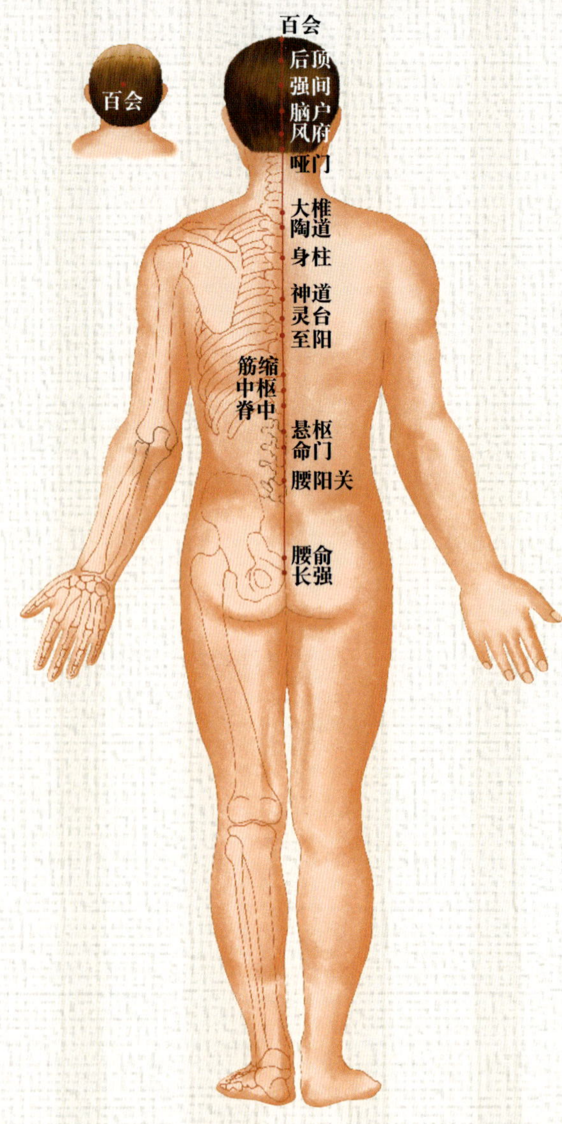

风府 位于项部，当后发际正中直上1寸，枕外隆凸直下，两侧斜方肌之间凹陷处

哑门 位于项部，当后发际正中直上0.5寸，第1颈椎下处

大椎 位于后正中线上，第7颈椎棘突下凹陷中处

陶道 位于背部，当后正中线上，第1胸椎棘突下凹陷中处

身柱 位于背部，当后正中线上，第3胸椎棘突下凹陷中处

神道 位于背部，当后正中线上，第5胸椎棘突下凹陷中处

灵台 位于背部，当后正中线上，第6胸椎棘突下凹陷中处

至阳 位于背部，当后正中线上，第7胸椎棘突下凹陷中处

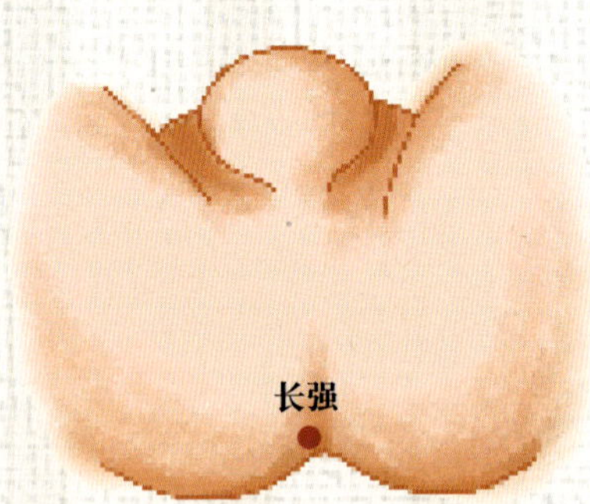

筋缩 位于背部，当后正中线上，第9胸椎棘突下凹陷中

中枢 位于背部，当后正中线上，第10胸椎棘突下凹陷中

脊中 位于背部，当后正中线上，第11胸椎棘突下凹陷中

悬枢 位于腰部，当后正中线上，第1腰椎棘突下凹陷中

命门 位于腰部，当后正中线上，第2腰椎棘突下凹陷中

腰阳关 位于腰部，当后正中线上，第4腰椎棘突下凹陷中

腰俞 位于骶部，当后正中线上，适对骶管裂孔

长强 位于尾骨端下，当尾骨端与肛门连线的中点处

如何用中医疗法选穴与配穴

用穴位治病，很少仅仅使用一个穴位，通常是几个穴位配合使用，以达到事半功倍的目的。那么，这些穴位要如何选择和搭配呢？下面告诉您答案。

健康笔记

【一、选穴的原则】

根据需要选取合适的穴位，是按摩疗法发挥神奇作用的基础。中医常用的选穴方法有近部选穴法、远部（道）选穴法、局部选穴法、辨证选穴法等几种。

【中医常用选穴方法】

【选穴方法】	【说　明】	【举　例】
近部选穴	在受病脏腑、五官、肢体就近选穴。	胃病取中脘、梁门；眼病取睛明、瞳子髎；耳病取听宫、耳门。
远部选穴	即某经循行所过处病变，可选远离病变部位的本经有关腧穴。	
	异经取穴：某经及其所属脏腑器官发生病变，取其表里经、相交经、相关经的腧穴治疗。	表里经：肺疾取太渊、合谷；肝疾取太冲、阳陵泉。相交经：肝、脾、肾疾取三阴交。
局部选穴	在受病的脏腑、器官、肢体的局部选穴。	如对跌打、痛症，常取压痛点（阿是穴）。
辨证选穴	是指在辨证论治的思想指导下，以法统方，间接取穴。	脾胃虚寒：温中散寒，补法加灸，取穴脾俞、胃俞、中脘、足三里穴治疗。
随症选穴	针对个别症状的治疗措施，属于治标的范畴。	发热取大椎、曲池；昏迷取人中、十宣等。

健康笔记

【二、配穴的方法】

无论是在按摩治疗，还是按摩保健的应用中，都常常是几个穴位搭配使用，这就是配穴。配穴是在选穴基础上，将几个具有协同作用的穴位组合使用的方法，为的是加强穴位的作用。常用的配穴方法主要包括本经配穴、表里经配穴、上下配穴、前后配穴和左右配穴等。配穴的数量应尽量少而精，突出主要穴位的作用。

知识答疑

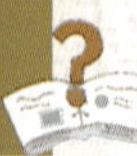

【中医常用配穴方法】

【配穴方法】	【说　明】	【举　例】
本经配穴	某一脏腑、经脉发生病变而未涉及其他脏腑时，即选取该病变经脉上的腧穴，配成处方进行治疗。	肺病咳嗽，可取肺募中府，同时选取本经之尺泽、太渊。
表里经配穴	以脏腑、经脉的阴阳表里配合关系为依据。某脏腑经脉有病时，取其表里经腧穴组成处方施治。	肝病可选足厥阴经的太冲配与其相表里的足少阳胆经的阳陵泉。
同名经配穴	是以同名经“同气相通”的理论为依据，以手足同名经腧穴相配的方法。	牙痛可取手阳明经的合谷配足阳明经的内庭；头痛取手太阳经的后溪配足太阳经的昆仑等。
上下配穴	指将腰部以上或上肢腧穴与腰以下或下肢腧穴配合应用的方法。	胃病取内关配足三里，牙痛取合谷配内庭，脱肛或子宫脱垂取百会配长强。此外，八脉交会穴配合，如内关配公孙，外关配临泣等。
前后配穴	前指胸腹，后指背腰。选取前后部位腧穴配合应用的方法为前后配穴法，亦名“腹背阴阳配穴法”。治脏腑疾患，可采用此法。	胃痛前取中脘、梁门，后取胃俞、胃仓；哮喘前取天突、膻中，后取肺俞、定喘等。
左右配穴	是指选取肢体左右两侧腧穴配合应用的方法。临床应用时，一般左右穴同时取用。	心病取双侧心俞、内关，胃痛取双侧胃俞、足三里等；另外，左右不同名腧穴也可同时并用，如左侧面瘫，取左侧颊车、地仓，配合右侧合谷等。

健康笔记

知识答疑

【三、取穴的方法】

【根据体表标志定穴】

人体有一些具有标志性的部位，可以作为取穴时的参考。要找到某个穴位时，只要用眼睛、手指对比一下，就可以准确地找到穴位。

可以用五官、毛发边缘、手指、脚趾、乳头及骨关节出的凸起和凹陷来定位。如印堂穴是在两眉连线的正中，而大椎穴是在俯首时最高的第7颈椎棘突下，用手指就可以摸到。

【简便取穴法】

如两耳尖直上与头顶正中线交点取百会穴；拇指向示指并拢，虎口处肌肉隆起最高点取合谷穴；两虎口自然平直交叉，示指尖所抵达处取列缺穴；屈膝，掌心盖住膝关节髌骨，手指垂直向下（示指紧靠在小腿胫骨前嵴外缘），中指尖所达之处取足三里等。

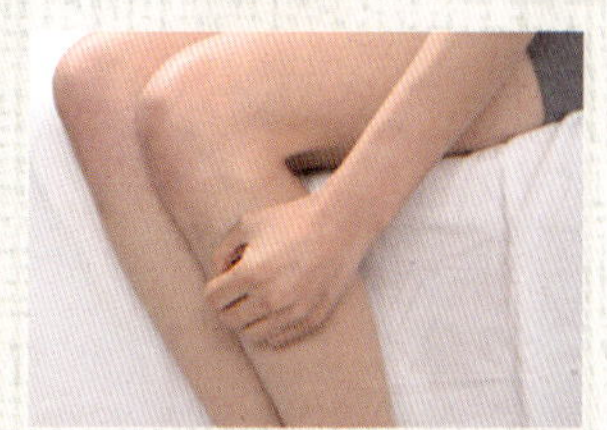

【根据手指长度定穴】

中医学上称为“同身寸”，就是用被按摩者的手指作为标准来度量取穴的位置。

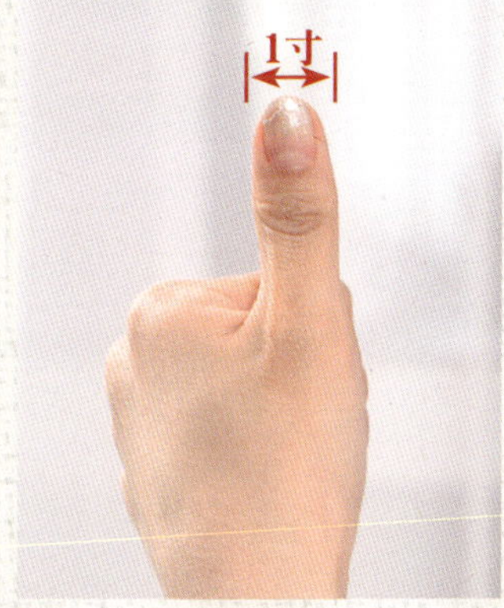

被按摩者本人拇指中节的宽度为1寸。

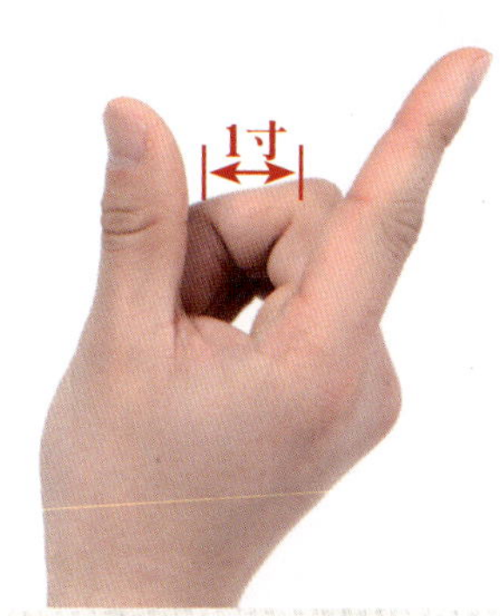

被按摩者中指中节屈曲时，手指内侧两端横纹头之间的宽度为1寸。

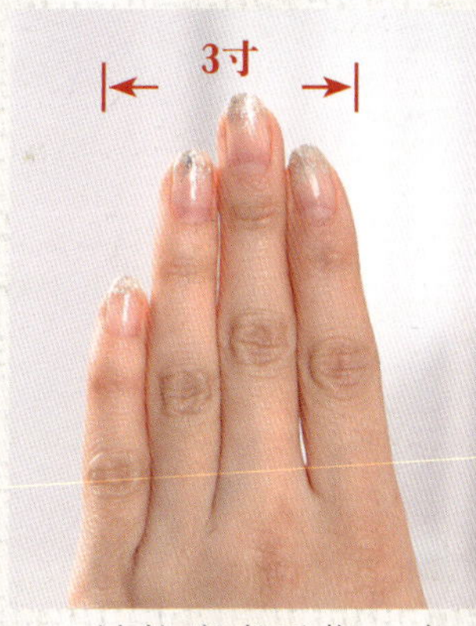

被按摩者示指、中指、无名指、小指并起来，其中间宽度为3寸。

【根据骨关节定穴】

这种方法是利用骨关节作为标志来测量全身各个部分的大小和长短。依照其尺寸，可以折合成比例作为定穴的标准。

但是尺寸定穴并不是每个人都一样，一般人体全身的骨度分寸可以参考下页的表格。

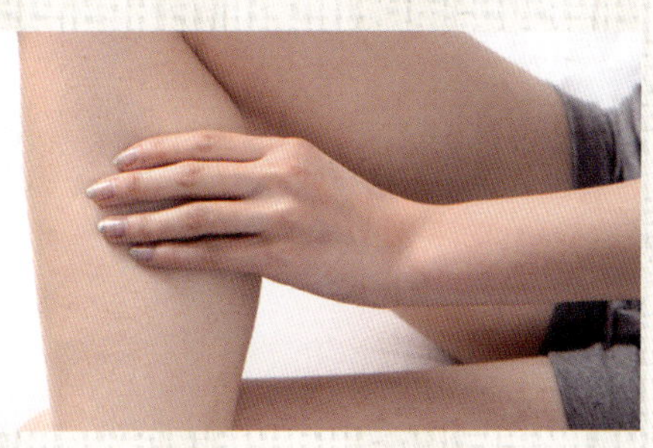

知识答疑

【常用骨度分寸】

【部位】	【起止点】	【折量分寸】	【度量法】	【说　明】
头部	前发际至后发际	12寸	直寸	如前后发际不明，眉心至前发际加3寸；大椎至后发际加3寸；眉心至大椎为18寸
	前额两发角之间	9寸	横寸	
	两耳后高骨之间	9寸		
胸腹部	心口窝至脐中	8寸	直寸	前正中线旁开的胸肋部取穴骨度，一般根据肋骨计算
	脐中至耻骨联合的上缘	5寸		
	两乳头连线之间	8寸	横寸	女性用锁骨中线取代
背腰部	第7颈椎以下至尾骶骨	21寸	直寸	第3胸椎下与肩胛冈脊柱缘平齐；第7胸椎下与肩胛下角平齐；第2腰椎下与肋弓下缘或肚脐平齐；第4腰椎下与髂棘平齐
	从肩胛骨内侧缘至后正中线	3寸	横寸	
上肢部	腋前纹头至肘横纹	21寸	直寸	
	肘横纹至腕横纹	3寸		
下肢部	股骨大转子至膝中	19寸	直寸	膝中的水平线，前平膝盖下缘；后平膝弯横纹；屈膝时平膝眼穴
	臀横纹至膝中	14寸		
	膝中至外踝尖	16寸		
	膝关节内下方高骨至内踝高点	13寸		

中医如何用按摩疗法治疗糖尿病

按摩疗法是以经络、穴位为基础，通过运用手、指，在人体表面连续动作来治病的方法。按摩是最古老的治病方法，无须花费、无须器械，没有医学基础的人也能轻松学会，是适合普通家庭的治病、保健方法。

【一、腹部的按摩疗法】

临睡前或清晨起床后，取坐位或卧位，按摩的力度由轻到重，以感觉舒适为宜，通过按摩可以调节气血，疏通经络。

【疗法1】

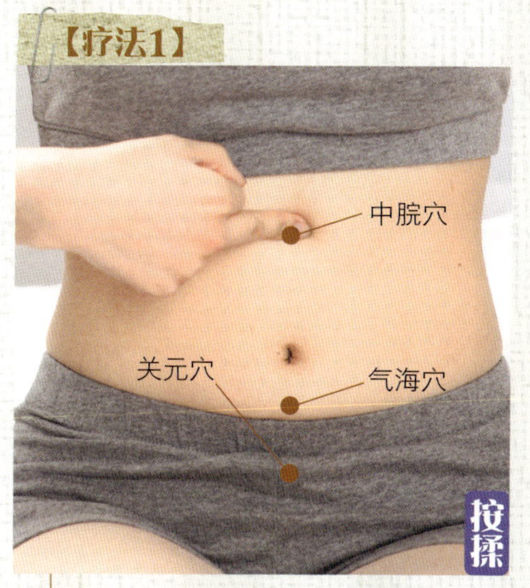

↑【疗法】用手指按揉中脘穴（脐上4寸，胸骨下端至脐连线之中点）、气海穴（下腹部，前正中线上，当脐中下1.5寸）、关元穴（脐下3寸处）。

【手法】每穴各按2分钟。

【疗法2】

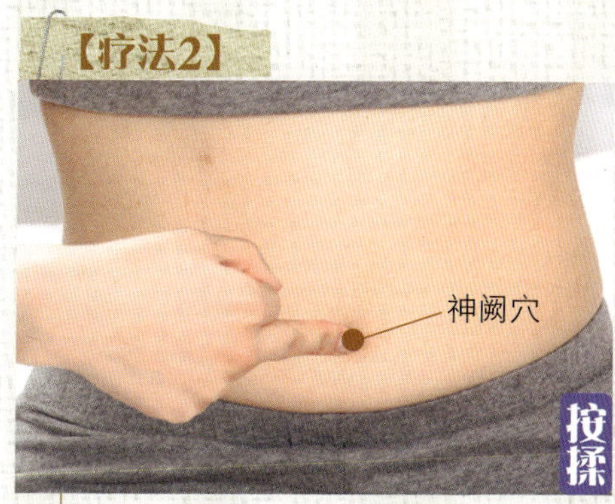

↑【疗法】用指腹按揉神阙穴（肚脐）。

【手法】约按2分钟。

【疗法3】

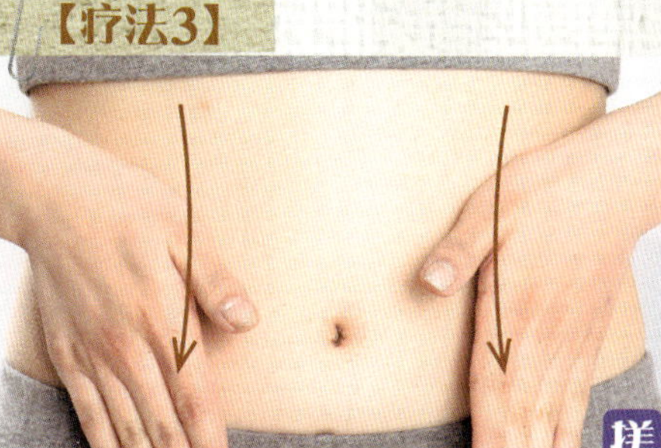

→【疗法】用手掌由上向下搓两胁的肋部。

【手法】以透热为度。

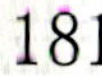

【疗法4】

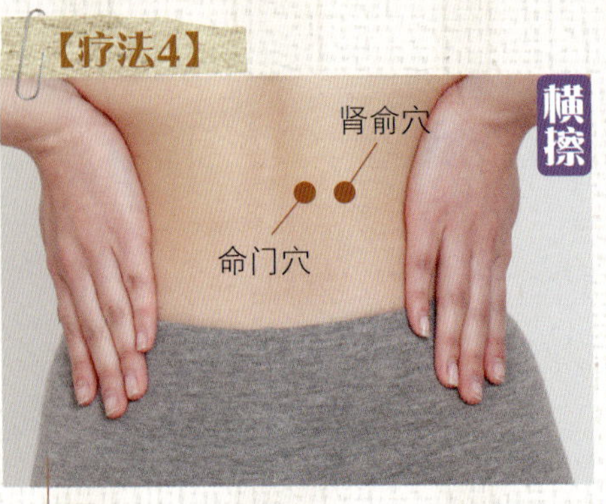

↑【疗法】用手掌小鱼际侧横擦肾俞穴（背部，第2腰椎棘突旁开1.5寸处）、命门穴（背部，第2与第3腰椎棘突间）。

【手法】以透热为度。

【疗法5】

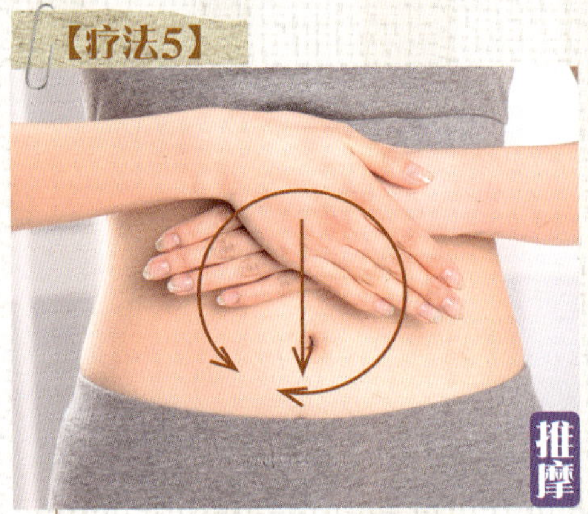

↑【疗法】双手叠掌，以肚脐为中心，分别顺时针、逆时针按摩40圈，范围由小到大。再由上至下推腹部。

【手法】推按5分钟。

【二、背部的按摩疗法】

背部的穴位自己不容易按摩到，可以借助按摩器具，或者让家人帮助按摩。长期坚持，可以提升全身状态，改善症状。

【疗法】

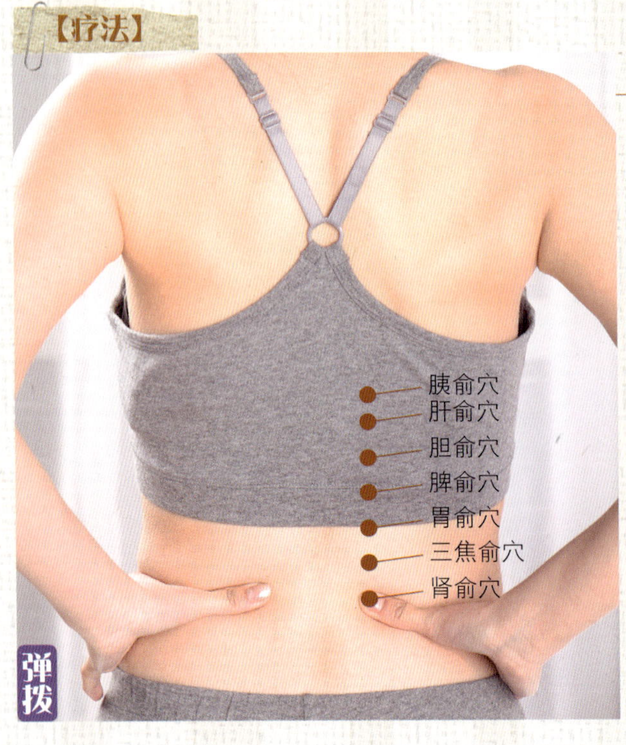

←【疗法】用拇指分别弹拨胰俞穴（背部，第8、9胸椎棘突之间，旁开1.5寸）、肝俞穴（背部，当第9胸椎棘突下，旁开1.5寸）、胆俞穴（背部，当第10胸椎棘突下，左右2指宽处）、脾俞穴（背部，在第11胸椎棘突下，左右旁开2指宽处）、胃俞穴（背部，当第12胸椎棘突下，旁开1.5寸）、三焦俞穴（背部，第2腰椎棘突旁开1.5寸处）、肾俞穴（腰部，当第1腰椎棘突下，左右旁开2指宽处）。

【手法】每穴按1分钟。

【三、四肢的按摩疗法】

糖尿病足患者的下肢神经知觉不敏感，按摩足部时一定要力度适度。

【疗法1】

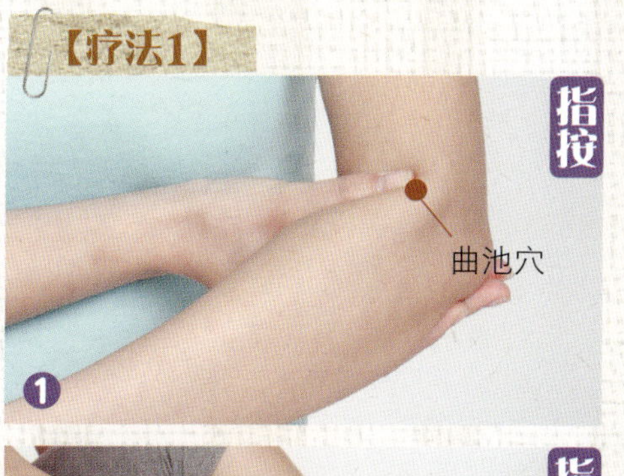

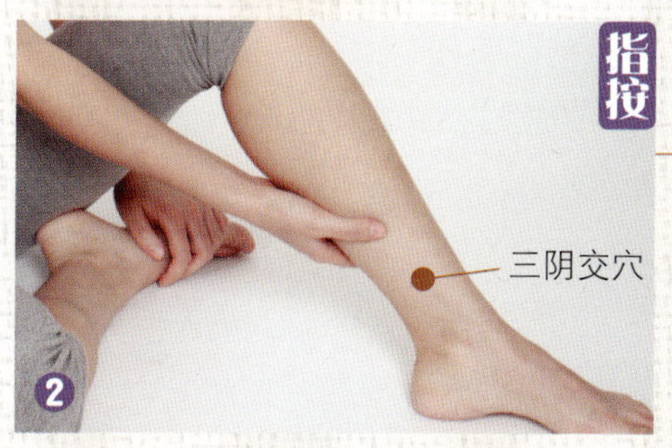

←【疗法】用拇指按曲池穴（屈肘，在肘横纹桡侧端凹陷处）、三阴交穴（人体的小腿内侧，足内踝上缘3指宽，在踝尖正上方胫骨边缘凹陷中）。

【手法】每穴按摩1分钟。

【疗法2】

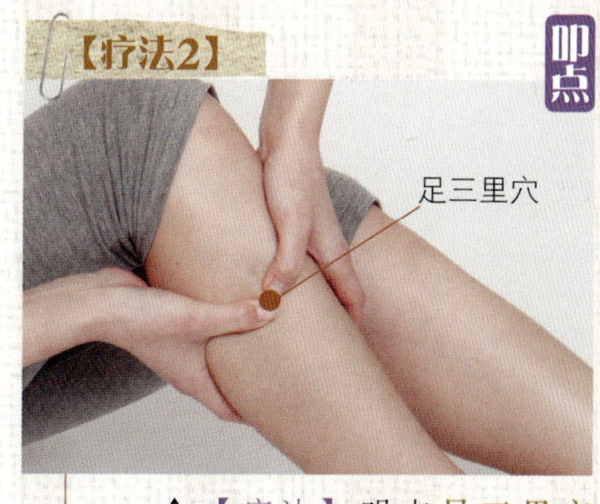

↑【疗法】叩点足三里穴（小腿前外侧，当犊鼻下3寸，距胫骨前缘1横指处）。

【手法】按摩1分钟。

【四、随症加减的按摩疗法】

中医治病，讲究因人而异、因症而异，即根据患者的体质和病症的不同，按摩的穴位也要随之变化。

【疗法1】上消明显者加

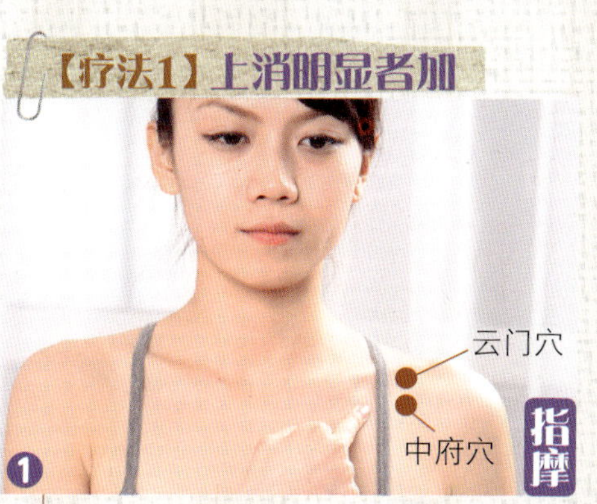

↑【疗法】指摩中府穴(距胸骨正中线6寸，平第1肋间处)、云门穴(胸前壁外上方，肩胛骨喙突上方，锁骨下窝凹陷处)。

【手法】每穴按摩2分钟。

↓【疗法】指摩膻中穴(胸前第4肋间隙与前正中线之交点)。

【手法】按摩2分钟。

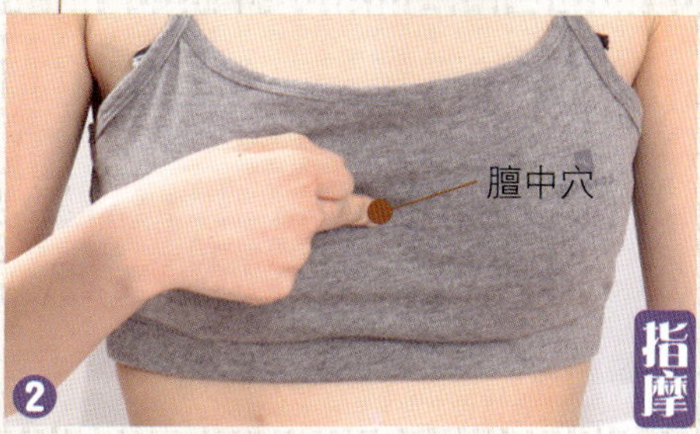

知识答疑

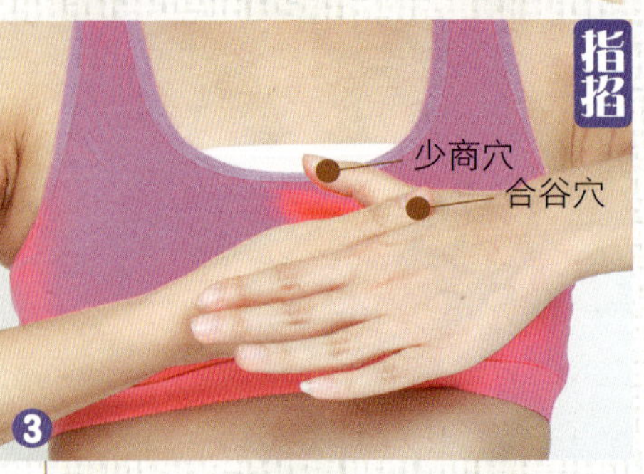

↑【疗法】指掐少商穴（大拇指指甲角旁5寸）、合谷穴（第1、2掌骨间，手指并拢，虎口肌肉隆起的最高点）。

【手法】每穴按摩1分钟。

【疗法2】中消明显者加

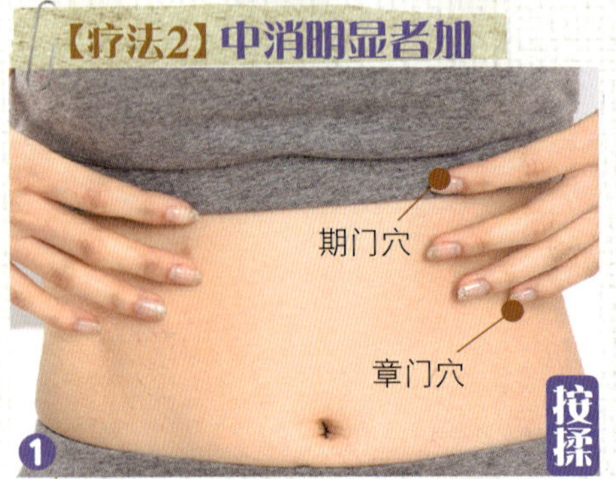

↑【疗法】用拇指按揉期门穴（胸部，当乳头直下，第6肋间隙，前正中线旁开4寸）、章门穴（侧腹部，当第11肋游离端的下方）。

【手法】每穴按摩2分钟。

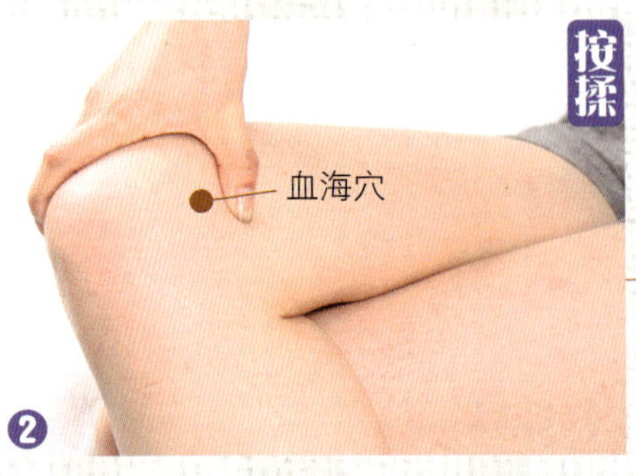

←【疗法】按揉血海穴（大腿内侧，髌底内侧端上2寸）。

【手法】按摩1分钟。

【疗法3】下消明显者加

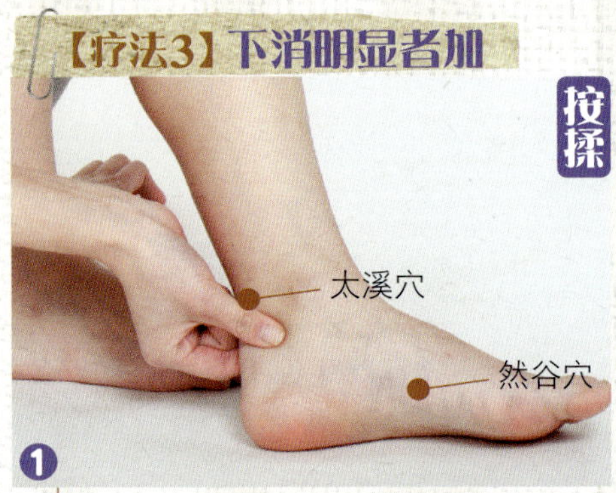

↑【疗法】用拇指按揉然谷穴（足内踝前下方，舟状骨粗隆下方凹陷处）、太溪穴（足内侧，内踝后方与脚跟骨筋腱之间的凹陷处）。

【手法】每穴按摩2分钟。

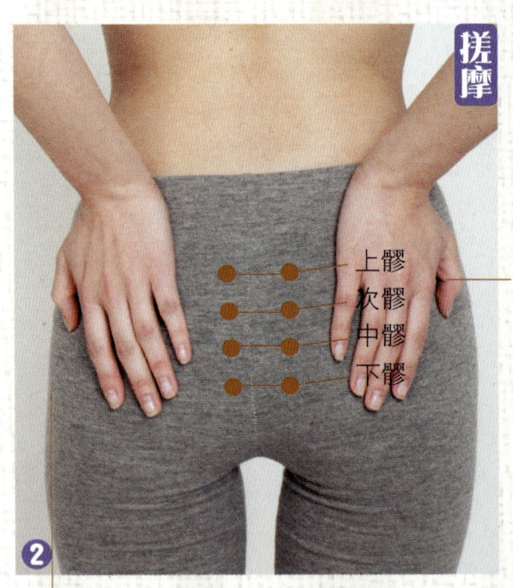

↑【疗法】用手掌搓骶部的八髎穴（在骶椎的第1、2、3、4骶后孔中，分别为上、次、中、下、左右共八个穴位）。

【手法】以透热为度。

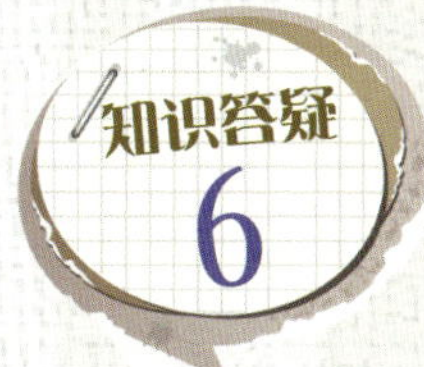

中医如何用艾灸疗法治疗糖尿病

艾灸是用点燃的艾草（艾灸条或艾柱）熏烤穴位来治病。中医有“针之不为，灸之所宜”的说法，艾灸比针灸的适用范围更广，因为它不仅有物理上的温热刺激，还有中草药的药理作用。

健康笔记

【一、艾灸的基本用法】

艾灸，顾名思义，就是用“艾条长时间地烤”，它的使用方法很简单：先将艾条一端点燃，高悬于穴位上方2～4厘米处，灸10～20分钟，以皮肤出现红晕为好。艾灸常用的手法有悬灸、雀啄灸、回旋灸等，一般先灸背部，后灸四肢。

健康笔记

【二、艾灸的常用取穴】

艾灸治疗糖尿病的常见取穴，包括背部的脾俞穴（背部，在第11胸椎棘突下，左右旁开2指宽处）、肾俞穴（第2腰椎棘突旁开1.5寸处）、胰俞穴（第3胸椎棘突旁开1.5寸处），上肢的内关穴（腕横纹上2寸中间，两个大筋之间）、外关穴（前臂背侧，手脖子横皱纹向上3指宽处）和合谷穴（手背，第1、2掌骨间，当第2掌骨桡侧的中点处），以及下肢的足三里穴（小腿前外侧，当犊鼻下3寸，距胫骨前缘1横指处）、阳陵泉穴（小腿外侧，当腓骨小头前下方凹陷处）。

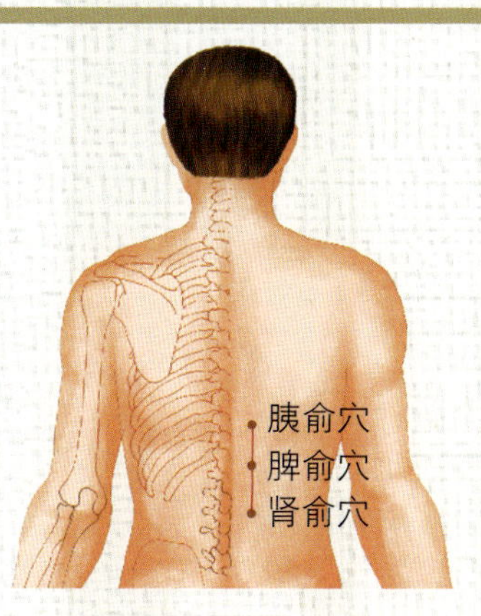

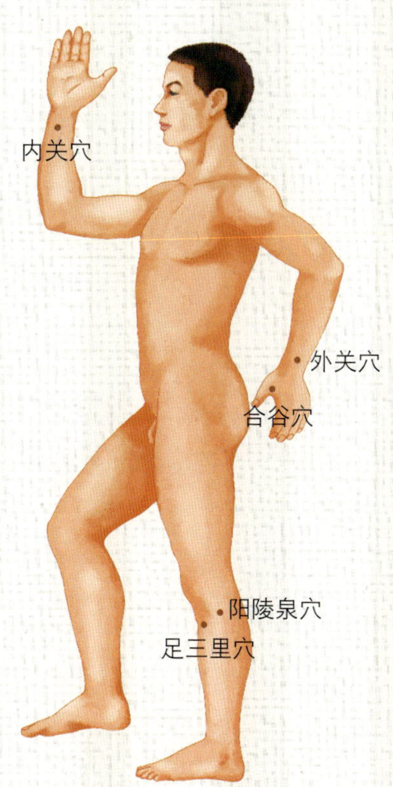

【艾灸治疗糖尿病的常用穴】

【常用穴】	【取穴方法】
常用穴一	足三里穴（小腿前外侧，当犊鼻下3寸，距胫骨前缘1横指处） 中脘穴（上腹部，前正中线上，当脐中上4寸）
常用穴二	命门穴（第2腰椎与第3腰椎棘突之间） 脾俞穴（背部，在第11胸椎棘突下，左右旁开2指宽处） 身柱穴（背部，当后正中线上，第3胸椎棘突下凹陷中）
常用穴三	气海穴（下腹部，前正中线上，当脐中下1.5寸） 关门穴（上腹部，当脐中上3寸，距前正中线2寸）
常用穴四	脊中穴（背部，当后正中线上，第11胸椎棘突下凹陷中） 肾俞穴（第2腰椎棘突旁开1.5寸处）
常用穴五	华盖穴（胸部正中线上，平第1肋间） 梁门穴（脐中上4寸，前正中线旁开2寸）
常用穴六	大椎穴（颈部下端，第7颈椎棘突下凹陷处） 肝俞穴（背部，当第9胸椎棘突下，旁开1.5寸）
常用穴七	行间穴（足背第1、2趾间缝纹端） 中极穴（体前正中线，脐下4寸） 腹哀穴（上腹部，当脐中上3寸，距前正中线4寸）
常用穴八	肺俞穴（第3胸椎棘突旁开1.5寸） 膈俞穴（背部，当第7胸椎棘突下，左右旁开2指宽处） 肾俞穴（第2腰椎棘突旁开1.5寸处）

【艾灸治疗糖尿病的备用穴】

【对应症状】	【备用穴与取穴方法】
口　渴	内关穴（前臂正中，腕横纹上2寸） 鱼际穴（手外侧，第1掌骨桡侧中点赤白肉际处） 少府穴（手掌面，第4、5掌骨之间）
多　尿	然谷穴（足内踝前下方，舟状骨粗隆下方凹陷处） 涌泉穴（足底前1/3处，足趾跖屈时的凹陷处） 复溜穴（脚踝内侧中央上2指宽处，胫骨与跟腱间）
易　饥	大都穴（在足大脚趾后内侧陷中） 胃俞穴（背部，当第12胸椎棘突下，旁开1.5寸）

中医如何用刮痧疗法治疗糖尿病

知识答疑

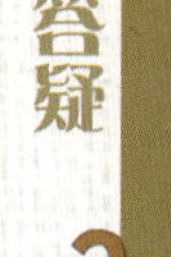

治疗糖尿病的方法不止一种，除了按摩、艾灸等，刮痧也是一种可以自己在家中操作的方法，可以为患者的治疗多提供一种选择。

健康笔记

【一、什么是刮痧疗法】

刮痧疗法是中国传统的自然疗法之一，它以中医皮部理论为基础，用牛角、玉石等器具在身体相关部位刮拭，以达到疏通经络、调整经气、活血化瘀的目的。刮痧时，患者皮下出血凝成细沙粒一样的红点（即“痧”），这是刮痧的特征之一。

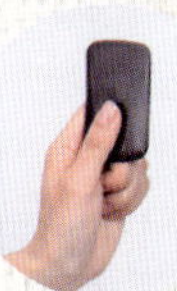

健康笔记

【二、刮痧的基本方法】

刮痧的方法有许多种，常用的工具是刮痧板。每次使用前，都要对刮痧板进行消毒。基本的方法是：手握刮痧板，把刮痧板按在皮肤上，与刮拭方向的夹角为45°～90°。每个部位刮3～5分钟即可，时间不要太长。刮痧时应从颈部开始，到背部、腹部、上肢，再到下肢，是从上向下刮拭，而胸部是从内向外刮拭。不要来回刮。在刮痧时，都要蘸上刮痧油，以免伤到皮肤。

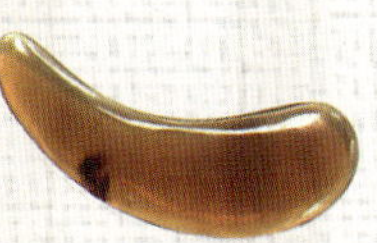

健康笔记

【三、刮痧的注意事项】

每次刮痧之后，要间隔3～5天，等痧退后再进行下一次。由于刮痧刺激较强，出痧后的一两天可能会出现皮肤发痒、轻微疼痛等现象，这都是正常的，不要担心。

要注意的是，并不是每个刮痧的人都会出痧，不可强求，只要刮痧时觉得舒服即可。

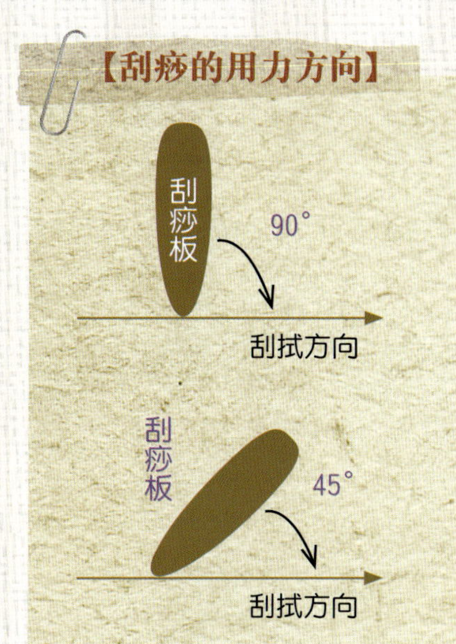

【四、刮痧的具体治疗方法】

临睡前或清晨起床后，取坐位或卧位，按摩的力度由轻到重，以感觉舒适为宜，通过按摩可以调节气血、疏通经络。

知识答疑

【疗法1】背部

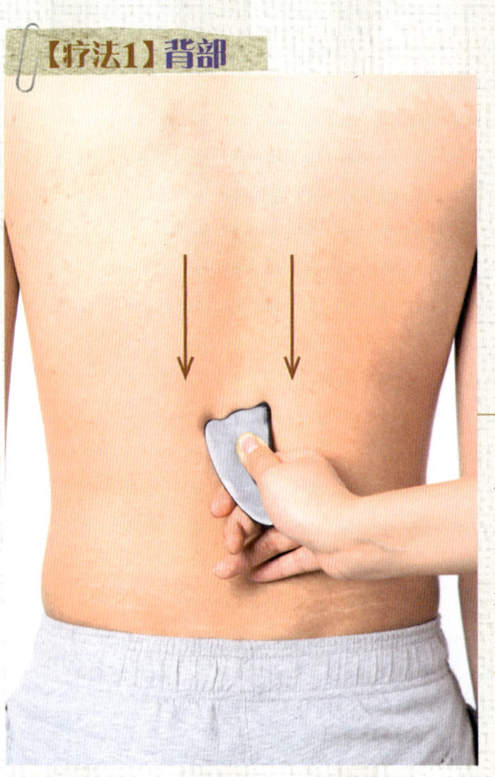

肺俞穴
胰俞穴
脾俞穴
肾俞穴
阳纲穴
意舍穴

←【手法】用刮痧板从上向下刮拭穴位所在区域。

←【疗法】用刮痧板从上向下刮拭双侧肺俞穴（背部，第3胸椎棘突，旁开1.5寸）、胰俞穴（背部，第8、9胸椎棘突之间，旁开1.5寸）、阳纲穴（背部，第10胸椎棘突下，旁开3寸）、脾俞穴（背部，在第11胸椎棘突下，左右旁开2指宽处）、意舍穴（背部，当第11胸椎棘突下，旁开3寸）、肾俞穴（背部，第2腰椎棘突，旁开1.5寸）所在的区域。

【疗法2】腹部

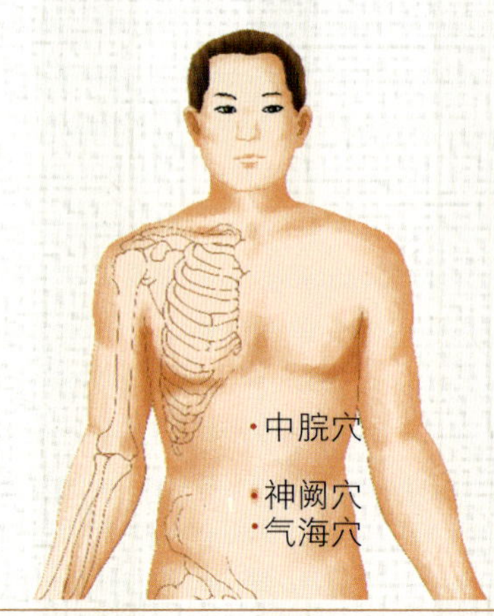

←【手法】用刮痧板从上向下刮拭穴位所在区域。

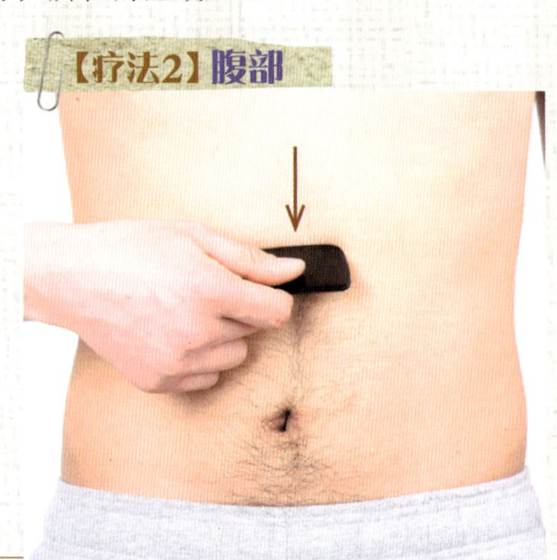

←【疗法】用刮痧板从上向下刮拭中脘穴（脐上4寸，胸骨下端至脐连线之中点）至神阙穴（肚脐）所在的区域，再从上向下刮拭神阙穴（肚脐）至气海穴（下腹部，前正中线上，当脐中下1.5寸）所在的区域。

【疗法3】四肢

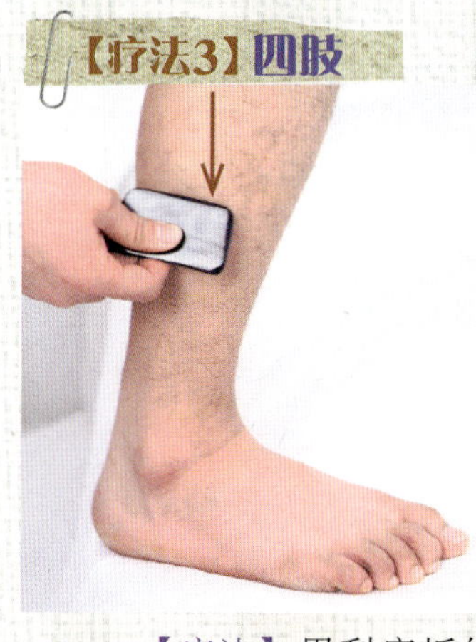

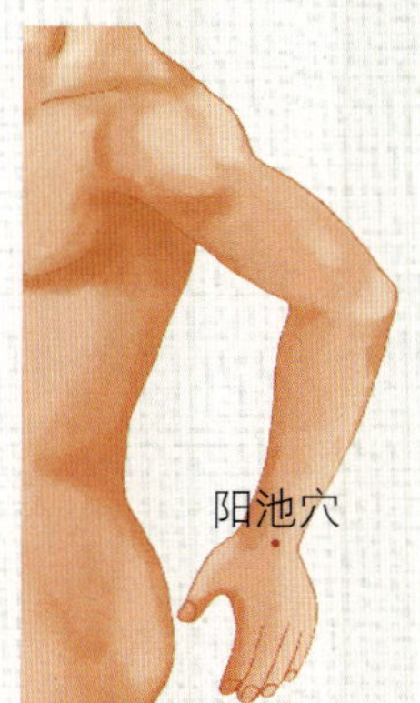

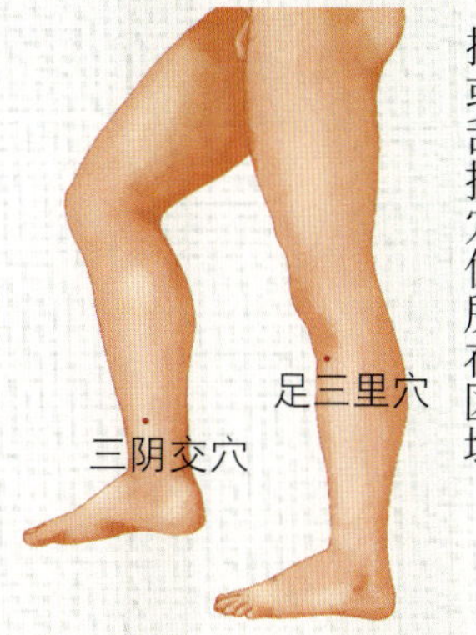

←【手法】用刮痧板按揉或刮拭穴位所在区域。

←【疗法】用刮痧板的角按揉两侧阳池穴（腕背横纹中，当指伸肌腱尺侧缘凹陷处），用宽面刮拭两侧足三里穴（小腿前外侧，当犊鼻下3寸，距胫骨前缘一横指处）、三阴交穴（人体的小腿内侧，足内踝上缘三指宽，在踝尖正上方胫骨边缘凹陷中）。如果腿部内侧有糖尿病结节，也可以用刮痧板推刮。

【疗法4】症状

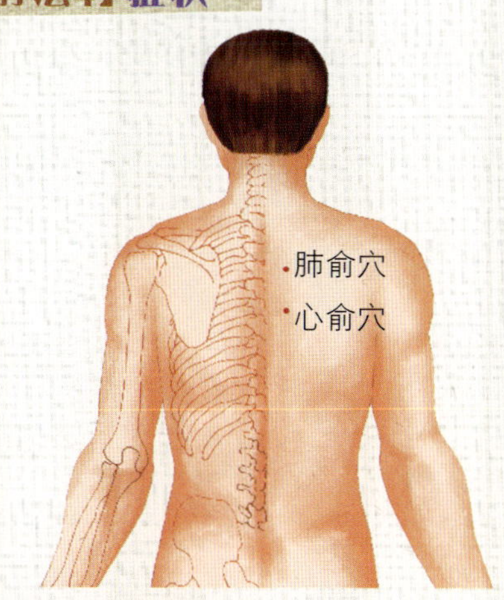

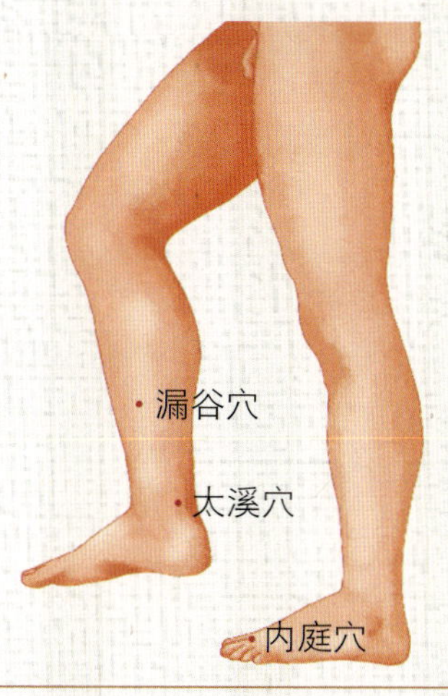

←【手法】用刮痧板刮拭穴位所在区域。

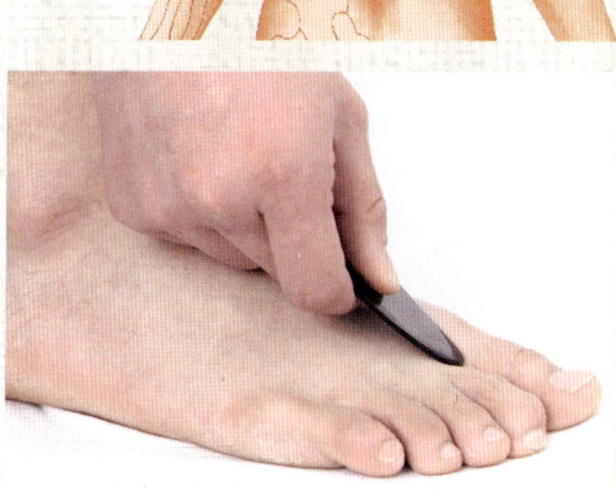

←【疗法】

1. 多饮者加刮双侧肺俞穴（背部，第3胸椎棘突，旁开1.5寸）至心俞穴（背部，第5胸椎棘突，旁开1.5寸）。

2. 多食者加刮双侧内庭穴（足背第2、3趾间缝纹端）、漏谷穴（小腿内侧，当内踝尖与阴陵泉穴的连线上，距内踝尖6寸，胫骨内侧缘后方）。

3. 多尿者加刮双侧太溪穴（足内侧，内踝后方与脚跟骨筋腱之间的凹陷处）。

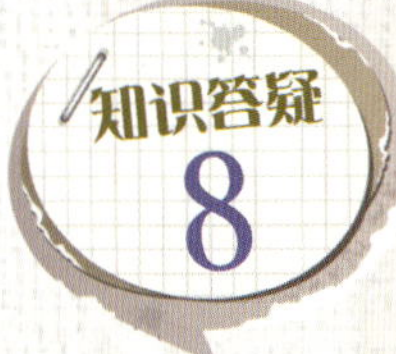

中医如何用拔罐疗法治疗糖尿病

知识答疑

拔罐疗法是中国民间流传很久的一种独特的治病方法。与针灸一样，拔罐也是一种物理疗法，许多疾病都可以采用拔罐进行治疗。

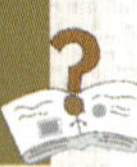

健康笔记

【一、什么是拔罐疗法】

拔罐疗法又名“火罐气”、“吸筒法”，是传统中医常用的一种治疗方法，在古代被称为“角法”，是使用杯罐等工具，借助燃烧、挤压等方法造成负压，使罐吸附在皮肤上，造成局部瘀血或充血的中医疗法。拔罐疗法可以逐寒祛湿、疏通经络、祛除瘀滞、行气活血、消肿止痛、拔毒泻热，具有解除疲劳、增强体质的保健功能，从而达到扶正祛邪、治愈疾病的目的。

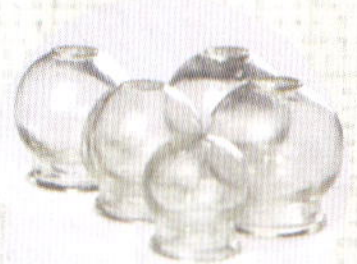

家庭常用的拔罐疗法主要包括火罐和气罐两种类型，见下表。

【常用的拔罐疗法】

【类　型】	【基本用法】
单　罐	一般用于范围较小的疾病或压痛点，选用火罐。如胃病在中脘穴拔罐等。
多　罐	一般用于范围比较广泛的疾病。按部位酌量吸拔数个至数十个罐子。
闪　罐	罐子拔上后立即起下，反复吸拔多次，至皮肤潮红为止。多用于局部皮肤麻木或机能减退的虚证病例。
推　罐】	用于面积较大，肌肉丰富的腰背、大腿等部位，选大口玻璃罐，在罐口涂润滑油，将罐吸上后，握住罐底稍倾斜，来回推移数次，至皮肤潮红为止。

【家庭拔罐疗法的常用类型】

【类　型】	【使用要点】
火　罐	火罐的操作稍微难一些，需要用燃烧的酒精棉球或者小纸片在罐内壁快速闪一下，通过燃烧造成罐内负压。拔火罐要求动作快、部位准、吸附稳，熟练之后才能很好地掌握。无论是用火罐还是气罐，都应该事先在拔罐部位或罐口涂抹一些起润滑、密封作用的油膏。
气　罐	气罐一般由有机玻璃制成，由一把抽气枪抽去罐内气体来造成负压，方法简单、安全、卫生，但是缺少了温热刺激。

健康笔记

【二、拔罐的准备工作】

拔罐的工具一般包括75%的酒精、镊子、药棉、酒精灯、润滑剂、罐。拔罐时要根据拔罐部位选择合适的罐具。对于较宽较平的部位，如胸腹部、腰背部、臀部、大腿部，宜选用大罐，对于颈部、肩部、上臂、前臂和小腿部宜选用中、小号罐。对于曲面较大的部位，应选用异形罐。用闪火法，应多准备几个罐具，在罐子烧热的情况下及时更换罐具，把已烧热的罐子凉一会儿再用，避免烫伤皮肤。

知识答疑

【三、治疗糖尿病的拔罐取穴方法】

糖尿病的治疗办法有多种，拔罐疗法便是其中之一。拔罐治疗消渴，对于早、中期患者及轻型患者效果较好，对病程长而病情较重患者应配合药物治疗。糖尿病患者抵抗力差，拔罐针器必须严格消毒，防止交叉感染；拔罐的时候注意尽量避免烫伤皮肤，以免引起皮肤感染。

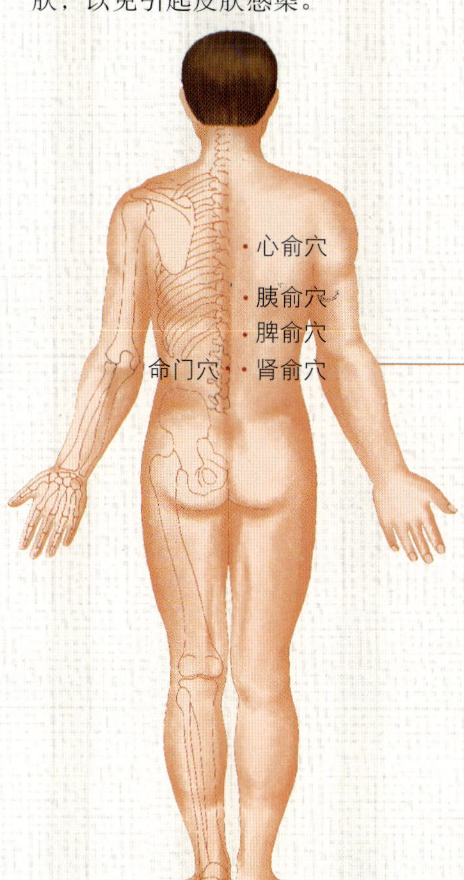

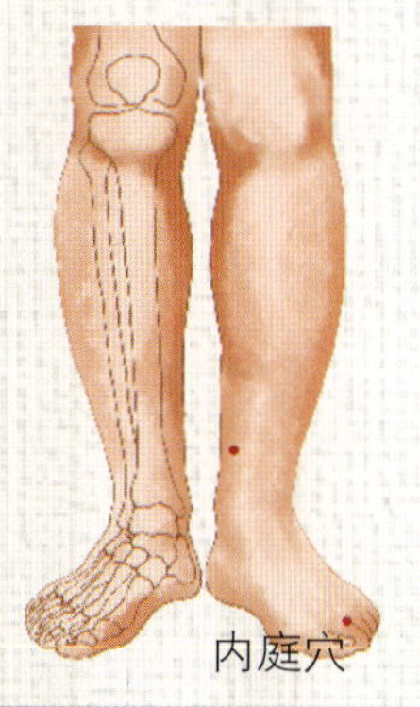

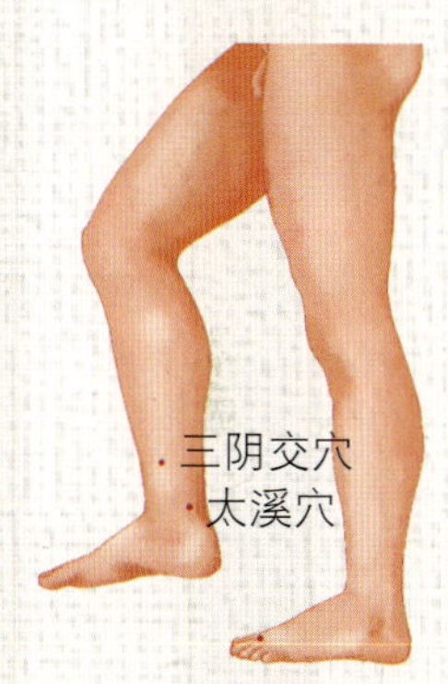

←【疗法】在背部的心俞穴（背部，第5胸椎棘突，旁开1.5寸）、胰俞穴（背部，第8、9胸椎棘突之间，旁开1.5寸）、脾俞穴（背部，在第11胸椎棘突下，左右旁开两指宽处）、肾俞穴（背部，第2腰椎棘突，旁开1.5寸处）、命门穴（背部，第2与第3腰椎棘突间），下肢的三阴交穴（人体的小腿内侧，足内踝上缘3指宽，在踝尖正上方胫骨边缘凹陷中）、太溪穴（足内侧，内踝后方与脚跟骨筋腱之间的凹陷处）、内庭穴（足背第2、3趾间缝纹端）等穴拔罐。

【手法】每穴留罐5～10分钟，每日1次。内庭穴由于位置原因不必留罐，可用消毒的采血针点刺放血。

中医如何用药浴疗法治疗糖尿病

知识答疑

前面介绍的是常见的中医外治疗法，下面再为大家介绍中药疗法的一种——药浴疗法。这种方法没有痛苦，可以在洗脚时进行。

健康笔记

【一、什么是药浴疗法】

药浴疗法是将身体浸泡在药液中以祛除疾病的方法，也是一种古来的中医疗法。药浴的给药途径很特别，是通过皮肤来吸收药液中的药物成分，可以由表及里地促进气血运行和脏腑功能。

健康笔记

【二、糖尿病患者应慎用药浴】

对于病情较轻、没有并发症的糖尿病患者，可以正常使用药浴。如果已经有末梢神经感觉障碍等神经并发症，对于水温的感觉不灵敏，容易出现烫伤而不自知，药浴时要格外注意控制水温，以30℃～40℃为宜，先用温度计测量一下水温再进行药浴。

【药浴疗法的基本方法】

在进行药浴疗法时，要注重药材的使用与操作，以获得最佳疗效。

【一、药浴的操作方法】

1. 将药材洗净，用纱布包成药材包，然后放入容器中，用热水浸泡。
2. 药浴的容器最好选择木盆，保温性比较好。
3. 水温适宜时开始药浴，一般以20～30分钟为宜。药浴后要仔细将身体擦干。

【二、适合使用的药浴药材】

地黄、天花粉、葛根、人参、西洋参、黄精、玉竹、山茱萸、水蛭、黄连、枸杞子、地骨皮、茯苓、苍术、知母、麦冬、女贞子、桑葚、桑白皮、五味子、绞股蓝、丹参、芦根、泽泻、菟丝子、淫羊藿、威灵仙、三七、石斛、牡蛎、紫草、川乌、刺五加、赤芍、大黄、半夏、远志、黄柏、牛蒡子、苍耳子、僵蚕、防己、附子、虎杖、桔梗、党参、玄参、川芎、当归、金荞麦。

【说明】

- ☑ 药液温度不能过热或过凉，以免烫伤或引起不良刺激。如果药浴过程中发现有过敏现象，应立即停止。
- ☑ 注意保暖、避风。药浴前喝一杯水，有利于新陈代谢。
- ☑ 饭前空腹、饭后30分钟内不宜洗浴。空腹洗浴易产生低血糖反应。饱食后洗浴，体表血管受热水刺激而扩张，会影响消化器官功能。

中医如何用中药疗法治疗糖尿病

中药是中医治疗糖尿病的重要手段。准确辩证地选择适合的中药，可以有效降低患者的血糖水平，改善胰岛功能。但是中药的使用专业性比较强，在使用前要咨询专业中医师，或遵医嘱使用。

【一、刺五加】

●双向调节内分泌

◎**性味：**味辛、苦、微甘，性温。
◎**归经：**归肝经、肾经。
◎**功能：**祛风湿，补肝肾，活血脉。
◎**用法用量：**煎汤内服，6～9克，鲜品加倍；浸酒或入丸、散。
◎**用药忌宜：**阴虚火旺者慎服。

【二、地骨皮】

●明显降低血糖水平

◎**性味：**味甘，性寒。
◎**归经：**归肺经、肝经、肾经。
◎**功能：**凉血除蒸，清肺降火。
◎**用法用量：**煎汤内服，15～30克；或入丸、散。
◎**用药忌宜：**脾胃虚寒者忌服。

【三、生地黄】

●增加胰岛素的敏感性

◎**性味：**味甘、苦，性寒。
◎**归经：**归心经、肝经、肾经。
◎**功能：**清热凉血，养阴生津。
◎**用法用量：**煎服，10～15克；鲜品30～50克，或捣汁服。
◎**用药忌宜：**脾胃虚寒者慎用。

【四、枸杞子】

●增加胰岛素的敏感性

◎**性味：**味甘，性平。
◎**归经：**归肝经、肾经、肺经。
◎**功能：**滋补肝肾，益精明目
◎**用法用量：**煎汤内服，5～15克；或入丸、散、膏、酒剂。
◎**用药忌宜：**脾虚有湿及泄泻者忌服。

【五、淮山药】

●历史悠久的降糖食材

◎**性味：**味甘，性平。
◎**归经：**归脾经、肺经、肾经。
◎**功能：**补脾养胃，生津益肺。
◎**用法用量：**煎汤内服，15～30克；或入丸、散。
◎**用药忌宜：**有实邪者忌服。

【六、金银花】

●改善机体的胰岛素

◎**性味：**味甘，性寒。
◎**归经：**归肺经、胃经、心经。
◎**功能：**生用清热解毒、疏散风热，炒炭凉血止痢。
◎**用法用量：**煎服，10～15克。
◎**用药忌宜：**脾胃虚寒或气虚者慎用。

【七、蜂 胶】

●糖尿病的真正克星

◎**性味：**味苦、辛，性寒。
◎**归经：**归脾经、胃经。
◎**功能：**内服补虚弱、化浊脂、止消渴；外用解毒消肿。
◎**用法用量：**内服，制成片剂或醇浸液，1～2克。
◎**用药忌宜：**不宜长期服用，严重过敏体质者、孕妇、1周岁以下婴儿慎用。

【八、芡 实】

●预防糖尿病性骨质疏松

◎**性味：**味甘、涩，性平。
◎**归经：**归脾经、肾经。
◎**功能：**益肾固精，补脾止泻。
◎**用法用量：**煎汤内服，15～25克；或入丸、散。
◎**用药忌宜：**凡外感前后，疟痢疳痔，气郁痞胀，溺赤便秘，食不运化及新产后皆忌之（《随息居饮食谱》）。

【九、黄 精】

●降低血糖浓度

◎**性味：**味苦，性寒。
◎**归经：**归心经、脾经、胃经、肝经、胆经、大肠经。
◎**功能：**清热燥湿，泻火解毒。
◎**用法用量：**煎服，2～5克。
◎**用药忌宜：**本品大苦大寒，过服久服易伤脾胃，脾胃虚寒者忌用。苦燥伤津，阴虚津伤者慎用。

【十、珍珠粉】

●维护胰岛素分泌功能

◎**性味：**味咸、甘，性寒。
◎**归经：**归心经、肝经。
◎**功能：**安神定惊、解毒生肌。
◎**用法用量：**内服，0.3～1克。一般不入汤煎，多做丸、散剂用，如入汤剂，须研细末冲服。
◎**用药忌宜：**无。

【十一、茯 苓】

●降低血糖

◎**性味：**味甘、淡，性平。
◎**归经：**归心经、肺经、脾经、肾经。
◎**功能：**益脾和胃、宁心安神。
◎**用法用量：**煎汤内服，10～15克；或入丸、散。
◎**用药忌宜：**阴虚而无湿热、虚寒滑精、气虚下陷者慎服。

【十二、桑白皮】

●降低高血糖

◎**性味：**味甘，性寒。
◎**归经：**归肺经。
◎**功能：**泻肺平喘，利水消肿。
◎**用法用量：**煎服，5～15克。
◎**用药忌宜：**肺虚无火力、风寒忌服。

【十三、玉米须】

●辅助降糖

◎**性味：**味甘、淡，性平。
◎**归经：**归膀胱经、肝经、胆经。
◎**功能：**利胆退黄，利尿退肿，止血。
◎**用法用量：**煎汤内服，15～60克。
◎**用药忌宜：**无。

【十四、玉　竹】

●修复胰岛组织，平衡胰岛功能

◎**性味：**味甘，性平。
◎**归经：**归肺经、胃经。
◎**功能：**滋阴润肺，养胃生津。
◎**用法用量：**煎汤内服，6～12克；熬膏、浸酒或入丸、散。
◎**用药忌宜：**阴虚有热宜生用，热不甚者宜制用。

【十五、石　膏】

●降低血糖

◎**性味：**味辛、甘，性大寒。
◎**归经：**归肺经、胃经。
◎**功能：**解肌清热，止渴、清热解毒。
◎**用法用量：**煎汤内服，1.5～5克，或入丸、散。入汤剂宜打碎先煎。
◎**用药忌宜：**脾胃虚寒及血虚、阴虚发热者忌服。

【十六、葛　根】

●预防心脑血管并发症

◎**性味：**味甘、辛，性凉。
◎**归经：**归脾经、胃经。
◎**功能：**升阳解肌，透疹止泻。
◎**用法用量：**煎服，7～15克或捣汁。
◎**用药忌宜：**易于动呕、胃寒者慎用。

【十七、西洋参】

●降低高血糖，升高低血糖

◎**性味：**味甘、微苦，性凉。
◎**归经：**归心经、肺经、肾经。
◎**功能：**补气养阴，清热生津。
◎**用法用量：**煎汤，4～10克。
◎**用药忌宜：**中阳衰微，胃寒者忌服。

【十八、人　参】

●刺激胰岛素分泌

◎**性味：**味甘、微苦，性微温。
◎**归经：**归脾经、肺经、心经。
◎**功能：**大补元气，复脉固脱，补脾益肺，生津止渴，安神益智。
◎**用法用量：**煎汤内服，3～10克，大剂量10～30克，宜另煎兑入；或研末，1～2克；或敷膏；或泡酒；或入丸、散。
◎**用药忌宜：**正气不虚者忌服。

【十九、五味子】

●改善糖尿病患者症状

◎**性味：**味酸、甘，性温。
◎**归经：**归肺经、肾经、心经。
◎**功能：**敛肺滋肾，生津敛汗，止泻，宁心安神。
◎**用法用量：**煎服，2～6克；研末服，每次1～3克。
◎**用药忌宜：**凡表邪未解，内有实热，咳嗽初起，麻疹初起，均不宜用。

【二十、桔　梗】

●显著降糖

◎**性味：**味苦、辛，性微温。
◎**归经：**归肺经。
◎**功能：**祛痰止咳，宣肺排脓。
◎**用法用量：**煎汤内服，3～10克；或入丸、散。
◎**用药忌宜：**凡气机上逆、呕吐、呛咳、眩晕、阴虚火旺、咯血等均不宜用；胃及十二指肠溃疡者慎服。

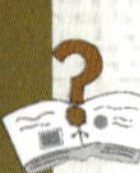

【二十一、莲子心】

●调节胰腺B 细胞分泌胰岛素

◎**性味：**味苦，性寒。
◎**归经：**归心经、肺经、肾经。
◎**功能：**清心祛热，止血涩精。
◎**用法用量：**煎汤内服，2.5～5克。
◎**用药忌宜：**脾胃虚寒者忌服。

【二十二、玄　参】

●降血糖，降血脂

◎**性味：**味甘、苦、咸，性微寒。
◎**归经：**归肺经、胃经、肾经。
◎**功能：**清热凉血，泻火解毒，滋阴。
◎**用法用量：**煎汤内服，10～15克。
◎**用药忌宜：**脾虚便溏者慎用。

【二十三、蜂王浆】

●促进受损胰岛细胞再生

◎**性味：**味甘、酸，性平。
◎**归经：**归脾经、肝经、肾经。
◎**功能：**滋补，强壮，益肝，健脾。
◎**用法用量：**含服或温水送服，每日4～10克。
◎**用药忌宜：**忌湿热泻痢者，孕妇慎服。

【二十四、黄　芪】

●明显改善糖尿病并发肾病

◎**性味：**味甘，性微温。
◎**归经：**归肺经、脾经、肝经、肾经。
◎**功能：**益气固表、利水消肿。
◎**用法用量：**煎服，10～30克。
◎**用药忌宜：**表实邪盛，气滞湿阻，食积停滞，痈疽初起或溃后热毒尚盛等实证，以及阴虚阳亢者，均须禁服。

【二十五、知　母】

●降低血糖

◎**性味：**味苦、甘，性寒。
◎**归经：**归肺经、胃经、肾经。
◎**功能：**清热泻火，生津润燥。
◎**用法用量：**煎汤内服，6～12克。
◎**用药忌宜：**虚、寒证不宜；性寒质润，有滑肠之弊，脾虚便溏者慎用。

【二十六、黄　连】

●降低血糖浓度

◎**性味：**味苦，性寒。
◎**归经：**归心经、脾经、胃经、肝经、胆经、大肠经。
◎**功能：**清热燥湿，泻火解毒。
◎**用法用量：**煎服，2～5克。
◎**用药忌宜：**本品大苦大寒，过服久服易伤脾胃，脾胃虚寒者、阴虚津伤者忌用。

【二十七、灵　芝】

●改善糖尿病并发心血管疾病

◎**性味：**味甘，性平。
◎**归经：**归心经、肺经、肝经、肾经。
◎**功能：**补气安神，止咳平喘。
◎**用法用量：**煎服，6～12克；研末吞服1.5～3克。
◎**用药忌宜：**实证慎服。

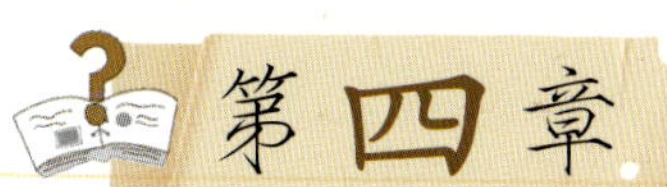

第四章

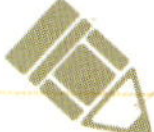

健康，从正确认识糖尿病开始

听药剂专家怎么说：糖尿病的用药管理

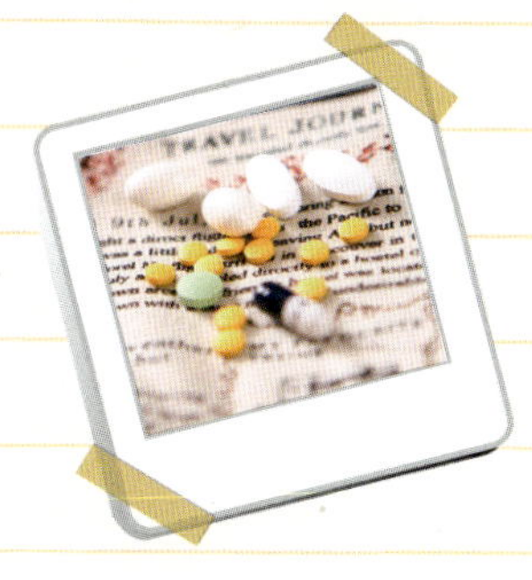

一桌人在一起吃饭，我们经常会看到有人拿出针管给自己来上一针。这是糖尿病患者在注射胰岛素，借助药物来控制自己的血糖。患了糖尿病就要打针吃药吗？是吃药比较好，还是打针比较好？打针吃药时，有什么要注意的事项？糖尿病患者经常会遇到这些问题。这些问题您都可以在本章中找到答案。

合理使用药物，可以平稳血糖，而用药的学问很大，需要仔细了解才能做到让药物起到应有的作用，而不伤害患者的身体。

糖尿病患者在哪种情况下需要药物治疗

知识答疑

药物疗法是治疗糖尿病“五驾马车”中的一种，通过替代人体胰岛素、增强人体对胰岛素的敏感度等机理来发挥作用。适当的药物治疗有利于患者维持稳定的血糖水平，但是如何正确使用药物并不是每一位患者都知道。

健康笔记

【糖尿病患者何时要采用药物治疗】

治疗糖尿病的基础，是合理而科学的饮食控制，限制饮食中糖类和脂类的摄入，增加膳食纤维的摄入。同时，患者应该积极参加体育锻炼。通过控制饮食和运动，症状较轻的糖尿病患者可以不借助降糖药物或胰岛素来控制血糖。只有当饮食疗法和运动治疗均不能有效降低血糖时，才考虑药物治疗。

开始使用药物，并不意味着不再需要控制饮食和积极运动。药物只是辅助控制血糖的手段，而控制饮食和运动是治疗糖尿病的前提，不能被药物取代。过度使用药物对身体有害无益。

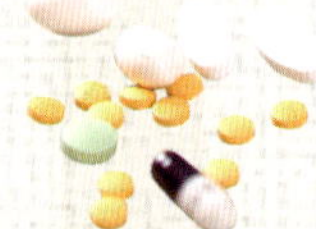

【糖尿病的类型】

【类　型】	【病理分析】
1型糖尿病	1型糖尿病又称青年发病型糖尿病，多发生于青少年，常常在35岁以前发病，占糖尿病的10%以下。1型糖尿病是真正的胰岛素分泌缺乏，所以必须依赖胰岛素来维持生命。1型糖尿病患者的体内胰腺产生胰岛素的细胞已经彻底损坏，从而完全失去了产生胰岛素的功能。在体内胰岛素绝对缺乏的情况下，就会引起血糖水平持续升高，出现糖尿病。
2型糖尿病	2型糖尿病也叫成人发病型糖尿病，多在35～40岁后发病，占糖尿病患者90%以上。2型糖尿病患者的胰岛素分泌量并不低，甚至有的患者是还偏高的，患病的真正原因主要是胰岛素抵抗（机体对胰岛素不敏感）。患者可以通过某些口服药物刺激体内胰岛素的分泌，但到后期仍有部分病患需要像1型糖尿病那样进行胰岛素治疗。2型糖尿病治疗的短期目标是控制血糖，长期目标是预防相关并发症的发生与发展。

常用的口服降糖药主要有哪些类型

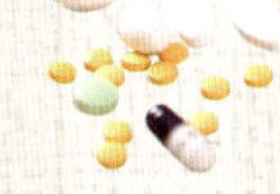

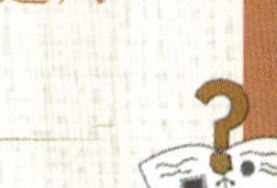

知识答疑

除了饮食控制和运动锻炼效果很好的患者，其余患者都需要药物的帮助来控制血糖。控制血糖的药物主要分为不同作用机制的口服降糖药，以及通过注射进入人体的胰岛素。

健康笔记

【一、口服降糖药——磺脲类】

【疗效】磺脲类口服降糖药是最早被使用的降糖药，它的作用是促进胰岛素分泌，因此对1型糖尿病和胰岛功能较差的2型糖尿病患者无效。由于它效果明显、方便实用、物美价廉，因此被广泛使用。优降糖、糖适平、达美康、美吡达等都属于此类。磺脲类降糖药餐前半小时服用效果最佳。

【用法】磺脲类口服降糖药最常见的不良反应是低血糖反应。在用药之前，应该请医生做全面检查，以确定是否适合服用此类药物。老年人由于代谢能力较差，因此应该避免使用磺脲类这种作用时间长、降糖效果强的药物。肥胖患者也不适合使用此类药物。磺脲类药物在肝脏分解，经肾脏排泄，因此有严重肝、肾功能障碍的患者也应该禁用该类药物。

健康笔记

【二、口服降糖药——α-葡萄糖苷酶抑制剂】

【疗效】α-葡萄糖苷酶抑制剂不能刺激胰岛素的分泌，而是使淀粉分解为葡萄糖的速度减慢，减缓糖的吸收，从而降低餐后血糖。因为是延缓，而非抑制糖类的吸收，因此此类药物适宜单纯以餐后血糖升高为主的患者。餐前服用或与第一口饭同服，且饮食中有一定的碳水化合物（如大米、面粉等主食）时，才能发挥效果。常用的此类药物有阿卡波糖（拜唐苹、卡博平）、伏格列波糖（倍欣）等。

α-葡萄糖苷酶抑制剂可与磺脲类、双胍类口服降糖药或胰岛素联合使用。此类药物可以作为2 型糖尿病的首选药物。

【用法】α-葡萄糖苷酶抑制剂的主要不良反应是胃肠道症状，如腹胀、排气多、上腹部灼痛、腹泻或便秘。因此，有溃疡病和肠道炎症、腹泻的患者不宜使用。有严重肝、肾功能障碍的患者也应慎用。

知识答疑

健康笔记

【三、口服降糖药——双胍类】

【疗效】双胍类口服降糖药的效果好，不会诱发低血糖，而且具有心血管保护作用。目前应用较多的是二甲双胍（降糖片）。

二甲双胍不会加重胰岛β细胞的负担，而是通过增强机体对葡萄糖的利用、抑制肝糖异生和糖原分解来调节血糖。而且二甲双胍可以有效控制体重，是超重或肥胖2型糖尿病的首选药物。用磺脲类口服降糖药未能达到良好控制目的的患者可合用双胍类药物，以增强降糖效果。用胰岛素治疗的患者，加服双胍类药物可减少胰岛素用量。

【用法】肝肾功能不好的患者禁服双胍类药物。乙醇可损害肝功能，因此酗酒的患者不宜服用二甲双胍。老年糖尿病患者服用剂量宜减少，75岁以上的老年患者应避免服用双胍类药物。

健康笔记

【四、口服降糖药——噻唑烷二酮类衍生物】

【疗效】噻唑烷二酮类衍生物是胰岛素增敏剂，可以增加机体对胰岛素的敏感性，改善胰岛β细胞功能，并能改善与胰岛素抵抗有关的多种心血管危险因素。常见的药物有罗格列酮（文迪雅）、盐酸吡格列酮（艾汀、卡司平、艾可拓）。

噻唑烷二酮类衍生物起效慢，但是可以实现对血糖的长期控制，降低糖尿病并发症风险，延缓糖尿病发展。此类药物可以单独使用，或者与其他降糖药物联用，适用于病程较短、病情较轻的患者。但应注意，由于其起效慢，改用此类药物的患者原来服用的药物不能马上停用，否则会造成一段时间内的血糖失控。

【用法】噻唑烷二酮类衍生物的不良反应在于可引起水钠潴留及水肿，尤其在与胰岛素合用或服用剂量较大时更明显。原则上，充血性心衰和肺水肿患者忌用，用药后出现心功能不全症状者须立即停用。

健康笔记

【五、口服降糖药——非磺脲类促胰岛素分泌剂】

【疗效】非磺脲类促胰岛素分泌剂主要分两类：瑞格列奈（诺和龙、孚莱迪）和那格列奈。非磺脲类促胰岛素分泌剂与磺脲类口服降糖药作用机制相似，合用不能增加疗效，反而会加重胰岛β 细胞的负担。但与双胍类（二甲双胍）或噻唑烷二酮类衍生物联用，可增强降糖效果。

【用法】此类药物起效快、作用时间短，应于餐前即刻服用。进餐时服药，不进餐时不服药。

如何选择适合病症的口服降糖药

知识答疑

口服降糖药物的种类较多，作用机制各不相同，适用人群也有所差别，应该如何选择呢？很多患者认为价格贵、进口药就是好药。这是错误的。选择口服降糖药物，需根据患者的病情、身体情况、年龄等多方面因素来综合考虑。

健康笔记

【一、根据发病机制选药】

1型糖尿病患者需终生注射胰岛素，不适用口服降糖药物。饮食、运动及口服降糖药物效果不好的患者，或出现急性视网膜病变、尿毒症等应激状态，大中型手术围手术期及孕产期的患者也不适合口服降糖药物，必须使用胰岛素。

健康笔记

【二、根据胖瘦程度选药】

偏胖的2型糖尿病患者胰岛素抵抗比较明显，可以选用二甲双胍或α-葡萄糖苷酶抑制剂。较瘦的患者首选磺脲类，因为该类药物有致体重增加的副作用，对于消瘦者很合适。

健康笔记

【三、根据年龄选药】

老年患者代谢功能差，长效的降糖药容易在患者体内蓄积，因此应该选择短效或中效的降糖药物。

健康笔记

【四、根据高血糖类型选药】

单纯餐后血糖高，而空腹和餐前血糖不高的患者，首选α-葡萄糖苷酶抑制剂；以餐后血糖升高为主，伴有餐前血糖轻度升高的患者，可首先考虑非磺脲类促胰岛素分泌剂；空腹、餐前血糖高的患者，不管是否有餐后血糖高，都应考虑用磺脲类、双胍类或噻唑烷二酮类衍生物。

健康笔记

【五、根据其他疾病选药】

有高血脂、高血压、冠心病等疾病的患者，可考虑使用双胍类、噻唑烷二酮类衍生物和α-葡萄糖苷酶抑制剂；有胃肠道疾病的患者，应避免使用双胍类和α-葡萄糖苷酶抑制剂；有慢支、肺气肿等肺通气不良疾病的患者，慎用双胍类；有肝病的患者，慎用噻唑烷二酮类衍生物；有较严重的心、肝、肾、肺等功能障碍的患者，最好不要使用口服降糖药物，应使用胰岛素。

不适合口服降糖药的人群有哪些

知识答疑

虽然通过口服降糖药来控制病情，是治疗糖尿病的常用手段，但是，也有很多糖尿病患者并不适用于这种治疗方法。服用药物时要结合自身的情况来合理安排，避免导致病情恶化，下面是不适合服用口服降糖药的患者群：

【不适合口服降糖药的人群】

【类　别】	【状况分析】
有糖尿病急性并发症的患者	如有感染、糖尿病酮症酸中毒、高渗性非酮症糖尿病昏迷等情况的患者。
有严重慢性并发症的患者	有较严重的肾脏及眼底病变的患者，应停止服用口服降糖药，改用胰岛素治疗。
肝肾功能不全的患者	大多数口服降糖药都需肝脏代谢，经肾脏排出，因此肝肾功能不好的患者要慎用，以免发生药物积累中毒或低血糖。
有妊娠期糖尿病的孕妇及哺乳期女性	有妊娠期糖尿病的孕妇一律停用口服降糖药，以免引起胎儿发育异常。口服降糖药能通过乳汁排泄，因此哺乳期女性也不要服用口服降糖药。
属于胰岛素依赖型的糖尿病患者	需要联合使用不同类型的口服降糖药，胰岛素注射也不能擅自停用。
其他情况	如心肌梗死、围手术期等情况时，应暂时改用胰岛素治疗。

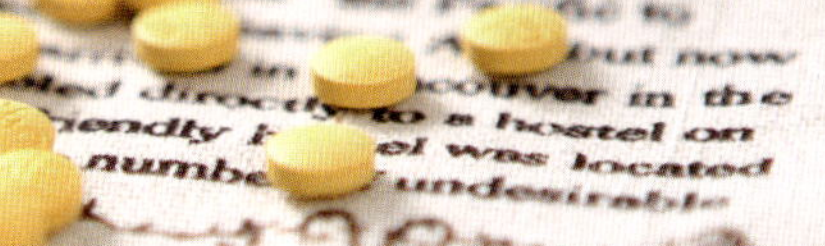

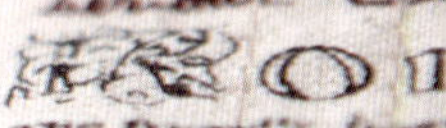

在家使用口服降糖药应该注意哪些问题

糖尿病是不能根治的，因此患者需要终生治疗。为了取得理想的治疗效果，应该合理使用口服降糖药物。现在大部分患者是自己在家用药控制病情，而对于相关的知识却一知半解，因此在生活中有以下几方面事项需要特别注意：

【口服降糖药的注意事项】

【注意事项】	【服用要点】
注意事项一	不要确诊糖尿病后立即用药，而是应该先从饮食控制、加强运动、培养良好生活习惯、保持平稳心态等做起，先观察一段时间。如果这期间血糖控制得好，就可以坚持非药物治疗。只有血糖控制不满意的患者，才需使用药物治疗。
注意事项二	根据自己的情况选择适当的药物，如肥胖患者不应选用促胰岛素分泌剂，青少年患者不应选用磺脲类口服降糖药，消瘦患者或心、肺、肝、肾功能异常者不应选用双胍类药物。
注意事项三	口服降糖药应该定时、定量、遵医嘱服用，并且做用药记录，以便及时调整药物的用法、用量。长期使用某一种类药物，如发现药效逐渐降低，应及时去医院检查，由医生做出调整。但是，在使用噻唑烷二酮类衍生物时应分清是否是药物作用降低，因为这类药物通常要2周时间才开始见效，不要刚服药之后就认为此药无用。
注意事项四	口服降糖药应从较小剂量开始，并根据药性来确定服药时间。如需调整药量，也应逐渐增加或减少，不要大幅调整。调整药量的依据不应该是患者自己的感觉，而是要通过血糖监测的记录。
注意事项五	留心自身变化，如出现胃肠不适、皮肤过敏、白细胞减少、肝功能受损或低血糖反应时，应及时去医院，不要自己随意调整药量或药物种类。
注意事项六	仔细了解降糖类药品的成分与服用说明，确认是否与正在服用的其他药物有协同或拮抗作用。且同类的降糖药不应该在一起服用，以免影响药效。

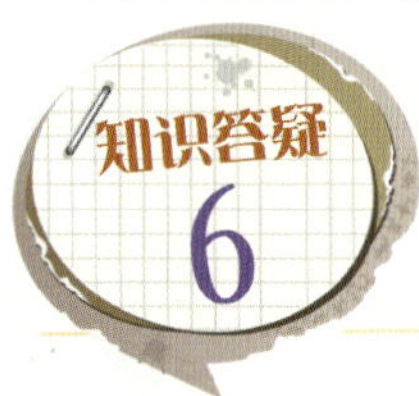

哪些糖尿病患者需要注射胰岛素

知识答疑

很多患者认为一旦开始注射胰岛素，就意味着病情已经很严重。这其实是一种误解。注射胰岛素是药物疗法的一部分，与使用其他药物或进行其他治疗一样，有严格的适应证。下面让我们一起来了解一下哪些患者需要使用胰岛素。

【需注射胰岛素的糖尿病患者】

【类　别】	【状况分析】
1型糖尿病患者	1型糖尿病患者属于胰岛素依赖，必须注射胰岛素才能控制血糖。
口服降糖药不见效的2型糖尿病患者	口服降糖药的作用机制，是通过增强机体对胰岛素的敏感性，或促进胰岛 β 细胞分泌胰岛素。如果患者的胰岛素分泌绝对不足，那么，口服降糖药就无法发挥其应有的治疗作用，就必须通过注射的方式来补充胰岛素。
有糖尿病并发症或其他严重疾病的患者	大多数药物都是通过肝、肾来代谢的，因此有肝、肾并发症的患者就需要使用胰岛素了。还有的患者本身就有心、肺等器官的严重疾病，也应该用胰岛素来控制血糖。
遇到应激情况的糖尿病患者	突发疾病或遇到意外伤害，如骨折、心肌梗死、急需手术等，在这些情况下，由于机体会出现应激反应，致使代谢发生变化，因此，应暂时使用胰岛素来加以控制。
妊娠期和哺乳期糖尿病患者	妊娠期女性由于体内激素发生变化，如果此时出现高血糖，不及时控制将严重影响胎儿发育。口服降糖药除了有多重不良反应，还会通过胎盘传递给胎儿，或通过乳汁传递给婴儿，导致低血糖。胰岛素不会通过胎盘或乳汁传递，所以这两个特殊时期需要注射胰岛素。

糖尿病常用胰岛素的种类包括哪些

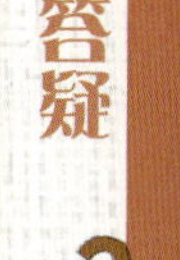

胰岛素是由胰岛β细胞分泌的，它是人体内唯一一种可以降低血糖的激素。无法用饮食疗法和运动疗法控制血糖，而口服降糖药又无法取得理想效果的糖尿病患者，就需要注射胰岛素来控制血糖。目前使用的胰岛素主要有以下几种：

健康笔记

【一、短效胰岛素（普通胰岛素、正规胰岛素）】

这是最常用的胰岛素，通过皮下注射起效。对于饮食正常的患者，可在餐前15～20分钟注射，过早注射可能会引起低血糖。用药剂量可从一日20单位左右开始。三次注射中，早餐前剂量最大，晚餐前次之，午餐前最少。患者需注意监测餐后血糖，根据血糖情况调整用量。使用短效胰岛素的患者可能出现过敏反应，如注射部位瘙痒、红肿，因此需要经常换注射部位。少数患者可能发生严重的过敏，如荨麻疹等，偶有过敏性休克，此时需立即用肾上腺素抢救。

健康笔记

【二、中效胰岛素（低精蛋白锌、中性精蛋白锌胰岛素）】

通过皮下注射起效。多用于轻度或中度糖尿病患者，对血糖波动较大、不易控制的糖尿病患者也适用。一般每日早餐前半小时注射1次，从小剂量开始，用量视病情而定。如果每天的用量超过40单位，则应分2次注射。其不良反应与短效胰岛素相同。

健康笔记

【三、长效胰岛素（精蛋白锌胰岛素、精锌胰岛素）】

通过皮下注射起效。多用于轻度或中度糖尿病患者，也适用于1型糖尿病及口服降糖药失效的2型糖尿病患者。每日使用1次即可，一般在早餐前半小时注射。开始治疗时每天注射一次，每次4～8单位，然后根据血糖、尿糖变化调整剂量。长效胰岛素可与短效胰岛素合用，比例为1：2～3。早餐前注射长效胰岛素后，晚餐前仅用短效胰岛素即可。长效胰岛素使用不当，也会出现低血糖等不良反应，少数人会有过敏反应。

健康笔记

【四、预混胰岛素】

知识答疑

预混胰岛素是短效与中、长效胰岛素混合而成的制剂，应用较多的有双时相低精蛋白锌人胰岛素注射液30R（诺和灵30R，优泌林70／30）、双时相低精蛋白锌人胰岛素注射液50R（诺和灵50R）。短效胰岛素多用于控制餐后血糖，中、长效胰岛素控制基础血糖，预混胰岛素兼有两者的优点，常用于轻、中度糖尿病的治疗，控制黎明现象及餐后高血糖。黎明现象是指糖尿病患者的血糖在夜间比较平稳，而黎明前后（清晨3～9点）出现高血糖的状态。

【如何使用胰岛素】

【1.胰岛素的使用次数、时间及用量】

①如全日胰岛素总量分2次注射，则总剂量的2/3应在早餐前皮下注射，其余1/3应在晚餐前皮下注射。

②如分3次注射，早餐前剂量最大为40%，午、晚餐前各30%。

【2.胰岛素的理想注射部位】

有试验表明，胰岛素注射的部位以腹壁注射吸收最快，其次是上臂、臀部和大腿，因此应固定在一个部位注射，这样可减少胰岛素吸收率的变化。腹部对胰岛素的吸收迅速、均衡，腹部面积大、温度恒定，不受运动的影响。并且对患者来说，腹部也具有可视性，便于患者的自我操作。因此，腹部注射是较理想的方法之一，此法更适合相对消瘦的患者。

【如何保存胰岛素】

胰岛素不同于口服降糖药，它是一种酶类，必须适当保存，否则会失效。

【1.注意胰岛素的保存温度】

①如果胰岛素不能马上使用，就应该保存在2℃～8℃的环境下，比如冰箱的保鲜室中，直到胰岛素的有效期前。无论是瓶装胰岛素，还是胰岛素笔芯，都应该这样进行保存。

②要注意，胰岛素不能放在冰箱的冷冻室中，而已经结冰的胰岛素也不能再解冻使用。因为低温环境已经破坏了胰岛素的活性，无法再发挥降血糖的作用。

【2.胰岛素都应该避光保存】

①瓶装胰岛素在20℃～25℃的室温下，可以存放40天左右，而胰岛素笔芯常温下可以保存约30天。

②对于已经使用的瓶装胰岛素，可以放在保鲜室中保存，可保存约3个月。

③使用中的胰岛素笔芯可以和胰岛素笔一起随身携带，可保存4周，不用放进冰箱保存。

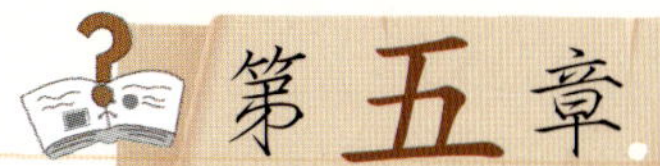

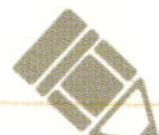

健康，从正确认识糖尿病开始

听运动专家怎么说：糖尿病的运动管理

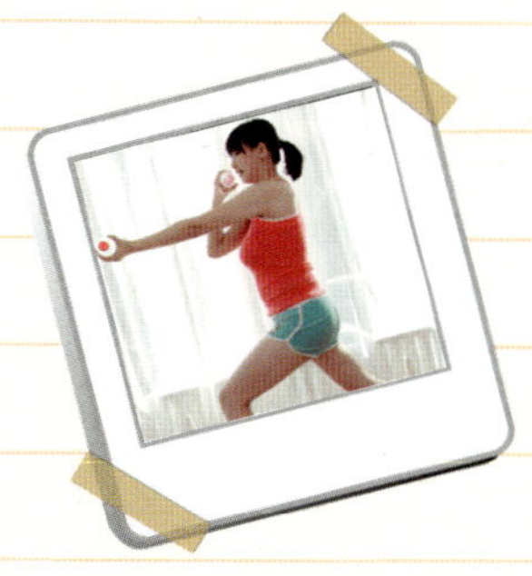

运动疗法是治疗糖尿病的“五驾马车”之一，是提高患者身体素质、对抗疾病的重要方法。由于糖尿病患者的特殊情况，并非所有的体育运动都适合糖尿病患者，只有那些轻、中度的有氧运动才是适合的。

即便如此，仍然有很多运动可以供患者选择。当然，运动疗法需要长期坚持，只有持之以恒，才能获得良好的效果。

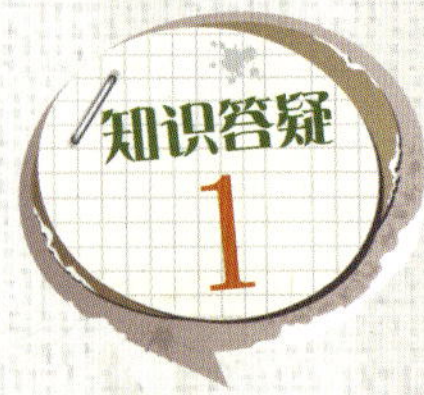

糖尿病患者为什么要坚持运动

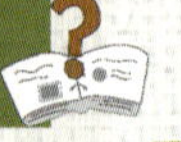

长期坚持运动对糖尿病患者的好处很多，与饮食、药物的治疗有同样重要的意义。运动可以使人心情舒畅，防止糖尿病引起的骨质疏松、心脑血管并发症，而且运动还能消耗血中的葡萄糖，从而有效地降低血糖。

健康笔记

【什么是运动疗法】

运动疗法是根据患者的身体情况和疾病特点，利用体育锻炼来防治疾病，帮助患者战胜疾病、恢复健康的一种有效而容易实施的方法，尤其对老年患者和肥胖的患者更为重要。通过运动疗法治疗糖尿病的目的，是与饮食、胰岛素配合来控制血糖。运动疗法和饮食疗法一样，要遵循“定时、定量、坚持”这三个原则，这样才能达到控制血糖、治疗疾病的目的。

【运动对糖尿病患者的益处】

【益　处】	【分　析】
有助心理健康	糖尿病患者的心理状态问题，不但阻碍积极就医，还容易引起血糖波动。运动可以使人心情舒畅，有助病情的缓解。
降血脂、降血压	运动能提升胆固醇中的高密度脂蛋白胆固醇，即“好胆固醇”，有效预防和治疗高血压、冠心病和高血脂。
降血糖	运动能提高身体对胰岛素的敏感性，使少量的胰岛素可以发挥更大的降糖作用，从而可以减少胰岛素的用量，降低人体胰岛细胞的压力。运动还会消耗血中的葡萄糖，从而有效地降低血糖，而且运动结束后降糖作用还能维持几个小时。
提高药物疗效	运动能减少体内脂肪，对于肥胖的2型糖尿病患者，体重减轻后，胰岛素抵抗就随之减轻，从而提高降糖药物的疗效。
提升身体免疫力	运动可以防止糖尿病引起的骨质疏松、心脑血管并发症，增强体质，提高身体的免疫力。

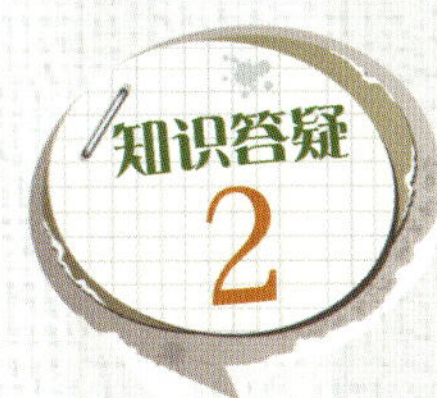

有哪些高危人群不适宜进行运动

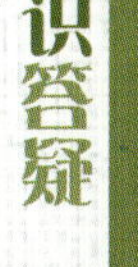

适当的运动可以帮助糖尿病患者更好地控制血糖，但是并不是所有人都适合，像血糖控制不好、有合并症的患者，特别是晚期糖尿病患者，由于身体许多脏器已发生不可逆转的病理改变，身体对运动不能做出正常的生理反应，超负荷的运动会加重负担，反而使病变加重。在进行运动时就需要慎重考虑，应该看看自己是否属于以下几种不适宜运动的高危人群。

【不宜运动的高危人群】

【高危人群】	【原因分析】
血糖不稳定	血糖波动较大、不容易控制的糖尿病患者不宜做运动，因为运动会使血糖的变化更加复杂、更难以控制，容易发生意外情况。
视网膜病变	视网膜病变较严重的糖尿病患者不宜做运动，如低头位运动等，以免增加视网膜出血的可能性，加速增殖性视网膜病变的发展。
有急性并发症	有急性糖尿病并发症，如急性感染、尿中出现酮的糖尿病患者不宜做运动。
有严重肾病	严重肾病的糖尿病患者不宜做运动，因为运动会增加蛋白尿，加重肾病的发展。
有高血压、冠心病	严重高血压和冠心病的患者不宜做运动，因为运动会容易诱发心绞痛和脑出血。
自主神经病变	自主神经病变常有体位性低血压，末梢神经病变，足部感觉不敏感，跑步易损伤足部者。
白内障	严重脑血管病变及晶体混浊或有较重的白内障者不宜进行运动。
周围神经病变	不要进行负重锻炼，在进行其他运动时还要避免身体过度伸展。

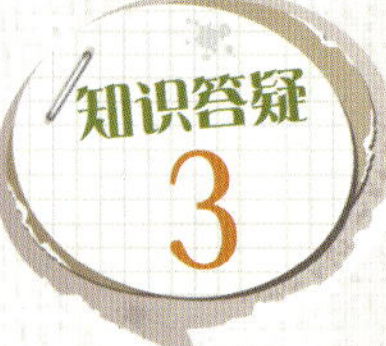

2型糖尿病患者如何选择合理的运动方式

对于2型糖尿病来说，运动和饮食一样是防治疾病与并发症的重要手段，但是，糖尿病患者该如何选择科学的运动方式，并合理坚持下去，才能获得理想的效果？下面就结合2型糖尿病的病情进行深入地分析。

健康笔记

【一、选择有利于坚持下去的运动方式】

通常步行是较为安全的运动方式，特别对于年龄偏大的糖尿病患者是首选。需要注意的是，步行时应抬头、挺胸、收腹，以免因含胸驼背而引起背部肌肉疲劳，从而影响运动的持续性效果。其次，像打羽毛球也是较为合理的运动方式，而游泳作为消耗体能较大的运动方式，也适用于部分患者。无论哪种强度的运动，在运动前都要结合病情的严重程度综合考量，并根据喜好，选择能持续进行下去的运动方式。

健康笔记

【二、达到中等强度的运动要求】

一般医生会建议糖尿病患者进行中等强度的运动。那么，什么才算是中等强度的运动？可通过下面的3个标准来衡量：

1. 运动时心跳加快，但呼吸不急促。
2. 能持续运动10～30分钟，略微有些出汗，稍感觉到累，但仍能坚持运动。
3. 第2天起床后，没有疲劳感。

中等强度需结合自身的具体情况而定。如当前体力活动水平低、活动量小的糖尿病患者，在开始进行运动时，以每分钟60～80米的速度步行，就属于中等强度；随着体力活动水平提高，步行速度增至每分钟90～100米，才能达到中等强度的运动量。

健康笔记

【三、保持循序渐进的运动方式】

每天的运动时间可分次累计，但每次持续时间应多于10分钟。另外，每周的运动频率应达到5～7次，且至少隔天1次，每周保持3天以上，应避免连续2天不进行运动。

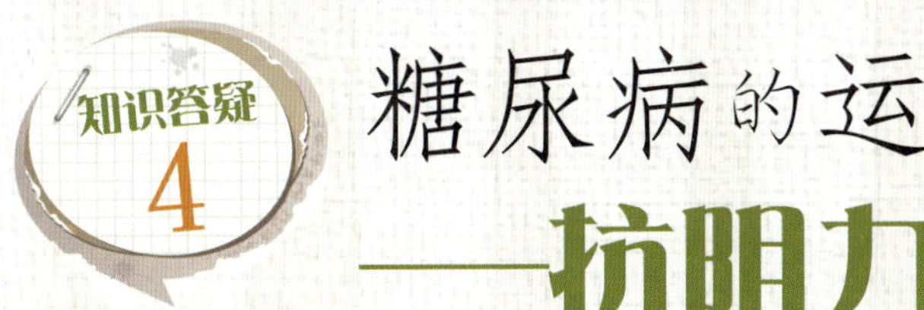

知识答疑 4

糖尿病的运动处方——抗阻力运动

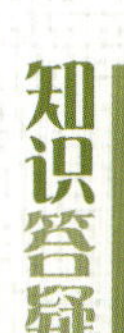
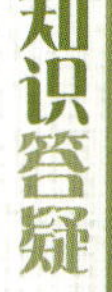
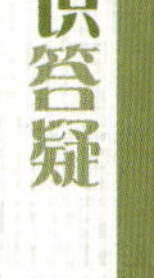

所谓抗阻力运动就是在运动中增加一定阻力，包括自身重力或外力，是2型糖尿病患者适宜的运动类型之一。通过运动可以增加肌肉对血糖的消耗，改善血糖水平，并能降低患糖尿病的概率。关节情况比较好的糖尿病患者，也可以选择爬楼梯或跳绳等运动。另外，太极拳作为有氧运动与力量训练的结合也可供选择，但由于太极拳的运动强度一般较小，最好配合其他的运动方式进行练习。

健康笔记

【一、臂部二头肌的练习】

【练习方法】坐位或立位(直立，两腿分开与肩同宽)均可，双手持1千克哑铃或盛满水的矿泉水瓶进行练习，手腕始终保持屈状，弯举角度不宜过大，前臂与上臂呈90°，肱二头肌(位于上臂前侧，整肌呈梭形，因有长、短二头故名)感觉紧张即可。

【练习要点】可单臂做，也可双臂同时做。手腕始终要保持屈状，避免损伤腕关节。

健康笔记

【二、腿部上举的练习】

【练习方法】坐在较硬的椅子上，将双腿并齐，慢慢上抬至可以承受的高度，反复练习几次。

【练习要点】双腿上抬至最高位置时尽量保持一段时间，直至感觉疲劳后再放下。

健康笔记

【三、臂部三头肌的练习】

【练习方法】坐位或立位(直立，两腿分开与肩同宽)均可，双手各正握或反握哑铃，也可以两手合握一个哑铃，将其高举过头顶后，屈肘，前臂向后慢慢下垂，或双手交叉置于颈后进行练习。

【练习要点】上举时，双臂尽量保持在耳后，但不要超过耳部，可以徒手做，也可以持哑铃等重物。

健康笔记

【四、下蹲的练习】

【练习方法】背靠墙，两臂前伸平举，也可以手扶桌子等，做蹲下的练习。

【练习要点】当大腿与小腿呈90°时，根据自身体力，保持一段时间，下蹲时，膝关节不要超过脚尖，且下蹲过程脚后跟要尽量着地。

进行运动疗法要做好哪些工作

知识答疑

运动疗法与一般的体育锻炼并不完全一样，需要在进行之前做好一些准备工作，以免运动时患者发生意外。

健康笔记

【一、运动前的准备工作】

【1．全面体检】

进行一次全面而系统的身体检查，包括血压、尿常规、血常规、呼吸功能、心电图、血糖、是否有并发症、肌肉和骨骼是否有既往损伤、是否有其他疾病，以及身体柔软性等。

【2．做计划】

做好运动计划。最好能够与医生商讨，量身定制运动计划。

【3．衣着舒适】

准备舒服的运动服饰，最好穿着宽松且透气、吸汗的衣裤，选择密闭性和通气性俱佳的鞋与袜。

【4．场地适宜】

运动的场地要安全，而且要保持空气流通。

【5．携带急救卡】

随身携带糖尿病急救卡片，一旦出现问题便于及时与医生沟通。

【6．锻炼前检查血糖】

如果使用胰岛素或口服降糖药物，最好在锻炼前30分钟检测一下血糖。

【7．预热】

选择一些低强度的运动如步行，使心脏和肌肉进入“工作状态”，之后就可以进行柔和的伸展运动，以使易拉伤的关节和肌肉变得柔韧而有弹性。

【8．不空腹】

不要空腹运动，以免出现低血糖，并会降低锻炼的降糖效果，通常情况下应在进食后1～3小时进行锻炼。随身携带糖块、饼干等应对低血糖的食物，如果运动中出现饥饿感、心悸乏力和头晕出汗等低血糖前兆，应立即补充能量。

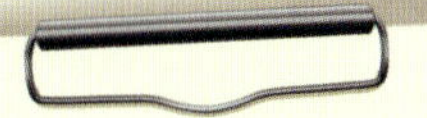

【9. 选择运动方式】

糖尿病会引起如眼睛、神经系统病变，这些病变的类型和程度决定了所应采取的运动方式。如视力不好或经常发生低血糖，在室内锻炼是较好的选择。

健康笔记

【二、运动中的注意事项】

【1. 避免低血糖】

如果使用胰岛素或口服降糖药，在锻炼中或锻炼后就可能出现低血糖。如果锻炼时间超过1个小时，或尝试新的运动方式，锻炼中要检测一下血糖，如果发现血糖过低，就需要停止运动并加餐。并通过检测掌握此类运动对血糖的影响，适当调整胰岛素用量，避免低血糖，一般应每隔30分钟进行1次检测。

【2. 补充足量的水】

运用中摄取足量的水以补充出汗而丢失的体液很重要。白开水是最好的选择。如果锻炼时间长，可以适当选择一些含碳水化合物的饮料，以补充热量。

【3. 循序渐进】

锻炼中出现胸痛，呼吸短促或其他不适症状都应当停止运动，所有的运动方式都应以锻炼后没有不适感为标准，并逐渐提高运动量，如开始每次步行10分钟，下一个星期可以增加到15～20分钟，同时饮食、药物也要适当调整。

健康笔记

【三、运动后的注意事项】

【1. 检查双脚】

除了锻炼时要穿适合运动的鞋和袜子，锻炼后，要及时检查双脚，如果发现水泡、红肿、局部发热等问题，应立即就诊。

【2. 运动后检查血糖】

当运动结束后，肝脏和肌肉还在继续从血液中摄取葡萄糖以补充被消耗掉的糖原，使血糖继续降低，这个过程通常要持续24小时，所以锻炼后也应再次进行血糖检测。

【3. 放　松】

快结束锻炼时，要使身体逐渐地冷下来，慢慢地减缓运动，直到呼吸变得正常为止，运动结束后，不要立刻休息，应做5分钟的缓慢运动来放松身体。运动后要注意保暖，还要补充足够水分或补充碳水化合物。最好能测量一下运动后的血糖值、血压和心跳，并记录下来。同时观察身体状况，如有晕眩、胸闷或胸痛或任何不适，应暂时停止运动，并减少下次的运动量。

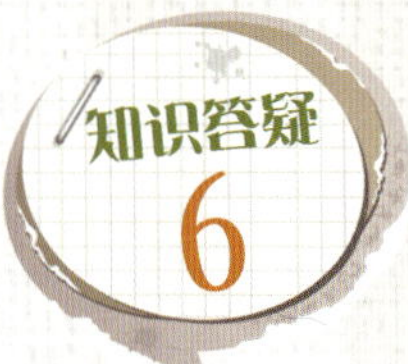

糖尿病患者如何掌握运动的时间与强度

知识答疑

有糖尿病的运动者要注意运动量的控制。运动强度过大易发生低血糖，强度太小又达不到锻炼身体和控制血糖的目的，因此运动时需要一定的强度限制。

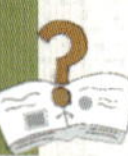

健康笔记

【一、用心率估算适宜的运动强度】

如何评估合适的运动强度？我们可以用最大心率来简单估算：

最大心率（次/分）= 220-年龄。

运动后心率达到最大心率的60%左右，是合适的运动强度。比如一位60岁的患者，当他的心跳达到（220-60）×60%=96次/分钟时，这个运动强度就比较适合他。

健康笔记

【二、如何在运动中自测心率】

患者可以通过自数脉搏来计算自己的心率。但是要注意，在进行较剧烈的运动时，千万不能立即停下来测量。最好的方式是先将动作缓慢下来，慢慢踏步，再将示指、中指并拢，按住颈动脉或手腕外侧，看着手表，数一数10秒内的心跳数，再乘以6，就得到了1分钟的心跳数。

健康笔记

【三、选择最佳运动时间】

运动开始的最佳时间是餐后1小时。这时血糖开始升高，运动时不容易发生低血糖。 每次运动的时间在30～60分钟，而且要持之以恒，并且每周运动的次数要保持在3次以上。

健康笔记

【四、不要空腹运动】

糖尿病患者空腹运动，容易出现低血糖而发生意外，因此不要空腹运动。如果有晨练的习惯，最好在运动前测一次血糖。如果血糖低于7.0毫摩尔/升，应适当进食后再运动，可以喝一杯牛奶或者吃几块饼干，少食即可。

哪些运动项目更适合糖尿病患者

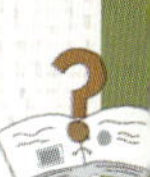

虽然糖尿病患者不适合进行剧烈的运动，但是仍有很多有氧运动项目是非常适合的，可以根据自己的兴趣和爱好进行安排。可以不断变换进行锻炼的项目，这样才能在长期的坚持中保持新鲜感，不会感到枯燥。另外，和朋友们一起运动也是很好的选择。

健康笔记

【一、散　步】

散步锻炼和我们平时的步行不同，要求有一定的运动量和运动时间。中老年人可以保持慢速（60～70步/分钟）或中速（80～90步/分钟）散步，每次30～60分钟，最高心率应控制在120次/分钟以下。散步时，可有意加大双臂摆动的幅度，两臂可稍用力前后摆动，这样做可以锻炼肩部肌肉，增强胸廓的活动，对于患有呼吸系统慢性病的患者有辅助作用。也可以一边散步，一边按摩腹部，适合消化不良和胃肠道慢性疾病的患者。

对于身体素质较好的人，可以用定量步行法进行锻炼。即在30°斜坡的路上散步100米，以后渐增至在50°斜坡的路上散步2000米，或沿30°～50°斜坡的路上散步15分钟，接着在平地上散步15分钟。这个方法适用于糖尿病、心血管系统慢性病和肥胖症的患者。

健康笔记

【二、慢　跑】

慢跑是常见的运动方式，受环境的限制较小。开始练习慢跑的人可以先根据自己的体能进行短距离慢跑，之后逐渐增加，或采用走跑交替的方式来进行锻炼，做到量力而跑，跑有余力，不要使心脏负担过重。步伐要与呼吸配合，可以跑两三步一吸气，再跑两三步一呼气。慢跑时一般是脚跟先着地，然后过渡到脚掌，两臂应前后并稍向外摆动，上半身稍向前倾，尽量放松全身肌肉。

慢跑一般选择在清晨，此时空气比较新鲜，可以在跑步前喝些清水，尽量避免在饭后进行，或在非常冷、热、潮湿及大风的天气下进行。跑步前要做好准备活动。在跑步前要活动脚腕，伸拉双腿肌肉，也可先做操，然后跑步。

健康笔记

【三、爬　山】

山上植物茂盛、空气新鲜，所以爬山是适合各年龄段患者的健身项目。与平地运动不同，由于山坡上下起伏，因此爬山运动可以明显地提高腰腿力量、耐力、身体协调能力等，还可以加强心肺功能，增强抗病能力。

刚开始进行爬山锻炼的老年人要量力而行。爬山运动量较大，会加重心脏、关节的负担，因此有心血管疾病和有关节炎等疾病的老年人应该先进行散步等轻量运动，等体质增强后再开始爬山。爬山的过程中不要过度疲劳，走一会儿，歇一会儿，不要逞强一定爬到山顶。在爬山前最好少吃一些食物，或在饭后1小时爬山，以免低血糖。

健康笔记

【四、游　泳】

游泳是适合男女老少的有氧运动，对全身都有锻炼的作用。游泳锻炼的运动量要因人而异，量力而行。即使是年纪较轻的糖尿病患者，每周大运动量（心跳120～140次/分钟）的锻炼，也不应超过2次；而中年人则应以中等运动量（心跳90～110次/分钟）为宜，不要或少进行运动量过大的游泳锻炼；老年人最适宜小运动量和中等偏小的运动量（心跳变化不大，增加的次数在10次/分钟以内）的游泳锻炼。

健康笔记

【五、跳　舞】

中老年糖尿病患者比较适合动作和缓、简单的舞蹈，以慢步和中步为好，以便于学习和记忆。随着音乐与舞伴翩翩起舞，既锻炼了身体、陶冶了情操，又增进了彼此的交流，对心、身健康都有益处。

健康笔记

【六、太极拳】

太极拳是一种古老的健身运动，由于动作比较舒缓、柔和，十分适合中老年人。打太极拳可以增强心肺功能及下肢肌力，使周身经络疏通、血脉流畅、身心舒适，尤其适合糖尿病等慢性病患者。

健康笔记

【七、羽毛球】

羽毛球是一项竞技运动，运动量较大，适合中青年体力较好的糖尿病患者。羽毛球运动要求身体和神经的协调，对全身肌肉，尤其是上下肢和腰部，都有很好的锻炼作用，而且能提高神经系统的灵敏性和协调性。

糖尿病患者应根据身体情况合理安排打球时间。中青年的运动量宜为中强度（心率90～110次/分钟）活动时间40～50分钟；老年人和体弱者的运动量宜较小，活动时间以20～30分钟为宜。

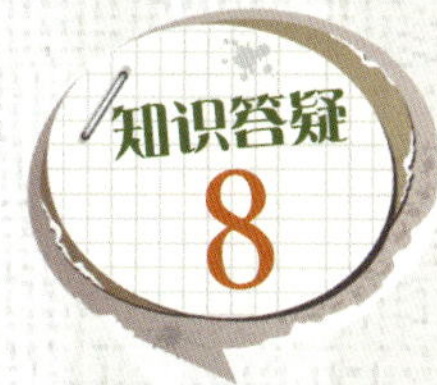

如何量身定制适宜的运动计划

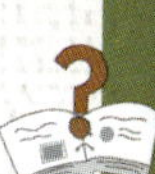

利用运动治疗糖尿病需要根据自身的病情和特点制订适合自己的方案。不同年龄和不同体质的糖尿病患者，在选择运动方式时也各不相同，要选择适合自己的运动处方，做到因地制宜、量体裁衣，这样才能达到锻炼身体、预防疾病的目的。

健康笔记

【一、制订运动计划的基本原则】

选定了适合的运动，接下来就要制订一个运动计划，然后按照计划来进行锻炼。在制订运动计划时，最好注意以下几点原则：

【运动计划制订原则】

【原　则】	【分　析】
计划要清楚	要做哪些运动、在哪里做、何时做、和谁一起完成，这些问题要确定。
计划要实际	运动计划要合理，可以坚持完成，制订过高的计划反而会影响完成，对糖尿病的治疗不利。
计划要有阶段性	最好以天或星期为单位来制订计划，并且符合长期活动的目标。
计划要不断调整	随着锻炼的坚持，运动计划的内容需要在适当的时候，适时调整、更换运动内容，或者重新确立运动目标。新的运动会提高自己的兴趣，激发自己的体能。

健康笔记

【二、做一张运动记录表】

每次运动后，最好记录下自己的血、心跳，方便随时自我监测。可以依照下面的图表来填写：

【一周运动记录表】

【运动记录】

【日 期】 【明 细】	星期一	星期二	星期三	星期四	星期五	星期六	星期日
花费时间							
满意度 （很好、还不错、一般、不太好、非常糟）							
支持系统							
成功/挑战							

【自我监测】

【日期】 【明细】	星期一	星期二	星期三	星期四	星期五	星期六	星期日
血 糖							
心跳数							
血 压							

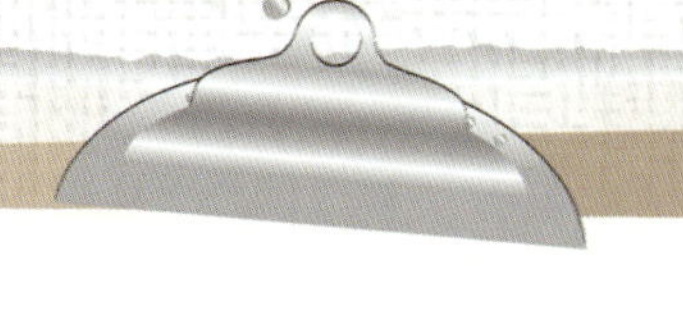

第六章

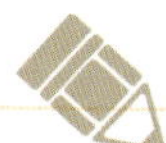

健康，从正确认识糖尿病开始

听护理专家怎么说：糖尿病的生活保健

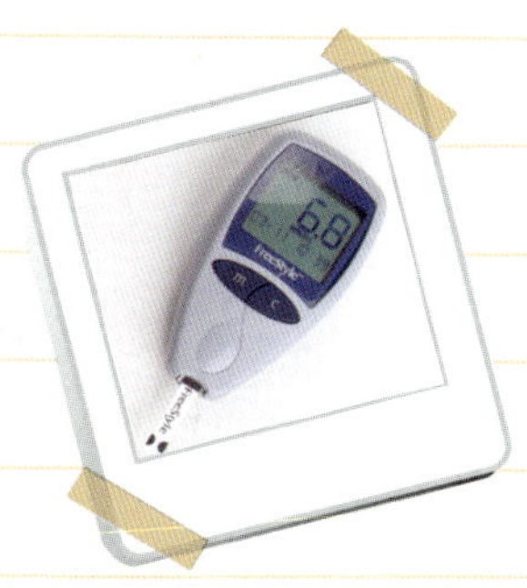

糖尿病患者和普通人一样，可以享受高品质的生活。既然我们不能赶走疾病，就更应该在生活中注意保健，预防各种急慢性并发症的出现，将疾病的伤害减到最低程度。

如何做好糖尿病患者的心理保健

知识答疑

糖尿病是一种慢性疾病，很多患者在刚刚得知自己患上这种病之后，思想负担很重，以致影响正常的生活。患者可能会出现过度紧张、恐惧疾病、烦躁易怒，甚至悲观绝望的情绪。糖尿病患者在治疗疾病的同时，还要重视心理的保健。

健康笔记

【一、纠正并克服不健康的心理因素】

在全球几乎每一个国家，糖尿病发病率都在上升。如何纠正糖尿病患者的不健康心理？首先要让患者接受患上糖尿病的现实，并且积极克服心理因素，正确地了解关于糖尿病多方面知识，树立“疾病并不可怕”的信念。并要与医生密切配合，接受并服从医生的嘱咐。如果一味地回避，只会让疾病更严重，错失治疗的良机。

健康笔记

【二、寻求家人的帮助】

糖尿病真正可怕的是它的并发症，为了治疗及时，患者要深入了解自己的健康状况。并发症的发生通常在一开始时并没有感觉，然而，一旦有了感觉，就表明已经发展到了一定的阶段。所以，患者应该认真、全面地做好检查，明确自己的症型、分期，提前预防并发症的发生。当身体发现异常时，可以向家人寻求帮助。让家人了解自己的病情，建立轻松、良好的生活环境，对放松患者情绪很有帮助。

健康笔记

【三、与其他患者的沟通】

糖尿病患者应该多与人交流，尤其是增进与其他患者之间的交流。通过相互沟通，可以学到其他患者与疾病抗争的经验，为自己提供借鉴。通过沟通，还可以调节患者情绪，消除紧张感。患者与医生也要建立良好的联系，多向医生咨询治病、保健方面的事情。

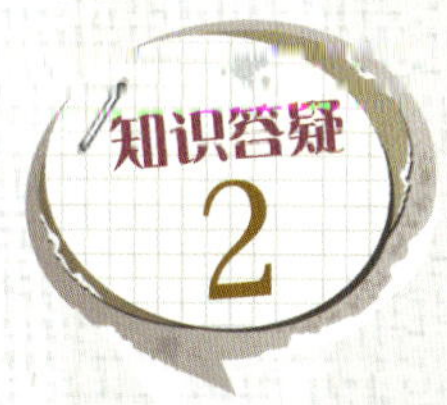

如何预防糖尿病的常见并发症

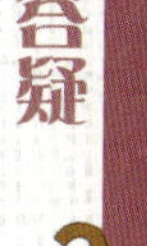

糖尿病之所以可怕，是在于层出不穷的并发症。糖尿病的并发症主要分为急性和慢性两大类，都会严重影响身体的健康。对于糖尿病并发症应以预防为主，等到出现症状再去治疗就为时已晚了。

健康笔记

【一、如何预防糖尿病酮症酸中毒】

糖尿病酮症酸中毒是患者最常见的急性并发症之一，常出现在1型糖尿病患者身上。一旦出现即发展迅速，而且病情凶险、变化快。酮症的出现是因为患者的胰岛素不足，从而引起酮体生成过多，导致以高血糖、高血酮、酸中毒为特点的临床综合征。要避免发生酮症酸中毒，特别要记住以下几个方面：

【1. 坚持合理使用胰岛素与药物】

糖尿病患者要坚持合理使用胰岛素，尤其是对于1型糖尿病患者。若发现近段时间食欲不振或出现感染等其他并发症问题，也要持续使用胰岛素。对于使用口服药物降糖的2型糖尿病患者，不能随意中断有效的治疗，或频繁更换降糖药物。

【2. 养成平时多喝水的习惯】

如果糖尿病患者的症状加重，如出现不明原因的消瘦、恶心、呕吐等情况，就要及时检查血糖了。如果一时难以分辨是突发低血糖，还是高血糖，而又无法立即测量血糖和酮体时，可以尝试让患者喝少量糖水，如果症状没有改善就应该马上去医院就医。如血糖超过15毫摩尔/升，必须检查尿酮体。若尿酮体阳性，患者可以先喝500～1000毫升水。如尿酮体强阳性或持续阳性，则必须去医院做进一步的检查。

【3. 注意尿酮的检查】

当出现糖尿病病情加重或其他应激情况，如发烧、呕吐等时，都必须加强血糖、尿糖、尿量和尿酮的监测。比如当患者有严重心脏病发作或严重感染等情况时，每天应该至少检查尿酮2次。老年糖尿病患者的酮症酸中毒临床表现可能不明显，因此，一旦感觉与平时“不一样”，应引起警惕，及时到医院进行检查。患者和家属平时应加强与医务人员的联系，以便及时寻求专业医生的指导和帮助。

知识答疑

健康笔记

【二、如何预防高渗性非酮症糖尿病昏迷】

高渗性非酮症糖尿病昏迷是很严重的糖尿病并发症，患者一旦发病，将对其生命构成极大的威胁。

【1. 早期发现并治疗原发病】

早期发现和治疗糖尿病是预防并发症的第一步，尤其是对于无症状性糖尿病，由于发现不及时，会导致并发症发现不及时。

【2. 慎用影响血糖的药物】

血糖水平容易受到药物的影响，因此糖尿病患者要慎用糖皮质激素、利尿剂等药物。输液时也要注意，不要使用葡萄糖溶液来混合其他药物。

【3. 避免引起失水的因素】

患者身体大量失水容易导致高血糖，造成机体的高渗状态。尤其是老年人，因为对口渴的感觉不明显，常常错过补水的最佳时机，因此更容易失水。因此，患者应避免高热、呕吐、腹泻等因素。

健康笔记

【三、如何预防糖尿病肾病】

糖尿病肾病是糖尿病患者的慢性并发症之一，也是糖尿病患者最重要的致死原因之一。预防糖尿病肾病的发生非常重要，需要在日常生活中做到以下几点：

【1. 严格控制血糖水平】

糖代谢紊乱的影响是广泛的，可影响肾小管毛细血管基底膜，使其组成成分发生改变，出现增厚及渗透性能改变，之后便会出现肾脏功能的改变。

【2. 避免使用损害肾脏的药物】

庆大霉素、阿米卡星等氨基糖苷类抗生素，以及大多数磺脲类及双胍类降糖药对肾脏有损害，对于有明显糖尿病肾病的患者应尽量避免使用。

【3. 预防和治疗尿路感染】

糖尿病患者免疫力差，对感染的抵抗力较弱，易并发肾盂肾炎，加重肾脏损害，因而，积极预防和治疗尿路感染也是重要的手段。

【4. 坚持低盐、优质蛋白饮食】

饮食中含有过多的盐，会使血压升高，而且容易引发水肿。而对于肾功能不正常的患者，过多的蛋白质也会增加肾脏的负担，这无异于雪上加霜。患者应该保持低盐饮食，对蛋白质也要选择优质品种，如牛奶、鸡蛋等，而且应将蛋白质摄入量控制在每日每千克体重0.5～0.8克。

【5. 积极预防高血压】

糖尿病患者常常会合并高血压的发生。高血压可导致肾脏血管的损害，而肾脏的损害反过来又会加重高血压，形成恶性循环。必须严格控制糖尿病患者的血压水平。

【6. 控制患者的血脂浓度】

高血脂易导致肾脏损害和动脉硬化，血液中多余的血脂会累积在血管壁上，使得血管壁发生变性和狭窄。积极控制高血脂，使血脂维持在正常范围内，这是预防糖尿病肾病的前提。

【7. 合理使用血管紧张素转换酶抑制剂】

血管紧张素转换酶抑制剂（ACEI）对肾有保护作用，能降低肾小球内压，减少尿蛋白，防止肾小球基底膜增厚，同时还可降低血压。

健康笔记

【四、如何预防糖尿病并发感染】

糖尿病患者由于体内生理代谢出现紊乱，造成机体的防御机能减弱、抵抗力下降，因此好发多种感染。据统计，糖尿病患者因感染致死的占患者总人数的10%以上，而老年糖尿病患者由于体质较差，合并感染的死亡率更高，绝对不容忽视。

【1. 注意个人卫生】

感染的病原菌通常来自生活中，因此患者应该注意个人卫生，养成良好的卫生习惯。如勤洗澡、勤刷牙、勤换衣，保持口腔及手、足、头发的卫生。如果患有甲沟炎、鸡眼、胼胝、脚癣、甲癣等感染，应尽快妥善治疗，以防细菌入血，导致感染加重。女性患者还应经常保持外阴部的清洁。

【2. 积极治疗糖尿病】

单纯治疗感染而忽视血糖的控制，是无法收到良好治疗效果的。患者在治疗感染时，还应积极治疗糖尿病，使血糖控制在理想水平，以纠正机体的代谢紊乱。已经使用胰岛素的患者，可适当增加剂量，以防病情恶化；尚未使用胰岛素治疗的患者，必要时可加用胰岛素治疗。

【3. 抗生素治疗】

抗生素的剂量、疗程都要足够，才能有效控制感染。感染严重的患者以静脉给药、联合用药为原则。注意，不宜长期用药或预防性用药。

【4. 多锻炼】

坚持适当的体育运动，可以增强体质、增加机体抗病能力。不过，运动更多的是一种预防的手段，感染的治疗期间不适宜做过分消耗体力的运动。

【5. 外科治疗】

药物控制不是治疗感染的唯一手段，必要时需采用手术手段来清除感染。如合并有疖痈、蜂窝组织炎、皮肤感染时，患者需要经常清创或采用切开引流等外科治疗，以防伤口感染加重。

知识答疑

健康笔记

【五、如何预防糖尿病并发脑血管疾病】

脑血管病是糖尿病患者常见的慢性并发症之一，种类很多，如脑梗死、脑出血等。目前并发脑血管疾病已成为2型糖尿病患者死亡的主要原因，因此，患者在生活中要注意做好以下预防措施：

【1. 控制血糖、血脂、血压】

糖尿病患者之所以容易发生脑动脉硬化，与患者患病时间较长及血糖控制不理想有着密切的关系。因此，积极控制血糖、保证血糖保持在稳定的理想水平，是减少脑血管病发病的重要条件。

此外，血脂和血压对脑血管疾病也有重要影响，高血脂、高血压与高血糖一样是诱发此类疾病的危险因素。所以，患者应调整饮食结构，必要时应进行药物治疗，使血脂、血压控制在正常范围内，才能减少脑血管疾病的发生。

【2. 养成良好的生活习惯】

不良生活习惯是导致疾病发生的主要因素，因此患者在日常生活中应做到戒烟、戒酒、多运动，将体重控制在标准水平，避免肥胖。

健康笔记

【六、如何预防糖尿病眼病】

糖尿病眼病是糖尿病患者常见的慢性并发症之一，可以引起患者视力下降，甚至失明。因此，预防糖尿病眼病的发生非常重要，在生活中应做到以下几点：

1. 患者须将血压、血脂控制在正常范围之内，通过治疗，尽量保持血糖水平正常或接近正常。

2. 定期到医院检查视力和眼底，如果发现视力下降或视野缺失，应进行进一步详细检查。

3. 糖尿病患者要保持健康的生活习惯，如戒烟、戒酒。

4. 已经有糖尿病视网膜病变的患者，在运动时，要选择不太激烈的种类，如散步、健走、太极等，应避免剧烈运动及潜水等活动。

健康笔记

【七、如何预防糖尿病神经病变】

糖尿病患者在防治糖尿病神经病变时，应做到以下几点：

【1. 控制血糖】

早期严格控制血糖、保持血糖在稳定的水平，这是预防糖尿病神经病变的关键。对于病情较轻、没有使用胰岛素的患者而言，调整饮食结构，制定合理的食谱和热量标准，对减少和延缓神经病变的发生具有重要意义。

【2. 消除诱发因素】

诱发糖尿病神经病变的有害因素很多，如高血压、高血脂等。这些因素易引起动脉硬化，进而引起糖尿病神经病变，因此要将血压、血脂等控制在理想水平。

【3. 积极参加体育锻炼】

适度的运动可以降低血糖，改善微循环，有利于糖尿病神经病变的预防。

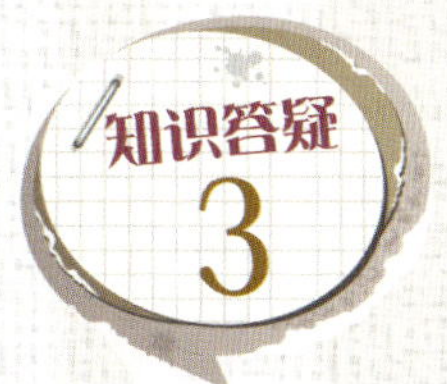

发生不同程度低血糖应如何处理

由于糖代谢的紊乱，糖尿病患者稍不注意就会出现低血糖。如果不及时纠正，低血糖症状逐渐加重，甚至可能危及生命，所以必须得到应有的重视。

健康笔记

【一、轻微低血糖应如何处理】

如果患者出现轻微的低血糖感觉而神志清醒，应立即测一下血糖。如果血糖低于4.0毫摩尔/升，可以马上吃一些含糖的食物，如糖水、方糖、饼干等，可以迅速缓解低血糖，十几分钟后就会正常。吃完15分钟后，再测一次。如果仍然较低，可以适当食用一些米饭或馒头、豆腐干等食物，以防止低血糖的再次发作。如果食用含糖食物没有改善，情况恶化，应立即就医。

健康笔记

【二、严重低血糖应如何处理】

如果低血糖情况严重，患者已经出现神志不清，应立即去医院注射葡萄糖。经口喂食物已经没有作用，而且容易导致患者呛咳。对于一些因口服降糖药导致低血糖的患者，经治疗苏醒后，仍有可能再次出现低血糖，需要密切观察4～5天。

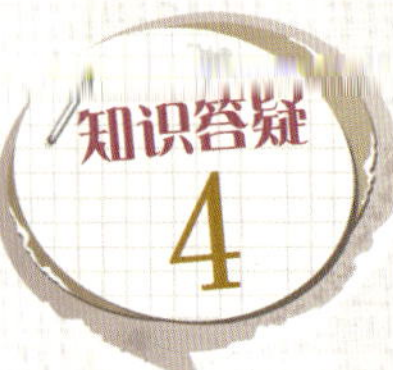

糖尿病患者应如何预防低血糖

低血糖与糖尿病相反，是指血液中的葡萄糖低于正常水平。成年人的血糖低于2.8毫摩尔/升时，就是血糖过低。低血糖发生很快，且迅速加重，主要表现为饥饿感、虚弱乏力、四肢麻木、嗜睡、发抖及头晕，还会有突然情绪及行为改变。

健康笔记

【低血糖对糖尿病患者的危险性】

低血糖是糖尿病患者常出现的急性症状，如果长期反复发作，患者对低血糖反应不能及时发现，当血糖低到某一程度时，患者就会昏迷。如果此时还没有及时补充葡萄糖，超过6小时就会造成脑组织不可逆的损害，甚至导致患者死亡。因此，低血糖对糖尿病患者而言，是非常危险的。预防低血糖的发生，要做到以下几点：

【预防低血糖的要点】

【要　点】	【内　容】
合理使用降糖药	预防低血糖的发生，首先要做到合理使用胰岛素和口服降糖药。药物过量是发生低血糖的主要原因。患者应该经常检测血糖，根据病情及时调整药物用量，尤其是并发肾病、肝病、心脏病、肾功能不全的患者。注射胰岛素的患者应定期更换注射部位，防止产生皮下硬结，影响胰岛素吸收。
良好的生活习惯	饮食定时、定量，作息规律，戒烟戒酒，都有助于预防低血糖。容易出现低血糖的患者应在正餐之间加餐，最好是从正餐中匀出部分食品加餐时食用。时间可以选在上午9：00～10：00，下午3：00～4：00及晚上睡前。
坚持监测血糖	监测血糖可以避免低血糖的发生，尤其是对于无症状或症状轻的患者。有些患者病情不稳定，低血糖常发生在夜间，因此应睡前监测血糖。如果血糖偏低，可在睡前适量加餐。
做好预防措施	糖尿病患者应该随身带一些提升血糖的食物，如糖果、饼干等，以备低血糖时急用。还应随身携带急救卡片，注明自己的姓名、诊断、电话、用药等，以便发生昏迷时及时治疗。

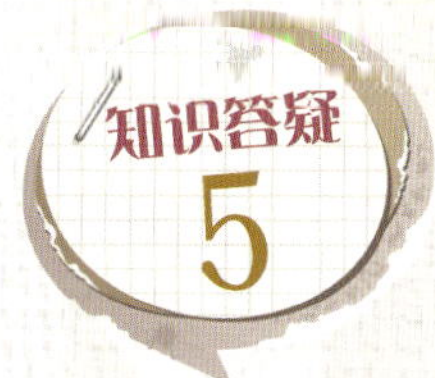

糖尿病患者应养成哪些健康生活习惯

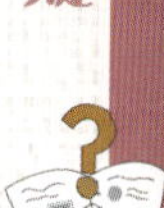

对于糖尿病患者来说，防治糖尿病并发症、控制血糖是一件长期的任务。除了积极治疗之外，还应该从身边的每件小事做起，养成良好的生活习惯，才能达到提高生活质量的目的。

【健康的生活习惯】

【要　点】	【内　容】
规律的生活节奏	糖尿病患者的生活要尽量规律，养成早睡早起的习惯，减少熬夜次数。规律的生活有助于合理安排饮食、运动的时间。
不偏食，不挑食	人体需要各种各样的营养，糖尿病患者更是如此。患者应培养以粗粮为主、粗细搭配，多吃蔬菜、瘦肉，少吃肥肉、油炸食物的饮食习惯。粗茶淡饭比大鱼大肉更健康。
坚持有氧运动	糖尿病患者应坚持适度运动，以轻度或中度的有氧运动为主，并根据喜好来选择运动种类。如快走、慢跑等都较适宜。
树立战胜疾病的信心	人体需要各种各样的营养，糖尿病患者更是如此。患者应培养以粗粮为主、粗细搭配，多吃蔬菜、瘦肉，少吃肥肉、油炸食物的饮食习惯。粗茶淡饭比大鱼大肉更健康。
定期做体检	糖尿病患者每年应该至少做一次全面的体检，尤其是检查视力、眼底，查24小时尿白蛋白和神经系统体检等，即便尽早发现并发症并进行治疗。
戒烟戒酒	吸烟坏处多，尤其会使糖尿病患者发生动脉粥样硬化、脑卒中、心肌梗死、下肢脉管炎和足部坏死的可能性大大增加。而饮酒会加重糖尿病患者的病情，或引起低血糖并掩盖低血糖症状，促使意外情况的发生。
注意个人卫生	糖尿病患者比普通人更容易发生感染，而且更难治愈，因此患者应注意个人卫生。比如患者要勤洗澡、勤换衣，注意口腔卫生，预防牙周病、口腔感染；保持阴部清洁，预防尿路感染和湿疹；每天洗脚，预防糖尿病足的发生。

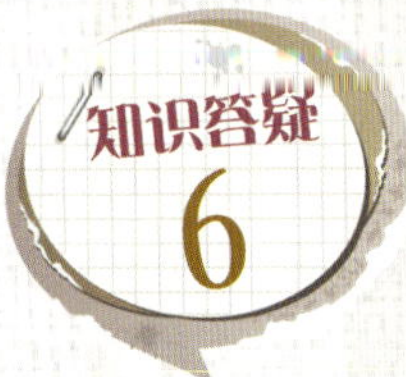

糖尿病并发心脏病保健时应注意什么

知识答疑

很多糖尿病患者并不是死于糖尿病，而是死于其并发的心血管疾病。糖尿病并发心脏病，是指患者在糖类、脂肪等代谢紊乱的基础上发生的心脏大血管、微血管及神经病变，是糖尿病患者常见的慢性并发症之一。糖尿病患者患心脏病的机会约为一般人的3倍，应该引起足够的重视。

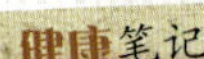

健康笔记

【一、糖尿病并发心脏病的病因】

糖尿病的危害是多方面，其中之一便是病程后期会出现心脑血管方面的并发症。让我们来看看它是如何发生的。

【导致糖尿病并发心脏病的因素】

【原　因】	【分　析】
胰岛素分泌异常	2型糖尿病患者的体内胰岛素并不缺乏，而是处于高胰岛素状态。较高的胰岛素会诱导动脉粥样硬化的形成，诱发并加重心血管病。
受到高血糖影响	糖尿病患者的血糖水平波动较大，长期的高血糖状态可破坏动脉血管内皮，导致血液中的脂质沉积在受损伤的动脉内皮上，使冠状动脉血管变硬、变窄，最终导致冠状动脉血流不畅，从而诱发心肌缺血、缺氧，引发冠心病。
血小板功能异常	糖尿病患者常存在血小板功能亢进和凝血异常的情况，会促进血栓形成，从而导致动脉粥样硬化。
脂类代谢紊乱	体内各物质的代谢是互相影响的，糖尿病患者由于体内糖代谢紊乱，脂类代谢也常紊乱，出现血脂异常的状况。血液中过高的脂类（甘油三酯、胆固醇、β-脂蛋白）容易诱发动脉粥样硬化，之后会进一步引起血管管腔变小、管壁弹性减退，从而发生各种心脏病。

健康笔记

【二、糖尿病并发心脏病的主要表现和危害】

糖尿病并发心脏病患者的主要特征表现为“一低、二快、三无痛”。

1. “一低”是指体位性低血压，患者在体位改变（如突然坐起或站起）可出现头晕、软弱、心悸、大汗、视力障碍、昏厥等症状。

2. “二快”是指心率快，患者休息时也会出现心动过速的表现，心率每分钟多在90次以上，并伴有心悸、心慌、胸闷、头晕等症状，但是立卧位时心率变化却不大。

3. “三无痛”是指没有心绞痛症状。糖尿病患者常会发生这种无痛性心肌梗死，因为发生时没有疼痛，所以极易被误诊、漏诊，这也是糖尿病患者心衰发生率高、猝死发生率增加的原因之一。当然，也有患者发生心肌梗死时会疼痛，此时应该立即去就医。

知识答疑

健康笔记

【三、糖尿病并发心脏病患者的保健】

糖尿病患者并发心脏病的发病率很高，所以在生活中应注意加强对心脏的保护，要做到以下几点：

【1. 建立健康习惯，控制高危因素】

除了积极控制血糖以外，患者还要控制好其他高危因素，如高血压、高脂血症、高黏血症、肥胖等，这样可以减少糖尿病患者发生心血管并发症的可能。平时的饮食宜清淡，保持低盐、低脂饮食，控制体重；坚持适度运动，改善机体糖耐量、纠正脂类代谢紊乱情况，也可改善心脏功能；生活要规律，心理要平衡，要戒烟戒酒，保持良好的生活习惯。

【2. 正确选择降糖药物，避免低血糖】

对于糖尿病患者来说，低血糖比高血糖更加危险，因为低血糖会加重心肌缺血、诱发心肌梗死，导致严重后果。患者在购买药物时，要避免选择对心脏有影响的药物，如格列酮类药物能够加重心衰的水肿，因此要谨慎服用。而且患者应尽量选择效果温和的药物，如糖苷酶抑制剂，此类药物能很好地保护心脏，能减少心肌梗死的发生，比较适合并发心脏病的患者服用。

【3. 随身携带急救卡片】

为防止心脏病突然发作而错失抢救良机，患者的口袋内应放一张急救卡片，写清自己的姓名、年龄、详细地址、联系电话、所患疾病、药物过敏史之类的信息，方便医护人员急救和通知。

【4. 定期做相关检查】

糖尿病患者常常对疼痛不敏感，很多合并冠心病的患者因为症状自觉不明显而忽视了自己的病情。糖尿病患者应该定期体检，检查各项代谢指标及心电图，必要时可做动态心电图、超声心动图等无创性心脏检查，以便及早发现、早期治疗心脏病。不管是否有胸闷、胸痛等症状，患者都要定期做心电图等检查，做到未雨绸缪。

【5. 身边常备急救药】

伴有心脏病的糖尿病患者应随身携带一些急救用药，最好常备两类药物：一类是急救药物，如硝酸甘油、亚硝酸异戊酯、复方硝酸甘油片（复方硝酸戊四醇酯）等；另一类是预防药物，如潘生丁、安定片等。

药物的保存要注意，比如硝酸甘油要密封、避光、放干冷处保存，否则容易使药物失效；药物不要贴身存放，因为体温很容易使药物变质失效。急救药物要经常检查是否过期，做到及时更换。

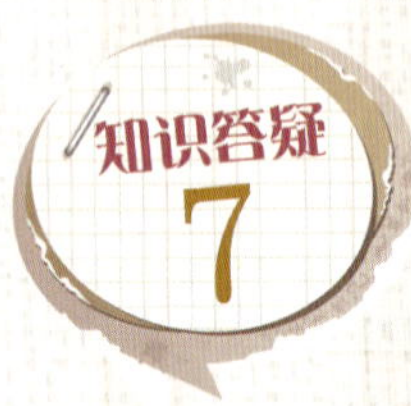

糖尿病并发高血压保健时应注意什么

糖尿病合并高血压，是指糖尿病患者的血压水平超过130/80毫米汞柱（17.3/10.7千帕）。一旦超过这个标准，患者就应该服用降压药物进行治疗。如糖尿病患者血压正常，但尿中发现了蛋白尿，也应服用降压药。对于高血压，糖尿病患者应提高警惕，经常进行血压监测，最好每月测量1次。

健康笔记

【一、糖尿病并发高血压的病因】

糖尿病患者常常伴发高血压，这是因为糖代谢紊乱会加速肾动脉和全身小动脉的硬化，使外周血管的阻力增加，引起血压升高。此外，高血糖也可使血容量增加，肾脏超负荷，水钠潴留，最终可引起血压升高。反过来，高血压患者由于血管壁脂质堆积、血管壁逐渐增厚、变硬、弹性减退，会导致局部组织缺血、缺氧，从而加重糖尿病。因此，二者相互影响，最终导致恶性循环。

健康笔记

【二、糖尿病并发高血压患者如何选择降压药】

糖尿病患者在选择治疗高血压的药物时，可首选血管紧张素转换酶抑制剂（ACEI），这种药不仅可以降压，而且可提高肌肉和脂肪细胞对胰岛素的敏感性，对糖类和脂类代谢没有不良影响。此外，血管紧张素转换酶抑制剂还可以抑制动脉平滑肌细胞增殖，防止动脉粥样硬化的形成，更可以减轻或逆转左心室肥厚，改善心肌功能。这类药物品种很多，如苯那普利、赖诺普利、依那普利、培哚普利、福辛普利等。极少数患者服用后可能出现干咳等不良反应，停药后症状会逐渐消失。

如单独使用血管紧张素转换酶抑制剂效果不理想，也可考虑联合用药。

糖尿病患者最好不要选用β-受体阻滞剂作为降压药物，如普萘洛尔、贝他洛尔等。这类药物可抑制胰腺分泌胰岛素，降低机体对胰岛素的敏感性，使葡萄糖耐量下降。同时，β-受体阻滞剂还可抑制肝糖原分解，影响脂质代谢，也能加重降糖药引起的低血糖反应，严重时甚至会影响心脏功能。

知识答疑

【联合用药的三大种类】

【种　类】	【优　点】	【代表药物】
受体拮抗剂	不影响糖耐量，并可很好地改善胰岛功能。	氯沙坦、缬沙坦等。
钙通道阻滞剂	降血压的同时不会影响糖类及脂类的代谢。	硝苯地平、尼群地平等。
利尿剂	可减少高血压、心脑血管病的发生率和死亡率。	吲达帕胺、双氢氯噻嗪等。

健康笔记

【三、糖尿病并发高血压患者的生活注意事项】

糖尿病合并高血压的患者在生活中，既要严格控制血糖，又要严格控制血压。生活中应注意以下事项：

【1. 不要忽视血脂水平】

糖尿病合并高血压的患者往往还并有高脂血症，需在医生的指导下服用降脂药物，以预防心脑血管疾病的发生。

【2. 戒烟、限酒】

吸烟和过量饮酒可使血糖、血脂、血压升高。对患者来说，戒烟应严格执行，而每天饮酒量应不超过20毫升。

【3. 保持理想的体重】

2型糖尿病合并高血压的患者往往超重或肥胖，需要通过适当的体育运动和合理安排饮食来减轻体重，可以减轻胰岛素抵抗，从而降低血压、血糖。运动应以有氧运动为宜，运动强度不宜过大，每周4～5次，每次至少30分钟。

【4. 合理控制饮食】

患者要遵守低脂、低盐、低热量的原则，限制盐及脂肪的摄入，每日盐摄入量不超过5克，食用油不超过25克。不要食用能引起神经兴奋的食物，如浓茶、咖啡等，会刺激神经系统，使患者心率加快，加重患者心脏的负担。

健康笔记

【四、糖尿病并发高血压患者的饮食调节】

糖尿病并发高血压患者的饮食内容应以高纤维素的食物为主，可以用蔬菜每天400～500克、水果每天100克、肉类每天50～100克、鱼虾类每天50克、蛋类每周3～4个、乳类每天250毫升的标准来进行安排。

【1. 控制能量的摄入】

糖尿病患者要少吃葡萄糖、果糖及蔗糖等单糖食物，这些食物分解快，会迅速导致血糖水平升高；要以多糖类食物为主，如淀粉、标准面粉、玉米等，这些食物含膳食纤维较多，能够促进肠的蠕动，有利于胆固醇的排出。

【2. 控制盐的摄入量】

高盐饮食对控制血压非常不利，少吃钠盐有助于降低血压，也能减少体内的水钠潴留。因此烹调时要少用盐，同时尽量少吃酱菜、腌菜等腌渍食品。每日食盐的摄入量应在5克以下，酱油在10毫升以下。

【3. 限制脂肪的摄入】

动物脂肪中含有较高的胆固醇，对健康不利，因此患者的饮食中应少摄入动物脂肪，每天限制在300毫克以下。平时烹调最好采用植物油，如豆油、花生油、橄榄油。平时可多吃一些海产品，不饱和脂肪酸含量丰富，能降低人体胆固醇含量、抑制血栓形成，从而起到预防心脑血管疾病的作用。

【4. 适量摄入优质蛋白质】

糖尿病并发高血压的患者每天可以按照每千克体重1克的标准来摄入蛋白质，尤其以植物性蛋白质为佳，如大豆蛋白，因为大豆蛋白能预防脑卒中的发生。患者平时还应多吃含酪氨酸丰富的食物，如脱脂牛奶、酸牛奶、奶豆腐、海鱼等。每周吃2～3次鱼类，因为鱼中的蛋白质营养价值高，可增加心血管的弹性和通透性，促进体内人体钠的排出，从而可以起到降压作用。但如果高血压患者合并肾功能不全时，则应限制蛋白质的摄入量，否则会加重肾脏的负担。

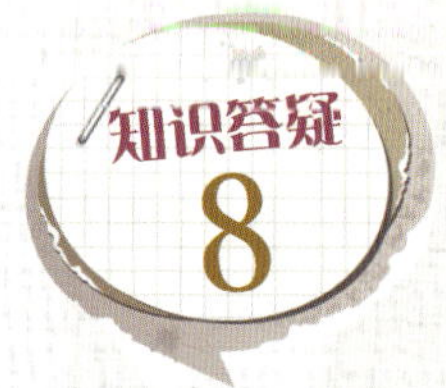

糖尿病足患者在保健时应注意什么

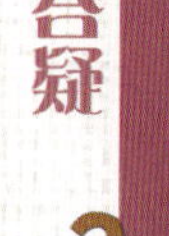

糖尿病足是糖尿病的严重并发症之一，是因肌体末梢神经病变、下肢动脉供血不足及感染等多种因素引起的。因糖尿病足而导致截肢的患者比非糖尿病患者高5～10倍，患者主要表现为足部疼痛、皮肤溃疡、肢端坏疽等，是糖尿病患者致残、致死和丧失行动能力的主要原因。

健康笔记

【一、糖尿病足的症状】

病变早期足部血液循环出现障碍，表现为下肢抬高时足部皮肤苍白、足背发凉，足背动脉搏动减弱甚至消失，并有间歇性跛行，进而不能行走。患者行走时疼痛难忍，以后出现休息时疼痛。患者对割伤、烧伤、碰伤等损伤没有感觉，一旦出现伤口经久难愈，所以预防糖尿病足最关键的是避免出现伤口。

病情进一步发展，下肢特别是脚上可出现坏疽，创口经久不愈。坏疽可分为湿性、干性和混和性三种。坏疽严重的患者将不得不接受截肢治疗。

如果患者出现以下信号，就应该马上去医院就诊了：

1. 肢体麻木、肿胀、疼痛。
2. 足部皮肤温度下降。
3. 足部皮肤颜色变红、变深。
4. 足部有嵌甲、胼胝。
5. 足部有外伤，如皮肤破损出血、烫伤等。

【糖尿病足的征兆】

1. 下肢神经病变：下肢神经病变的表现是患者下肢出现感觉丧失或异常，比如足部感觉疼痛、麻木、燥热、刺痛，走路感觉踩着棉花，这些都是糖尿病患者的周围神经并发症。

2. 周围血管病变：由于患者下肢血管的管腔逐渐变窄，将导致一系列临床表现，包括患者下肢的麻木、疼痛、行走距离越来越短（即间歇性跛行）等。或者患者感到脚部疼痛加剧，即使是休息时也会出现疼痛，这些都是糖尿病患者周围血管的并发症。如果足背动脉搏动减弱或者消失（两只脚进行比较），也是血管病变的表现。

健康笔记

【二、糖尿病足的危害】

知识答疑

糖尿病足对糖尿病患者的危害可以简要概括为“三高”。一是发病率高：根据调查，30%的糖尿病患者在病程末期会并发糖尿病足，而在65岁以上老年患者中发病率更高；二是截肢率高：糖尿病患者易发生血管狭窄或闭塞，导致组织供血不足，往往会发展为脚趾溃烂、感染或坏死，并很快扩散到健康的脚部组织，侵害到骨头，最终导致截肢；三是死亡率高：截肢手术创伤大，且术后患者生活质量明显下降，术后死亡率很高，6个月内的死亡率为20%，而5年后的死亡率甚至高达50%～70%。

【糖尿病足的分级】

【分 级】	【本级特点】	【主要表现】
零 级	皮肤无开放性病创	肢端供血不足，颜色涂紫或苍白，肢端发凉、麻木、感觉迟钝或丧失，肢端刺痛或灼痛，常伴有脚趾或脚的畸形等。
一 级	肢端皮肤有开放性病创	水疱、血疱、鸡眼或胼胝，冻伤或烫伤及其他皮肤损伤所引起的浅表溃疡，但病患处尚未波及深部组织。
二 级	感染病创已侵入深层肌肉组织	常有轻度蜂窝组织炎，多发性脓疱及窦道形成，或感染沿肌间隙扩大，造成足底、足背贯通性溃疡或坏疽，脓性分泌物较多，足或脚趾皮肤灶性干性坏疽，但肌腱韧带尚无破坏。
三 级	肌腱韧带组织破坏	蜂窝组织炎融合形成大脓腔，脓性分泌物及坏死组织增多，足或少数脚趾干性坏疽，但骨质破坏尚不明显。
四 级	严重感染已造成骨质破坏	骨髓炎，骨关节破坏或已形成假关节，部分脚趾或部分手足发生湿性或干性严重坏疽或坏死。
五 级	脚的大部分或全部感染或缺血	导致严重的湿性或干性坏疽，肢端变黑，常波及踝关节及小腿。

健康笔记

【三、糖尿病足的日常护理】

脚是人体的“根”，一旦发生糖尿病足，将大大影响患者的生活质量，因此要养成良好的足部卫生习惯。

【1. 每日检查足部】

患者要注意足底、足跟及足趾缝间有无破损、裂口，足部皮肤是否有水疱、擦伤，检查有无红肿、皮损，还要观察足部皮肤的温度和湿度的变化。

【2. 每日洗脚】

首先，洗脚要用温水，太热容易烫伤皮肤，太凉不利于血液循环，水温以38℃～40℃为宜。其次，每日洗脚1～2次为好，洗脚时间以10分钟左右为宜。宜用中性肥皂，这样不会刺激皮肤。如果患者是汗脚，出汗过多容易导致真菌感染，可以在洗脚水中加少许的醋，酸性环境不利于真菌的生长。最后，洗完后要用干净、柔软、吸水性好的毛巾轻轻擦干，尤其是足趾缝间。擦拭时用力要轻，不要造成足部皮肤损伤。毛巾最好是白色，容易发现血迹或者脓迹。

【3. 妥善治疗足部问题】

如果患者有鸡眼、胼胝、脚癣、皲裂等足部疾病时，应及时、妥善治疗，不要自行处理，以防感染化脓导致坏疽。胼胝（即老茧）是导致足部溃疡的重要隐患，应及时消除。胼胝的修除应在医生指导下进行，以免损伤正常组织。修除胼胝时，先用温水洗脚使之软化，然后用木砂磨去角化层，不要用锐器削割。修除胼胝应循序渐进，每天一点一点地修除，每次修除后的表面涂以润滑剂。如果出现疼痛或出血，就应立即到医院进行处理。

【4. 保持足部皮肤润滑】

糖尿病患者由于自主神经病变，出汗减少，因此足部皮肤比较干燥，特别是足跟容易出现皲裂，并可进一步形成溃疡，引起感染。患者要每天涂抹羊脂或植物油类润滑剂，涂后要轻柔按摩皮肤，使之充分吸收，但不要涂抹于趾缝间。如果足部出汗较多，不要用爽身粉吸水，这样容易导致毛孔堵塞而诱发感染。

【5. 注意足部舒适及安全】

糖尿病患者由于感觉神经病变容易导致足部感觉减退以至消失，因此要特别注意足部的保暖。鞋子要宽松、舒适、保持干燥，最好有两双鞋子更换；不要穿尖头鞋、高跟鞋、硬皮及塑料鞋，避免压迫或磨损皮肤，比足略宽、透气且有一定硬度的方头软皮皮鞋、运动鞋最理想；不要赤脚走路或穿拖鞋外出。穿鞋前还应检查鞋内有无砂石粒、钉子等杂物，以免脚底受伤。袜子要穿透气性好、吸湿性好的纯棉或羊毛袜，不宜穿不透风的尼龙袜，而且要每天换干净袜子。裤子可穿羊毛裤或棉裤，保证下肢及足部的血液循环。寒冬时不要用热水袋，以免足部烫伤。下肢缺血会使已有溃疡难以愈合，缺血本身又是造成皮肤溃疡的原因。糖尿病患者，尤其是病情控制不好、体质差、抵抗力弱的患者，很容易被感染。一旦发生感染，往往难以控制。

夏季是糖尿病足的好发季节。因为夏季光脚和穿凉鞋的机会较多，足部更容易被碰伤，而且夏天蚊虫多，皮肤容易因蚊虫叮咬而出现瘙痒，再加上出汗，皮肤被抓破后容易感染而形成糖尿病足。因此，夏季要重点预防糖尿病足的发生。

知识答疑

健康笔记

【四、糖尿病足患者如何处理伤口】

对于糖尿病患者来说，任何足部的创伤如果处理不当都会造成严重后果。因此，掌握正确的处理方法很重要。

【1．伤口处理原则】

糖尿病足患者的伤口处理原则应为蚕食性清创，也就是逐步清除坏死组织，并且最好在全身和局部感染得到基本控制时进行，以免溃疡范围蔓延。

此外，伤口的处理还要注意以下几点：

①伤口必须保持干净，不能有污染。

②伤口坏死的组织必须被清除或减少到最低限度。

③伤口必须小心避免感染。

④如有皮肤病必须马上控制，或及时进行治愈。

⑤不能对伤口有任何的摩擦或直接挤压。

⑥伤口的外部环境不能过于干燥和潮湿。

⑦患者的营养、代谢和药物必须保持稳定。

【2．伤口处理方法】

糖尿病患者的自愈能力较差，即使是小伤口，愈合的时间也相当长。患者在处理伤口时，需要先用消毒剂（如酒精）彻底清洁患处，然后用无菌纱布覆盖。不要使用碘酒等有强烈刺激性的消毒剂，以免刺激伤口；也不要使用紫药水等深色消毒剂，以免药品的颜色遮盖住伤口的颜色，无法发现感染；也不要使用硬膏、鸡眼膏或有腐蚀性酸性药物，以免加重发生皮肤溃疡。若伤口在2～3天内仍没愈合，应尽早就医，千万不要自行处理。

健康笔记

【五、糖尿病足患者如何修剪趾甲】

糖尿病足患者修剪趾甲时，要注意趾甲是否过长、过厚。趾甲过长，修剪时易裂而伤及周围组织，导致嵌甲、劈裂、甲沟炎。修剪时要注意趾甲是否有颜色变化，黄绿色可能是有真菌感染，紫红色则可能是有甲下出血。如发现异常，患者应立即到医院就诊，不要自行处理。

剪趾甲的时候光线要好，病人视力较差或手发抖时，应由家人帮助修剪。趾甲应直剪，不要斜剪，应略呈弧形，以免伤及趾甲沟。趾甲不要剪得太短，不要太靠近皮肤，一般剪到与趾尖同一水平即可。如果剪趾甲伤及皮肤，应立即到医院去处理。

糖尿病肾病患者在保健时应注意什么

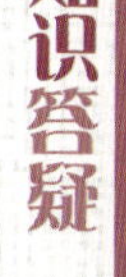

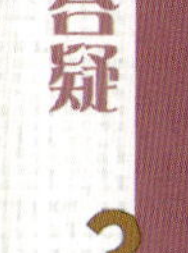

糖尿病肾病是糖尿病患者因长期血糖增高造成的肾脏损害，狭义的糖尿病肾病特指由于高血糖导致的肾结节性硬化发生的肾脏病变，而广义的糖尿病肾病是指糖尿病患者发生了各种肾脏病变，包括感染、缺血等。

健康笔记

【一、糖尿病肾病对健康的危害】

糖尿病患者的尿液和阴道分泌物中都含有葡萄糖，对病菌而言是繁殖的理想场所，所以糖尿病肾病患者的阴道、膀胱和肾脏很容易感染病菌，尤其女性因为尿道较短，所以更容易受泌尿系统感染的困扰。膀胱和肾脏感染的主要症状是小便频繁，但每次的尿量减少。小便时有尿路刺激症状，感觉灼热、不舒服或疼痛。背痛也是肾脏感染的症状。膀胱和肾脏的感染一般是同时发生的，口服抗生素能给予有效的治疗。

健康笔记

【二、糖尿病肾病的分期】

糖尿病肾病共分为5期。糖尿病肾病的第1期和第2期几乎没有临床表现，实验室检查一般也很难发现异常，只是有一些病理的改变。第3期没有临床表现，但是微量白蛋白排泄率一般都增高，可以在医院中查出来，而且是可逆性的。也就是说，此时积极治疗，糖尿病肾病可以逆转。第4期是有临床表现，常规尿蛋白检查可以查出尿液中蛋白增多，到了该期更应该全面控制糖尿病，积极治疗糖尿病肾病，否则进入糖尿病肾病第5期就会出现肾衰竭、需要透析或肾移植，致残和致死率明显增加。一般来说，在前3期发现进行积极治疗，才有可能阻止或延缓肾损害进展。

【糖尿病肾病分期】

【分 期】	【名 称】	【主要表现】
第一期	肾小球高滤过期	肾小球滤过率增加，可增加20%～40%，而尿白蛋白排泄率正常。

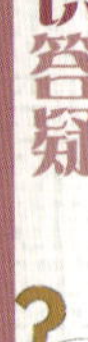

续表

第二期	无临床表现肾损害期	尿液中可能会出现间断微量的白蛋白，休息时白蛋白排泄率正常（小于20毫克/分或小于30毫克/天），应激时（如运动）即增多，超出正常值。在此期内，患者肾小球滤过率可仍较高或恢复正常，血压多正常。
第三期	早期糖尿病肾病期	出现持续性微量白蛋白尿，即使患者休息时尿白蛋白排泄率亦持续增高（20微克/分～200微克/分或30～300毫克/天），但是尿常规化验的蛋白定性仍阴性。此期患者肾小球滤过率大致正常，血压常已开始升高。
第四期	临床糖尿病肾病期	从尿常规化验蛋白阳性开始，糖尿病肾损害即已进入此阶段，而且，常在此后三四年内迅速进展至大量蛋白尿（大于3.5客/天）及肾病综合征。严重肾病综合征患者常出现大量腹腔及双侧胸腔积液。此时患者肾小球滤过率下降，血压明显升高。
第五期	肾衰竭期	从出现大量蛋白尿开始，患者肾功能即迅速减退，常在三四年内发生肾衰竭，即尿毒症，并伴随出现中、重度肾性贫血。最终需要进行肾脏替代治疗，或通过透析或肾移植才能维持生命。

健康笔记

【三、如何预防糖尿病肾病】

【1. 有效控制血糖、血压、血脂】

大部分1型糖尿病患者的高血压发生，都是继发于糖尿病肾病，而许多2型糖尿病患者的高血压是与糖尿病同时存在的。血压应控制在130/80毫米汞柱（17.3/10.7千帕）以下。控制血压的药物中，血管紧张素转换酶抑制剂（ACEI）是最佳选择，它除了能降低血压，还能改善糖尿病肾病。

除了血糖、血压，血脂也是一个重要的影响因素，高胆固醇血症也是发生蛋白尿的危险因素。

【2. 科学合理的膳食】

糖尿病肾病患者根据肾功能损害程度，要适当控制蛋白质的摄入量，同时吃低盐饮食。患者的食盐摄入量应控制在每天2克左右，或更低些，并根据病情补钾。有水肿或高血压时，更应该采用少盐、无盐或少钠的饮食，防止水肿的发展和血压的增高。膳食中的脂肪含量也要限制，应当适当减少脂肪并多采用不饱和脂肪酸，胆固醇应限制在300毫克以下。

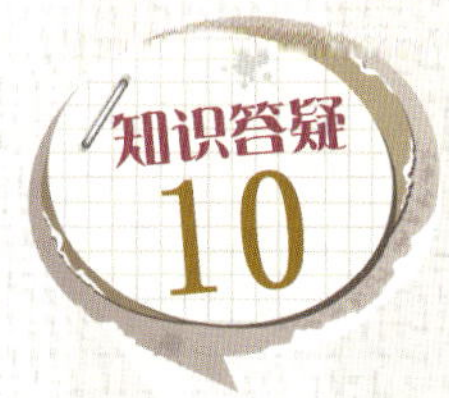

糖尿病眼病的患者保健时应注意什么

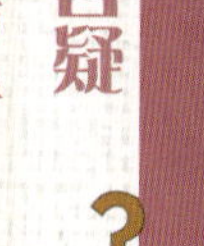

糖尿病可以引起多种眼部疾病，是患者最常见的慢性并发症之一，如视网膜病变、白内障、缺血性视突病变、眼球运动神经麻痹等。患者视力减退，最终将导致失明，糖尿病眼病患者的失明率是正常人的25倍，患者万万不可忽视。

健康笔记

【一、视网膜病变】

视网膜病变是糖尿病患者最常见的眼部并发症，也是我国四大致盲眼病之一，常会造成视力减退或失明。视网膜病变是糖尿病微血管病变的结果，由于糖尿病引起视网膜毛细血管壁损伤，加之血液呈高凝状态，易造成血栓和血瘀，甚至血管破裂。

【糖尿病性视网膜病变分类】

糖尿病性视网膜病变分为单纯性和增生性两类。主要症状为：

【一、单纯性糖尿病视网膜病变】

1. 微动脉瘤: 微动脉瘤是临床上最早出现的、比较确切的体征。位于视网膜内核层，小圆点状，常先出现于眼底后极部，尤其在黄斑区，多分布在颞侧。

2. 视网膜内出血: 视网膜内出血位于毛细血管静脉端，视网膜深层，呈圆形斑点状或火焰状。

3. 硬性渗出: 硬性渗出位于视网膜内丛状层和内核层之间，呈蜡黄色点、片状，边界比较清楚，最常见于后极部。硬性渗出环的中心含有微动脉瘤。累及黄斑部时，可出现大片星芒斑。黄斑的硬性渗出也是严重影响视力的原因。

4. 视网膜水肿: 初起水肿位于外丛状层和内核层之间，进一步累及内丛状层和神经纤维层，最后达视网膜全层。临床表现为视网膜肿胀变厚，呈不透明外观，黄斑水肿表现为囊样，荧光血管造影能清楚显示。

【二、增殖性糖尿病性视网膜病变】

增殖性糖尿病性视网膜病变是在单纯性糖尿病性视网膜病变的基础上，出现的新生血管及增殖性病变。脆弱的新生血管易引起反复出血，伴有视网膜纤维组织增殖。新生血管形成是从血管内皮细胞芽开始，可通过内界膜伸展到视网膜表面。视盘前新生血管纤维增殖，通常呈扇形或辐射状伸长，常黏附在玻璃体后面，甚至突入玻璃体中，可导致玻璃体出血和牵拉性视网膜脱离。

健康笔记

【二、白内障】

糖尿病引起的白内障占白内障患者总数的60%之多，一般都需要手术治疗。

白内障是威胁人类视力健康的一大“杀手”，致盲率仅次于糖尿病视网膜病变，是糖尿病眼病中对糖尿病患者影响较大的一种并发症。

健康笔记

【三、波动性屈光不正】

波动性屈光不正是指患者的视力随着血糖的波动性变化而发生变化。当血糖急剧升高时，患者可能会突然由正常视力变成近视眼，或原有的老花眼症状减轻；血糖降低时，视力又可以恢复为正常，此时又需要佩戴老花镜才可以看得清。这是患上糖尿病眼病的第一症状。

健康笔记

【四、开角型青光眼】

开角型青光眼（又称慢性单纯性青光眼）多见于中年人以上，青年人也可发生，常为双侧性，起病慢。患者的眼压逐渐升高，房角始终保持开放，多无明显自觉症状，往往到晚期视力视野有显著损害时才被发现，因此早期诊断很重要。

开角型青光眼初期无明显不适，当发展到一定程度后，会有轻微头痛、眼痛、视物模糊及虹视等，经休息后会自行消失，故易误认为是视力疲劳所致。中心视力可维持相当长的时间不变，但视野可以很早出现缺损，最后由于长期高眼压的压迫，视神经逐渐萎缩，视野随之缩小、消失，最终失明。整个病程中，外眼无明显体征，仅在晚期时，瞳孔有轻度扩大，虹膜萎缩。

健康笔记

【五、缺血性视突病变】

缺血性视突病变（又称血管性假性视乳头炎）多见于老年人，单眼或双眼先后发病。临床主要表现为视力和视野发生突然变化。患者视力骤然下降，模糊至失明；视野起初是鼻下方扇形缺损，而后扩展成偏盲或向心性缩窄，有时可与生理盲点相连。这是由于营养视神经前段的小血管发生循环障碍，睫状后短动脉回归支闭塞；或视神经软脑膜血管受累，使视乳头供血不足，发生急性缺血、缺氧而水肿；眼压过低或过高，可使视乳头小血管的灌注压与眼压失去平衡，也可引起视乳头水肿。

临床笔记

【六、眼球运动性神经麻痹】

糖尿病会导致动脉硬化，致使供应眼睑神经的小血管缺血，另外还有些糖尿病患者出现眼球运动神经麻痹，引起眼外肌运动障碍和复视，如外展神经麻痹或动眼神经麻痹。比如有些老人会突然眼皮耷拉，眼睛睁不开，很多人以为这是眼病或肌无力等，长期进行针灸、理疗、输液等治疗，延误了最佳正确治疗时机。

知识答疑

【糖尿病眼底出血的原因及治疗】

【1．糖尿病眼底出血的原因】

眼底出血多是由高血压、糖尿病、视网膜血管阻塞或免疫功能异常引起，常见于高血压视网膜病变、糖尿病视网膜病变、视网膜静脉阻塞、视网膜静脉周围炎性病变。眼底出血病程长，易反复发作，常引起增殖性视网膜病变、新生血管性青光眼等眼部严重并发症，如不及时有效的治疗，常可导致失明。

【2．糖尿病眼底出血的治疗】

糖尿病视网膜病变中，视网膜出血是一种比较复杂和特殊的出血现象，激光光凝治疗是目前最有效的方法。这种方法主要是利用激光的光致热效应，对视网膜的组织进行治疗。对于已失去眼外激光光凝治疗机会的玻璃体出血的糖尿病患者来说，手术是最有效的治疗方法。激光光凝其实只是手术治疗中的一个重要环节，一个预先准备工作，目的就是取出玻璃体和其中的积血。玻璃体切除手术，是治疗糖尿病玻璃体出血的临床最常用的方法，这种方法效果好、手术时间短、花费少，同时也是减少病人痛苦的最好方法。

【糖尿病眼病患者的保健要点】

在日常生活中，患者正确保护眼睛，可以延缓症状的出现。眼睛的保健主要应注意以下几点：

1. 糖尿病眼病应早预防、早治疗。30岁以上的人群，在初次发现糖尿病时，应请眼科医生对眼睛进行全面检查，包括视力、晶状体、眼底等。患者如突然发现视力下降或失明，应尽快就医，不要拖延时间。

2. 定期进行眼底检查：1型糖尿病患者，发病5年后应该每年检查一次糖尿病各种慢性并发症情况；2型糖尿病患者从发现糖尿病时就应每年检查一次慢性并发症的发生情况。如有眼睛的异常现象，要随时进行眼部检查。

3. 控制血糖、控制血压、控制血脂，戒烟，避免剧烈运动，必须定期进行眼底检查。

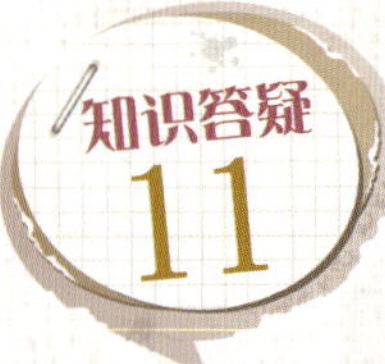

糖尿病神经病变患者保健时应注意什么

知识答疑

神经病变是糖尿病慢性并发症中发病率最高的一种，发生率为60%～90%。糖尿病对神经系统的损害很大，全身各处的神经组织都可能受到糖尿病的损害。只有做好日常的保健工作，糖尿病患者才能避免神经病变的发生。

健康笔记

【一、为什么会出现糖尿病神经病变】

糖尿病患者之所以会发生神经病变，主要是因为葡萄糖进入神经细胞时不需要胰岛素的帮助，所以糖尿病患者神经细胞内葡萄糖浓度较高，这些葡萄糖在醛糖还原酶的催化下，首先生成山梨醇，进而又转变为果糖，使神经细胞内的渗透压升高。这样细胞外的物质就不容易通过渗透压差进入细胞。同时，由于患者的血糖高，神经细胞中蛋白质发生糖化变性，再加上糖尿病微血管病变造成局部缺氧，最终导致神经细胞肿胀，神经纤维鞘膜脱落，糖尿病神经病变就发生了。

健康笔记

【二、神经病变的临床表现】

【1．糖尿病神经病变的发生部位】

糖尿病神经病变按其发生的部位，可分为中枢性和周围性神经病变两大类。

【类　别】	【解　析】
中枢性神经病变	中枢神经系统包括脑和脊髓，病变表现为肢体的感觉与运动协调失常，位置感消失，男性患者还可能出现排尿困难和阳痿等。
周围性神经病变	周围神经则是中枢神经发出的分支，种类很多，周围神经的病变包括颅神经、感觉神经、运动神经及自主神经病变。

【2. 常见临床表现】

糖尿病患者神经病变的早期症状以感觉障碍为主，常见临床表现为感觉异常和对称性疼痛，下肢症状较上肢多见。感觉异常，可包括麻木、蚁走、虫爬、发热、触电样感觉，往往从肢体的远端开始，如从脚趾上行达膝上，患者还可有穿袜子与戴手套样感觉。感觉障碍严重的患者可导致下肢关节痛及溃疡。

【3. 痛感表现】

神经病变患者的痛感可表现为刺痛、灼痛、钻凿痛，似乎在骨髓深部作痛，有时剧痛无法忍受，发作时间常为昼轻夜重。有时患者有触觉过度敏感，甚至不能忍受棉被的重量，须把被子支撑起来才行。

【主要神经类型病变的主要表现】

【神经类别】	【主要表现】
颅神经	颅神经受害患者的表现包括上眼睑抬不起来、眼球活动障碍、看东西出现重影、听力下降、口歪　斜等。糖尿病患者的感觉神经病变非常常见，主要表现为末梢神经炎，症状为肢体疼痛、麻木，有时候会出现感觉异常，如有烧灼感、蚁走感、触觉过敏，但真正受到高温、低温或刺伤等外界刺激时，反而没有正常的感觉，不能立即采取自我保护措施。
自主神经	糖尿病患者的自主神经病变很常见。自主神经分布于内脏、躯干、四肢，控制和平衡协调人体生理活动。自主神经病变的患者容易出汗，特别是头面部和躯干部，而四肢出汗并不多。还有的患者表现为半身出汗，出现腹胀、大便失常、腹泻便秘交替出现的情况也不少见。患者还可能有直立性低血压，主要表现是躺着时血压高，一站起来血压就下降，甚至头晕跌倒。另外，还有人会出现排尿障碍，有尿排不出来，或小便淋漓不尽。
周围神经	周围神经病变可双侧，可单侧；可对称，可不对称，但以双侧对称性者多见。周围神经病变在体征方面有跟腱反射、膝腱反射减弱或消失，震动觉减弱或消失，位置觉减弱或消失，尤以深感觉减退为明显。
运动神经	运动神经发生病变的情况比较少见，主要表现为血管神经性病变，如全身无力、肌肉萎缩、肢体疼痛等。有的患者会有单神经麻痹引起的肢体瘫痪，多数经治疗后症状可以消失。

健康笔记

【三、糖尿病神经病变患者的日常保健】

在护理上，患者及家属应注意以下几点：

1. 患者应严格控制血糖，将血糖稳定在理想水平，这是治疗糖尿病神经病变的关键和基础。若口服降糖药不能使血糖降至正常水平，必要时可通过注射胰岛素来达到目的。
2. 改善局部微循环，促进损伤的神经组织修复。
3. 可服用一些神经营养药物，如肌肉注射或口服维生素B_{12}等。
4. 如患者有高血压、高血脂，也要一并加以控制。
5. 戒烟、限酒。

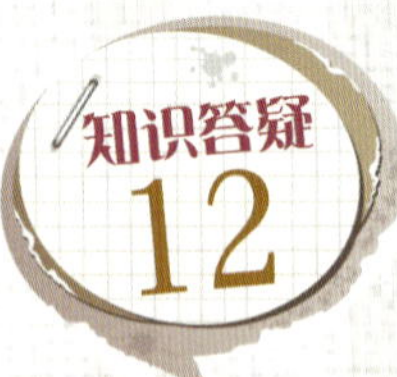

知识答疑12 旅游时糖尿病患者应注意哪些

旅游是一件很多人都喜欢的休闲活动，领略异地风土人情、放松身心，对患者的健康很有帮助。但是，由于糖尿病患者自身的生理特点，在外出旅游时有一些事项要格外留意。

健康笔记

【一、随身携带药物和保健卡】

除了口服降糖药和胰岛素，注射器、消毒棉球、试纸或血糖仪、记录着患者信息和病情的保健卡也要一同携带，以便在外出期间正常用药与看病。

健康笔记

【二、注意及时加餐】

旅游时，患者消耗的能量会比在家时多，因此需要及时加餐，或适当增加主食的摄入，以防低血糖的发生。

健康笔记

【三、旅行中需劳逸结合】

旅行中应该合理安排行程，注意适当的休息和睡眠。气温较高的时候，要避免过多地消耗体力而导致血糖波动。

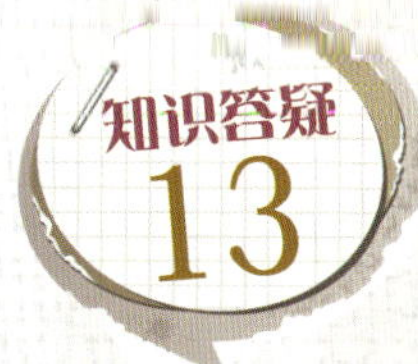

四季交替时糖尿病患者应注意哪些事宜

春夏秋冬一年四季，随着季节的变化，在生活细节上糖尿病患者有一些需要特别注意的地方。小小的生活细节决定了健康，多了解一些四季保健知识，有利于预防并发症，提高生活质量。

健康笔记

【一、春季要增强免疫力】

春季天气渐暖，是机体阳气升发的季节，同时也是细菌、病毒等微生物开始繁殖和广泛传播的季节，此时不注意容易诱发多种感染。糖尿病患者由于代谢紊乱，机体免疫力较差，因此容易伴发感染。当患者受到病菌或病毒感染，机体的新陈代谢加快，对胰岛素的需要量也急剧增加，结果加重了患者的胰岛素匮乏，从而加重代谢紊乱，使病情恶化或复发。

冬春交替，是感冒的好发时节。糖尿病患者在感冒时会发现自己的血糖变化很大，平时控制很好的血糖此时会突然上升。而且，由于糖尿病患者的体质较差，感冒症状比较重，不太容易治愈。更重要的是，起伏不定的血糖会导致一些糖尿病并发症的发生，如神经病变、视网膜病变、微血管病变、心血管病变等，将给患者的健康带来难以逆转的严重不良影响。为此，糖尿病患者在春季应该注意保暖，同时适当增加体育运动，经常呼吸新鲜空气，避免与感冒患者接触，减少传染感冒的机会。

健康笔记

【二、夏季要防缺水】

夏季天气炎热，人容易出汗，而糖尿病患者又比一般人尿多，更增加了水分的流失，患者大量失水容易出现血液浓缩、血液黏稠度增加等情况。如果不及时为身体补充水分，患者容易因为脱水而诱发脑梗死等心脑血管疾病，还可诱发酮症或非酮症高渗性昏迷。因此，夏季时糖尿病患者的饮水量要比平时多，最好增加到每日1500～2000毫升，以饮用温开水、清茶为宜，不可贪凉而大量饮用冷水或冰水，以免损伤肠胃。老年糖尿病患者常常渴感不明显，更应养成少量、多次、主动饮水的习惯，但不要一次饮水过多，这样同样容易造成体内水、电解质的失衡。

健康笔记

【三、秋季要防燥】

预防秋燥，第一种方法就是要多饮水，可以常喝温开水、淡茶、鲜榨果汁、豆浆、牛奶等饮品，做到少量多次，可以有效起到养阴、润燥的作用。

秋季天气干燥，最易伤人津液，多吃蔬菜也可以帮助对抗秋燥。这是因为多数蔬菜的性味寒凉，有生津润燥、清热通便的功效；大部分蔬菜的水分含量丰富，能补充人体的津液；蔬菜是维生素C、B族维生素、矿物质、膳食纤维的“仓库”，这些营养成分可以改善秋燥对人体造成的不良影响。除了蔬菜之外，百合、莲子等食物同样具有清补的作用，也是适合秋季食用的滋补食物。

健康笔记

【四、冬季要防护】

冬季气温低，是糖尿病患者病情加重且并发症较多的季节。因此，冬季时糖尿病患者在医生指导下进行有效治疗的同时，更应增强自我保健意识，做好自我保健，平安度过这段时间。

【注意事项】

【要点】	【分析】
情绪稳定	情绪的剧烈波动会对身体造成影响，过度的喜、怒、忧、恐等情绪，会使交感神经兴奋，促进肝糖原进入血液，使血糖水平升高。
节制饮食	冬季气温下降，大部分人的运动量减少，因此消耗的能量也会相应减少。糖尿病患者本身就有多食的症状，在冬天更容易出现摄入能量超标，导致血糖升高。因此，糖尿病患者应该在冬季调整自己的饮食，比如适当减少米、面等淀粉含量丰富的主食类食物，慎食糖及精制糕点。感到饥饿时，可以适当食用豆制品、乳类、肉类等食物，平时多吃些新鲜蔬菜，以补充机体的营养需要。
注意保暖	注意保暖是冬季最重要的事情，因为寒冷的刺激可使患者体内的儿茶酚胺增加，促使血压升高、冠状动脉痉挛，因此冬季是脑出血、心肌梗死等严重并发症高发的季节。患者应及时增加衣服，注意防寒保暖。
适当运动	运动是增强耐寒能力及机体免疫力的好办法。患者可以根据自己的喜好、年龄、身体状况，适当安排体育运动项目，慢跑、散步、太极拳等都是很好的选择。适度的运动可以促进胰岛素分泌，对调节血糖、稳定病情十分有益。

续表

注意护脚	糖尿病足是糖尿病患者的多发疾病，这是因为患者存有血管功能障碍和末梢神经病变，使得足部局部血液循环出现障碍，造成营养供应不良和局部感觉迟钝。一旦足部发生皮肤破损或感染，都有可能发展成慢性溃疡，严重时甚至可能转变为难以控制的严重感染或坏疽，导致患者被迫截肢或引起危及生命的败血症。所以，糖尿病患者应该尤其注意足部的保健，穿宽松的棉鞋、棉袜，经常换袜子，保持足部的清洁、干燥。每天晚上可以用45℃左右的热水泡脚15分钟，这样有助于足部保暖及改善局部血液循环。洗脚后要注意，足部的水一定要仔细擦干，脚趾缝也不要遗漏，否则多余的水分会导致足部皮肤潮湿，容易导致溃疡和感染。
防止感染	冬季患者出汗较少，而且衣服穿得多，因此容易忽视个人卫生。而对于糖尿病患者来说，呼吸道、皮肤、尿路感染等是常见并发症，有时甚至会危及生命。因此，糖尿病患者冬季应注意个人卫生，经常洗澡，发现有皮肤破损、疖痈、毛囊炎等应及时治疗；保持口腔卫生，坚持早、晚、饭后刷牙漱口；积极治疗慢性咽炎、鼻窦炎、支气管炎等慢性炎症，消除诱发并发症的隐患。

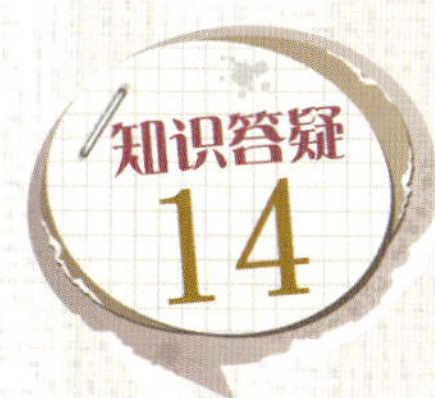

老年糖尿病患者在保健时应注意什么

与中年人相比，老年糖尿病患者有其特殊的地方。一方面，老年患者的各方面身体机能已经开始下降，更容易出现各种糖尿病并发症；另一方面，老年患者在心理方面也不像青年人、中年人那样，可以坦然地面对疾病，容易产生各种各样的心理负担。因此，在日常生活保健中，老年糖尿病患者应该注意以下事项：

健康笔记

【一、重视心理保健】

心理保健常常被患者和家属忽视，但实际上，这是糖尿病患者生活保健的环节。做好心理保健，有助于患者病情的稳定、药物疗效的发挥。

在生活中，由于各自心理状态的不同，老年糖尿病患者对待疾病的态度也有很大不同。一些老年糖尿病患者觉得糖尿病是“绝症”，之后的生活都要和打针吃药相伴，于是便对今后的生活失去了信心和动力，这是不对的。对于这样的患者，家属要和医生配合，让患者对糖尿病有一个正确的认识，树立“糖尿病可以控制”的观念。患者对治疗有了信心，才能更好地进行治疗。

还有一些老年糖尿病患者对糖尿病满不在乎，因为暂时没有不良反应和身体不适，就不重视糖尿病。这也是错误的。对于这样的患者，就要帮助他们认清糖尿病和并发症的危害，认识到不配合治疗的后果，让他们在心理上重视起来。

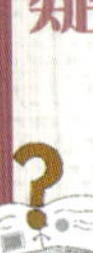

健康笔记

【二、重视科学用药】

老年糖尿病患者的治疗首选饮食控制或口服降糖药，尽量不要用胰岛素。老年人由于身体调节能力的下降，应避免重复使用作用较强的降糖药物。血糖控制最关键的是要稳定，而不必强求一定控制在正常范围，比正常值稍高一点也无不可。24小时内尿糖定量10～20克，餐后2小时血糖11.1毫摩尔/升，这样有利于预防低血糖的发生。

老年糖尿病患者使用胰岛素需要满足一定的条件。比如对2型糖尿病患者来说，一旦发生酮症酸中毒、非酮性高渗性昏迷、乳酸中毒，应立即静脉点滴短效胰岛素；出现视力下降明显、全身浮肿、心慌、气短等心脏病症状和偏瘫的2型糖尿病患者，也应注射胰岛素来控制病情。使用胰岛素或强效降糖药的患者应密切监测血糖，可以自备家用血糖仪，以便及时调整药物剂量。患者晚上加服降糖药时须特别慎重，因为低血糖多在夜间或凌晨空腹时发生。老年人机体的自我调整能力差，严禁患者随便增加降糖药物。联合用药时，一定要注意药物的相互作用和对血糖的影响。

健康笔记

【三、重视运动保健】

糖尿病经常被称为“富贵病”，这与生活水平提高了，人们运动量大幅度减少不无关系。研究发现，运动有助于预防糖尿病的发生，每周至少运动一次的人患依赖性糖尿病的危险比每周运动不到一次的人将减少35%。合理、长期、有计划的运动对老年糖尿病患者有很多益处，既能提高患者的糖耐量，又能增加机体对胰岛素的敏感性。

老年糖尿病患者与中青年人相比，大多伴有高血压、高血脂及心、脑、下肢动脉硬化等疾病。所以，老年人在运动时应该正确掌握运动方式及方法。运动方式应以散步为首选，时间以餐后1小时为宜，运动强度当以心率作为指标，应控制在其年龄所达到的最高心率的60%～80%（最高心率的计算方法一般为220－年龄）。运动前应用5～10分钟的时间来热身和放松，每周坚持运动3～4次，每次30分钟左右。老年糖尿病患者要根据自身情况，量力而行地进行锻炼，应该密切观察运动中和运动后的感觉，如果出现呼吸费力、头晕、面色苍白等情况，应立即停止运动。

健康笔记

【四、重视饮食保健】

老年糖尿病患者平时运动量明显减少，对能量的需要不如中青年人，因此更要合理而科学地制订食谱，以有效控制病情发展，预防并发症，改善生活质量。

糖尿病患者应少吃多餐，多吃富含膳食纤维的食物，避免因摄取过多碳水化合物而引起餐后血糖升高，同时多吃富含维生素和矿物质的食物，以补偿体内微量元素。主食以米饭、馒头为宜，不宜吃稀饭、泡饭，以免引起餐后血糖升高。

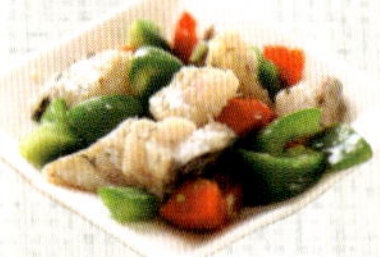

健康笔记

【五、如何进行饮食控制】

1. 根据患者的体重和运动量计算出每日所需的总能量。老年糖尿病患者运动量较小，每日摄取的能量一般要控制在维持生活所需的最低热量之内。一般来说，总能量每日在1200～1800千卡（5021～7531千焦）之间。但即使都是老年人，由于个体差异比较大，因此也要根据具体情况制定适当的饮食量。长期营养不良及有消耗性疾病的老年人应酌情增加，而肥胖的老年人应相对减少一些。

2. 糖类、蛋白质、脂肪三大营养素应该科学分配，同时要防止维生素和电解质的不足。总能量在一日三餐中的分配应为早餐占1/5，午餐和晚餐分别占2/5。

由于糖尿病患者体内蛋白质代谢紊乱，肌肉及肝脏中蛋白质分解超过合成，患者容易出现负氮平衡，因此要注意食用富含优质蛋白质的食物，如奶类、蛋类、瘦牛肉、鱼虾等，以及富含植物蛋白质的大豆及豆制品，来弥补蛋白质的相对或绝对不足。

【不同体力的能量摄取】

【类　型】	【能　量】
不劳动的老年人	25～30千卡（105～126千焦）
轻体力的老年人	30～35千卡（126～146千焦）
中等体力的老年人	35～40千卡（146～166千焦）
重体力的老年人	40千卡（146千焦）以上

每日每千克体重

【三大营养素的分配比例】

【营养素】	【比　例】
碳水化合物	50%～60%
蛋白质	每日每千克体重0.8～1.2克
脂　肪	每日每千克体重0.6～1.0克

糖尿病患者的食物交换份法

饮食控制是治疗糖尿病的一个重要手段，在控制饮食方面，频繁用到食品交换份，可以使糖尿病患者的饮食更加多元化。

健康笔记

【一、什么是食物交换份】

糖尿病饮食是一种需要计算热量和称重量的饮食。按“食物交换份”的方法，可以快速、简便地制订适合每个人的健康食谱。“食物交换份”是将日常食物按来源、性质分成七大类：谷薯类、蔬菜类、水果类、大豆类、肉鱼类、乳类和油脂类，同类食物在一定重量内所含的蛋白质、脂肪、碳水化合物和热量相近，不同类食物所提供的热量也是相同的，以便进行食谱选择时，可以等值互换，从而达到既营养平衡又食物多样化的目的。

健康笔记

【二、食物交换份的应用】

糖尿病患者应该遵循平衡膳食的原则，尽量做到食物种类的多样化，以保证营养摄入全面。在饮食控制方面，一开始可以自己用秤称量一下，以便掌握好具体的食物数量，但是长期如此肯定会很不方便。所以最好还是准备一套自己使用的专用的碗和碟子，开始的时候可以自己用秤称量，但是观察好食物做熟以后在碗和碟子中的体积，以后就可以逐渐照此估算，来掌握好自己的食品交换份。

健康笔记

【三、生熟互换的原则】

食物煮熟后其重量会发生很大变化。本书所介绍的食物量如无特殊说明均指生重。但在实际生活中，很多时候人们称量的是熟重。因此，糖尿病患者在准备饮食时应了解膳食的生熟重量互换的关系，做到心中有数。

以下列出3种食物生熟重量互换关系供参考。

- **50克生大米 ⟷ 熟重即米饭130克**
- **50克生面粉 ⟷ 熟重即馒头75克**
- **50克生肉食 ⟷ 熟重35克**

【不同类别食物的能量交换】

【热量】千卡（千焦）	【交换单位】	【谷薯类】重量	单位	【菜果类】重量	单位	【肉蛋豆类】重量	单位	【浆乳类】重量	单位	【油脂类】重量	单位
1200（5020）	14	150克	6	500克	1	150克	3	250克	1.5	2汤匙	2
1400（5858）	16	200克	8	500克	1	150克	3	250克	1.5	2汤匙	2
1600（6694）	18	250克	10	500克	1	150克	3	250克	1.5	2汤匙	2
1800（7531）	20	300克	12	500克	1	150克	3	250克	1.5	2汤匙	2
2000（8368）	22	350克	14	500克	1	150克	3	250克	1.5	2汤匙	2

<table>
<tr><th rowspan="3">【热量】千卡（千焦）</th><th rowspan="3">【交换单位】</th><th colspan="6">【类别】</th></tr>
<tr><th colspan="2">【谷薯类】</th><th colspan="2">【菜果类】</th><th colspan="2">【肉蛋豆类】</th></tr>
<tr><th>重量</th><th>单位</th><th>重量</th><th>单位</th><th>重量</th><th>单位</th></tr>
<tr><td rowspan="4">2200（9205）</td><td rowspan="4">20</td><td>400克</td><td>16</td><td>500克</td><td>1</td><td>150克</td><td>3</td></tr>
<tr><td colspan="3">【浆乳类】</td><td colspan="3">【油脂类】</td></tr>
<tr><td>重量</td><td colspan="2">单位</td><td>重量</td><td colspan="2">单位</td></tr>
<tr><td>250克</td><td colspan="2">1.5</td><td>2汤匙</td><td colspan="2">2</td></tr>
</table>

注：为方便计算，此处粗略地将蔬菜与水果归为一类，肉、蛋、豆归为一类。

【等值肉蛋类食品交换表】

【食　品】	【重量(克)】	【食　品】	【重量(克)】
熟火腿、香肠	20	鸡蛋粉	60
肥瘦猪肉	25	鸡蛋（大个带壳）	60
熟叉烧肉（无糖）、午餐肉	35	鸭蛋、松花蛋（大个带壳）	60
熟酱牛肉、熟酱鸭、大肉肠	35	鹌鹑蛋（6个带壳）	150
瘦猪、牛、羊肉	50	鸡蛋清	80
排骨（带骨）	50	带　鱼	100
鸭　肉	50	草鱼、鲤鱼、甲鱼、比目鱼	80
鹅　肉	50	大黄鱼、鳝鱼、黑鲢、鲫鱼	80
兔　肉	100	对虾、青虾、鲜贝	80
蟹肉、水发鱿鱼	100	水发海参	350

注：每一“交换份”肉蛋类食品提供蛋白质9克、脂肪6克、热量90千卡。

【等值谷薯类食品交换表】

【食　品】	【重量(克)】	【食　品】	【重量(克)】
大米、小米、糯米、薏米	25	绿豆、红豆、芸豆、干豌豆	25
高粱米、玉米楂	25	干粉条、干莲子	25
面粉、米粉、玉米面	25	油条、油饼、苏打饼干	25
混合面	25	烧饼、烙饼、馒头	35
燕麦片、莜麦面	25	咸面包、窝头	35
荞麦面、苦荞面	25	生面条、魔芋	35
各种挂面	25	马铃薯	100
龙须面	25	湿粉皮	150
通心粉	25	鲜玉米（中等大小，带棒心）	200

注：每一“交换份”谷薯类食品提供蛋白质2克、碳水化合物20克、热量90千卡。

【等值大豆类食品交换表】

【食　品】	【重量(克)】	【食　品】	【重量(克)】
腐　竹	20	北豆腐	100
大豆（黄豆）	25	南豆腐	150
大豆粉	25	豆浆（黄豆1份加8倍的水磨浆）	400
豆腐丝、豆腐干	50		

注：每一“交换份”大豆类食品提供蛋白质9克、脂肪4克、热量90千卡。

附录

【等值油脂类食品交换表】

【食　品】	【重量(克)】	【食　品】	【重量(克)】
花生油、香油（1汤匙）	10	猪　油	10
玉米油、菜子油（1汤匙）	10	牛　油	10
豆　油	10	羊　油	10
红花油（1汤匙）	10	黄　油	10
核桃、杏仁	25	葵花子（带壳）	25
花生米	25	西瓜子（带壳）	40

注：每一“交换份”油脂类（包括坚果类）食品提供脂肪10克、热量90千卡。

【等值水果类食品交换表】

【食　品】	【重量(克)】
柿子、香蕉、鲜荔枝（带皮）	150
梨、桃、苹果（带皮）	200
橘子、橙子、柚子（带皮）	200
猕猴桃（带皮）	200
李子、杏（带皮）	200
草　莓	300
西　瓜	500

注：每一“交换份”水果类食品提供蛋白质1克、碳水化合物21克、热量90千卡。

【等值奶类食品交换表】

【食　品】	【重量(克)】
奶　粉	20
脱脂奶粉	25
奶　酪	25
牛　奶	160
羊　奶	160
无糖酸奶	130

注：每一“交换份”奶类食品提供蛋白质5克、脂肪5克、碳水化合物6克、热量90千卡。

【等值蔬菜类食品交换表】

【食　品】	【重量(克)】	【食　品】	【重量(克)】
大白菜、圆白菜、菠菜、油菜	500	白萝卜、青椒、茭白、冬笋	400
韭菜、茴香、茼蒿	500	倭瓜、南瓜、菜花	350
芹菜、甘蓝、莴笋、油菜苔	500	鲜豇豆、扁豆、洋葱、蒜苗	250
西葫芦、西红柿、冬瓜、苦瓜	500	胡萝卜	200
黄瓜、茄子、丝瓜	500	山药、荸荠、藕、凉薯	150
芥兰、小白菜	500	慈姑、百合、芋头	100
空心菜、苋菜、龙须菜	500	毛　豆	70
绿豆芽、鲜蘑、水发海带	500	鲜豌豆	70

注：每一“交换份”蔬菜类食品提供蛋白质5克、碳水化合物17克、热量90千卡。

健康笔记

【四、营养素含量相似的食物交换】

使用食品交换份最大的一个优点是同类食物或营养素含量近似的食物间可以相互交换，这为患者选择食物提供了巨大的空间。

1．同类食物之间的互换

如各种不同的主食之间、各种蔬菜之间、各种水果之间、各种肉类之间、各种豆类制品之间、油脂和各类硬果类食物之间都可以互换。如50克大米可以和50克面粉互换，35克烧饼可以和25克燕麦片互换等，患者掌握起来应该不算困难。

2．营养素含量相似的食物间可以互换

◎ **25克面粉（或大米）**和**200克苹果**可等值互换。

◎ **50克瘦肉**和**100克北豆腐**可等值互换。

◎ **20粒花生米**与**10克油**或**50克瘦肉**可等值互换。

◎ **500克大白菜**与**200克苹果**可等值互换。

图书在版编目（CIP）数据

糖尿病的自我管理笔记 / 刘煜主编. -- 长春：吉林科学技术出版社，2012.12

ISBN 978-7-5384-6217-3

Ⅰ. ①糖… Ⅱ. ①刘… Ⅲ. ①糖尿病—防治 Ⅳ. ①R587.1

中国版本图书馆CIP数据核字(2012)第298365号

糖尿病的自我管理笔记

主　　编　刘　煜

编　　委　张　旭　杨　柳　张子璇　朴怡妮　叶灵芳　崔　哲　杨　雨　赵　琳
党　燕　张信萍　韩杨子　李春燕　刘　丹　王　斌　王治平　黄铁政
刘辰阳　江理华　陈　晨　赵嘉怡　王超男　李　娟　杨　嘉　赵伟宁
张　颖　刘思琪　汪小梅　吴雅静　许　佳　姜　毅　周　雨　郑伟娟
程　峥　蔡聪颖　王　清　王　欣　王　杨　肖雅兰　张　健　高　原
安孟稼　李雅楠　高　甄　刘　波　王萃萍　何瑛琳　康占菊　宋　磊

出 版 人　张瑛琳
选题策划　美型社•天顶矩图书工作室（Z.STUDIO）张　旭
责任编辑　隋云平
封面设计　美型社•天顶矩图书工作室（Z.STUDIO）
内文设计　美型社•天顶矩图书工作室（Z.STUDIO）
开　　本　710mm×1000mm　1/16
字　　数　280千字
印　　张　16
版　　次　2013年1月第1版
印　　次　2013年1月第1次印刷

出　　版　吉林出版集团
　　　　　吉林科学技术出版社
发　　行　吉林科学技术出版社
地　　址　长春市人民大街4646号
邮　　编　130021
发行部电话/传真　0431-85677817　85635177　85651759
　　　　　　　　　85651628　85600611　85670016
储运部电话　0431-84612872
编辑部电话　0431-85659498
网　　址　www.jlstp.net
印　　刷　延边新华印刷有限公司

书　　号　ISBN 978-7-5384-6217-3
定　　价　35.00元